全国中医药行业高等教育"十三五"规划教材

全国高等中医药院校规划教材（第十版）

护理学导论

（新世纪第三版）

（供护理学专业用）

主　编

穆　欣（黑龙江中医药大学）　　马小琴（浙江中医药大学）

副主编

林翠霞（山东中医药大学）　　肖洪玲（安徽中医药大学）

何贵蓉（南京中医药大学）　　郑智慧（福建中医药大学）

张银华（湖南中医药大学）

编　委（以姓氏笔画为序）

乔永丽（山西中医学院）　　　孙　茜（辽宁中医药大学）

迟晓华（长春中医药大学）　　沈　莹（大连医科大学）

孟　静（北京中医药大学）　　郑晓英（黑龙江中医药大学）

屠乐微（浙江中医药大学）

中国中医药出版社

·北　京·

图书在版编目（CIP）数据

护理学导论/穆欣，马小琴主编．—3 版．—北京：中国中医药出版社，2016.8（2018.7重印）

全国中医药行业高等教育"十三五"规划教材

ISBN 978 - 7 - 5132 - 3450 - 4

Ⅰ.①护… Ⅱ.①穆… ②马… Ⅲ.①护理学 - 中医药院校 - 教材 Ⅳ.①R47

中国版本图书馆 CIP 数据核字（2016）第 117968 号

请到"医开讲 & 医教在线"（网址：www.e-lesson.cn）
注册登录后，刮开封底"序列号"激活本教材数字化内容。

中国中医药出版社出版

北京市朝阳区北三环东路 28 号易亨大厦 16 层
邮政编码　100013
传真　010 64405750
山东临沂新华印刷物流集团有限责任公司印刷
各地新华书店经销

开本 850 ×1168　1/16　印张 15　字数 363 千字
2016 年 8 月第 3 版　2018 年 7 月第 3 次印刷
书　号　ISBN 978 - 7 - 5132 - 3450 - 4

定价　38.00 元
网址　www.cptcm.com

如有印装质量问题请与本社出版部调换（010-64405510）

社长热线　010 64405720
购书热线　010 64065415　010 64065413
微信服务号　zgzyycbs

书店网址　csln. net/qksd/
官方微博　http://e. weibo. com/cptcm

淘宝天猫网址　http://zgzyycbs. tmall. com

全国中医药行业高等教育"十三五"规划教材

全国高等中医药院校规划教材（第十版）

专家指导委员会

名誉主任委员

王国强（国家卫生计生委副主任　国家中医药管理局局长）

主 任 委 员

王志勇（国家中医药管理局副局长）

副主任委员

王永炎（中国中医科学院名誉院长　中国工程院院士）

张伯礼（教育部高等学校中医学类专业教学指导委员会主任委员
　　　　　天津中医药大学校长）

卢国慧（国家中医药管理局人事教育司司长）

委　　　　员（以姓氏笔画为序）

王省良（广州中医药大学校长）

王振宇（国家中医药管理局中医师资格认证中心主任）

方剑乔（浙江中医药大学校长）

孔祥骊（河北中医学院院长）

石学敏（天津中医药大学教授　中国工程院院士）

卢国慧（全国中医药高等教育学会理事长）

匡海学（教育部高等学校中药学类专业教学指导委员会主任委员
　　　　　黑龙江中医药大学教授）

吕文亮（湖北中医药大学校长）

刘　力（陕西中医药大学校长）

刘振民（全国中医药高等教育学会顾问　北京中医药大学教授）

安冬青（新疆医科大学副校长）

许二平（河南中医药大学校长）

孙忠人（黑龙江中医药大学校长）

严世芸（上海中医药大学教授）

李灿东（福建中医药大学校长）

李青山（山西中医药大学校长）

李金田（甘肃中医药大学校长）

杨　柱（贵阳中医学院院长）

杨关林（辽宁中医药大学校长）

余曙光（成都中医药大学校长）

宋柏林（长春中医药大学校长）

张欣霞（国家中医药管理局人事教育司师承继教处处长）

陈可冀（中国中医科学院研究员　中国科学院院士　国医大师）

陈明人（江西中医药大学校长）

武继彪（山东中医药大学校长）

范吉平（中国中医药出版社社长）

周仲瑛（南京中医药大学教授　国医大师）

周景玉（国家中医药管理局人事教育司综合协调处处长）

胡　刚（南京中医药大学校长）

谭元生（湖南中医药大学校长）

徐安龙（北京中医药大学校长）

徐建光（上海中医药大学校长）

唐　农（广西中医药大学校长）

彭代银（安徽中医药大学校长）

路志正（中国中医科学院研究员　国医大师）

熊　磊（云南中医学院院长）

秘　书　长

王　键（安徽中医药大学教授）

卢国慧（国家中医药管理局人事教育司司长）

范吉平（中国中医药出版社社长）

办公室主任

周景玉（国家中医药管理局人事教育司综合协调处处长）

林超岱（中国中医药出版社副社长）

李秀明（中国中医药出版社副社长）

李占永（中国中医药出版社副总编辑）

全国中医药行业高等教育"十三五"规划教材

编审专家组

组　长

王国强（国家卫生计生委副主任　国家中医药管理局局长）

副组长

张伯礼（中国工程院院士　天津中医药大学教授）

王志勇（国家中医药管理局副局长）

组　员

卢国慧（国家中医药管理局人事教育司司长）

严世芸（上海中医药大学教授）

吴勉华（南京中医药大学教授）

王之虹（长春中医药大学教授）

匡海学（黑龙江中医药大学教授）

王　键（安徽中医药大学教授）

刘红宁（江西中医药大学教授）

翟双庆（北京中医药大学教授）

胡鸿毅（上海中医药大学教授）

余曙光（成都中医药大学教授）

周桂桐（天津中医药大学教授）

石　岩（辽宁中医药大学教授）

黄必胜（湖北中医药大学教授）

前　言

　　为落实《国家中长期教育改革和发展规划纲要（2010-2020 年）》《关于医教协同深化临床医学人才培养改革的意见》，适应新形势下我国中医药行业高等教育教学改革和中医药人才培养的需要，国家中医药管理局教材建设工作委员会办公室（以下简称"教材办"）、中国中医药出版社在国家中医药管理局领导下，在全国中医药行业高等教育规划教材专家指导委员会指导下，总结全国中医药行业历版教材特别是新世纪以来全国高等中医药院校规划教材建设的经验，制定了"'十三五'中医药教材改革工作方案"和"'十三五'中医药行业本科规划教材建设工作总体方案"，全面组织和规划了全国中医药行业高等教育"十三五"规划教材。鉴于由全国中医药行业主管部门主持编写的全国高等中医药院校规划教材目前已出版九版，为体现其系统性和传承性，本套教材在中国中医药教育史上称为第十版。

　　本套教材规划过程中，教材办认真听取了教育部中医学、中药学等专业教学指导委员会相关专家的意见，结合中医药教育教学一线教师的反馈意见，加强顶层设计和组织管理，在新世纪以来三版优秀教材的基础上，进一步明确了"正本清源，突出中医药特色，弘扬中医药优势，优化知识结构，做好基础课程和专业核心课程衔接"的建设目标，旨在适应新时期中医药教育事业发展和教学手段变革的需要，彰显现代中医药教育理念，在继承中创新，在发展中提高，打造符合中医药教育教学规律的经典教材。

　　本套教材建设过程中，教材办还聘请中医学、中药学、针灸推拿学三个专业德高望重的专家组成编审专家组，请他们参与主编确定，列席编写会议和定稿会议，对编写过程中遇到的问题提出指导性意见，参加教材间内容统筹、审读稿件等。

　　本套教材具有以下特点：

　　1. 加强顶层设计，强化中医经典地位

　　针对中医药人才成长的规律，正本清源，突出中医思维方式，体现中医药学科的人文特色和"读经典，做临床"的实践特点，突出中医理论在中医药教育教学和实践工作中的核心地位，与执业中医（药）师资格考试、中医住院医师规范化培训等工作对接，更具有针对性和实践性。

　　2. 精选编写队伍，汇集权威专家智慧

　　主编遴选严格按照程序进行，经过院校推荐、国家中医药管理局教材建设专家指导委员会专家评审、编审专家组认可后确定，确保公开、公平、公正。编委优先吸纳教学名师、学科带头人和一线优秀教师，集中了全国范围内各高等中医药院校的权威专家，确保了编写队伍的水平，体现了中医药行业规划教材的整体优势。

　　3. 突出精品意识，完善学科知识体系

　　结合教学实践环节的反馈意见，精心组织编写队伍进行编写大纲和样稿的讨论，要求每门教材立足专业需求，在保持内容稳定性、先进性、适用性的基础上，根据其在整个中医知识体系中的地位、学生知识结构和课程开设时间，突出本学科的教学重点，努力处理好继承与创新、理论与实践、基础与临床的关系。

4. 尝试形式创新，注重实践技能培养

为提升对学生实践技能的培养，配合高等中医药院校数字化教学的发展，更好地服务于中医药教学改革，本套教材在传承历版教材基本知识、基本理论、基本技能主体框架的基础上，将数字化作为重点建设目标，在中医药行业教育云平台的总体构架下，借助网络信息技术，为广大师生提供了丰富的教学资源和广阔的互动空间。

本套教材的建设，得到国家中医药管理局领导的指导与大力支持，凝聚了全国中医药行业高等教育工作者的集体智慧，体现了全国中医药行业齐心协力、求真务实的工作作风，代表了全国中医药行业为"十三五"期间中医药事业发展和人才培养所做的共同努力，谨向有关单位和个人致以衷心的感谢！希望本套教材的出版，能够对全国中医药行业高等教育教学的发展和中医药人才的培养产生积极的推动作用。

需要说明的是，尽管所有组织者与编写者竭尽心智，精益求精，本套教材仍有一定的提升空间，敬请各高等中医药院校广大师生提出宝贵意见和建议，以便今后修订和提高。

国家中医药管理局教材建设工作委员会办公室

中国中医药出版社

2016 年 6 月

编写说明

　　《护理学导论》是引导学生明确护理学的基础理论及学科框架，研究护理学及其发展趋势的一门重要的专业基础课程，目的是使初学者对护理学的知识结构有一个完整的概念，对护理学各学科有一个清晰的认识，对学习护理学的基本方法，以及从事护理工作的基本要求有较充分的了解，从而进一步激发学生的学习兴趣，为后续的专业学习做好充分准备。

　　根据全国中医药行业高等教育"十三五"规划教材编写要求，以及本课程在护理学教学中的特殊地位与功能，本次编写在吸收前一版教材优点的基础上，查阅大量国内外相关文献的最新研究成果，结合现代护理发展趋势和我国现行的护理实践，力求体现教材的科学性、先进性和实用性，并体现中医药院校护理专业的办学特色和培养目标。

　　全书共十二章，第一章绪论，第二章医疗卫生体系，第三章护理学相关理论，第四章护理理论，第五章评判性思维与临床护理决策，第六章护理程序，第七章循证护理与临床路径，第八章文化与护理，第九章人际关系与沟通，第十章健康教育，第十一章护理职业生涯规划，第十二章护理与法律，均为现代护士必须具备的基本知识和基本技能，既可作为中医药院校和普通大学护理学专业本科学生系统学习护理学的启蒙教材，也可作为护理教师和临床护士的参考资料。

　　本教材的编写在内容上注重知识更新，增加了应激学说、科尔伯格的道德发展理论、考克斯的健康行为互动模式等内容。在结构上注重突出特色：第一，每章前列出学习目标，使学生明确学习重点；第二，增加案例分析介绍，使学生对知识点的理解更加透彻，以激发学生的学习兴趣；第三，每章后所设的思考题注重实用性，使学生对所学的知识能够深入思考，举一反三。

　　为了进一步适应新时期护理人才的培养，我们编写了本教材配套的辅导教材——《护理学导论》数字化教材，对知识点深入诠释，便于学生和自学者理解，增加课程的生动性。《护理学导论》数字化教学改革项目（编号 GJYJS16084）被列为国家中医药管理局中医药教育教学改革研究项目，由中国中医药出版社资助展开。该项目由马小琴负责，全体编委参与制作。

　　参加本教材编写的人员均为从事护理学导论教学多年的资深教师。其中，第一章由马小琴、屠乐微编写，第二章由迟晓华编写，第三章由穆欣、郑晓英编写，第四章由何贵蓉、迟晓华编写，第五章由郑智慧编写，第六章由孙茜编写，第七章和第十二章由孟静和沈莹共同编写，第八章由肖洪玲编写，第九章由乔永丽编写，第十章由林翠霞编写，第十一章由张银华编写。

　　本次教材的编写得到了编者和编者单位的大力支持，在此表示衷心的感谢！同时也感谢前两版教材的主编和编者的辛勤劳动成果。

　　尽管我们为教材的编写付出了很大努力，如有不足之处，请大家批评指正，以便再版时修订提高。

《护理学导论》编委会

2016 年 5 月

目　录

第一章 绪 论

护理学作为医学科学领域中一门系统而独立的学科体系，它有许多分支学科。其随着科学和社会的发展而不断发展和完善。护理学是一门以自然科学、社会及人文科学为理论基础，研究有关预防保健、治疗疾病及康复过程中护理理论、知识、技能及其发展规律的综合性应用科学。为了学好护理学，我们不仅需要学习各分支学科的知识，更需要从整体上研究护理学的完整体系，认识和掌握护理学的本质和发展规律。《护理学导论》是从整体上研究护理学，阐述护理学的定义、特性、发展史、实践范围和学科体系结构；研究护理学在卫生保健体系中的社会地位、社会功能、相关的政策和法规；介绍护理学的基本理论、相关理论和工作方法，以及护士的思维方法等。护理学导论作为系统学习护理学的启蒙课程，引导初学者从宏观的角度认识护理学，为顺利进入护理学专业各分支学科的学习奠定理论基础。

第一节 护理发展史

护理学是一门古老的艺术，护理学的发展与人类文明及健康息息相关。护理的历史源远流长，自从有了人类就有了护理活动。护理的初衷是保持人们的健康，并为生病的人提供照顾，使其恢复健康。几个世纪以来，随着社会的进步、科学的发展，以及人们对健康需求的不断提高，虽然护理的总体目标基本没变，但是护理实践的内容发生了很大变化，护理先辈和同仁们为争取护理学的学科自主性和专业化做出了不懈努力和巨大贡献。学习护理学发展史，可以全面了解护理学发展过程中各阶段的护理特色，增强对护理学科的认识和理解，为更好地提供护理服务做好准备。

一、国外护理学的发展与现状

（一）早期文明的护理活动

原始人类生活在山林和洞穴中，以采集和渔猎为生，为了保护自己，谋求生存而寻求各种方法应对自然界生老病死的客观现象，于是逐渐学会用石块和木棍为工具获取食物，学会观察动物疗伤的方法并加以效仿。比如：用舌头舔伤口、用清水冲洗血污以防止伤口恶化、按压出血处以达到止血的目的等。原始人类在学会用火后发现，进食熟食可以减少胃肠道疾病，认识到饮食与胃肠道疾病的关系。他们还发现，将火堆旁烤熟的石块置于患处可以减轻疼痛，即最原始、最简单的热疗。这是医护发展过程中的自我护理阶段。

为了在恶劣的环境里生存下来，人们开始以家族化的部落形式生活和劳动。出于慈爱的本性，母亲在家中哺育子女、照顾伤残病者和老人，并在生活实践中逐步学会了伤口的包扎、止血、热敷、按摩和调剂饮食等原始的护理手段，伤者死后则为其包裹尸体。这就是最早的医疗和护理。此时医护不分，由自我护理进入家庭护理阶段。

对于一些轻微的受伤，原始人类能够理解并找出原因，但是对于突发疾病，以及天灾人祸或一些自然现象无法解释时，就认为是神灵主宰或恶魔、鬼魂作祟所致，以迷信的角度来认识疾病，认为疾病是一种超自然的力量所致，并采用巫术或其他迷信的方法治疗疾病。多数人用祷告、念咒、画符等方法祈求神灵的帮助，或用鸣锣击鼓、冷水泼浇、拳击患者、放血、开颅等驱魔方法驱除疾病的折磨。也有人用草药或针灸等方法治病，所以此时迷信、宗教、医药混在一起，医巫不分。

（二）公元前后的护理

公元前后护理工作从家庭逐步走向社会，在征服伤病的过程中，人们逐步摒弃了祈求、献祭和巫术，开始用草药、饮食调理和生活照顾等手段治疗和护理患者。因此，当时的护理发展主要是对一些文明古国的医疗和护理发展的记载。

1. 古埃及　古埃及是世界最古老的文明古国之一，当时人们已经开始进行伤口包扎、止血、催吐、灌肠、净化身体等护理活动，并应用植物、动物、矿物制成药丸或膏药治疗患者。医生查托（That）提出王室尸体的防腐保存法和制作"木乃伊"的方法，开始了对人体的研究。

2. 古希腊　医学之父希波克拉底（Hippocrates）创立了"四体液病理学说"，从此将医学引入科学发展的轨道，使公元前6～公元前4世纪成为早期医学的黄金时代。他提出了患者中心论，强调以观察、诊断、记录等方法探求疾病的原因，对症下药。他强调护理的重要性，要求给患者清洁的衣服，教导患者洗漱口腔，调节饮食，实行按摩，并用音乐治疗精神病患者。他起草的《希波克拉底誓言》至今仍被尊为医学道德的规范，是医学生们踏入医学领域的誓言。

3. 古印度　古印度早期的医疗和护理活动带有浓厚的宗教色彩。公元前1600年，波罗门教的宗教经典《吠陀》中记录了道德及医疗行为的准则，要求注意公共卫生设备、养成良好的卫生习惯，如人们要有刷牙等良好的卫生习惯；要求助产士必须剪短头发，修剪指甲，每日沐浴，并叙述了医药、外科及预防疾病等方面的内容。

统一印度的国王阿索卡（Asoka）在北印度建立了多所东方最早的医院，并培养医护工作人员。由于当时妇女不能外出工作，医院的护士由男士承担，被视为"最早的护士"。当时对这些男护士的要求为身体健康，情绪乐观，善良勤劳，忠于职守，并需具备药物和营养的常识，能够配药、配餐，维护患者的清洁卫生。

4. 古罗马　古罗马医学并不发达，当时的医学理论和医生大多来自希腊。但是罗马人在当时认为清洁可以延长人的寿命，非常重视个人卫生和环境卫生。他们建立公共浴室，修建上下水道，供应清洁饮水，修建大型的体育场所等。此时可以看成是预防疾病和促进健康的早期阶段。

5. 古巴比伦　即现今的伊拉克，在希伯来人的《圣经》等文献中已有医学的论述。他们规定，新生儿必须隔离，饮食中禁止吃血，注重公共卫生和环境清洁，经常应用动植物和矿物制成丹、散等药物，并开始采用灌肠、体操疗法和按摩法等。

宗教在西方护理发展中扮演了重要的角色。自公元初年基督教兴起后，开始了教会对护理一千多年的影响。一些献身于宗教事业的妇女被尊为女执事，她们本着服务人群就是服务上帝的信念，在教会医院开展对老弱病残者的护理工作。女执事们未受过护理训练，但是她们仁慈博爱，服务热忱，工作认真，爱护患者，在当时深受欢迎。她们从事的工作已经具备护理的雏形，护理工作者开始拥有正式的、界定清晰的角色功能。

（三）中世纪与文艺复兴时期的护理

1. 中世纪的护理 中世纪的护理发展主要以宗教及战争为主题，当时的护理工作环境分为一般的医疗机构以及以修道院为中心的教会式医疗机构两种。教会式的医疗机构都遵循一定的护理原则，按照病情轻重将患者安排在不同的病房。当时护理的重点是改变医疗环境，包括改变采光、通风及空间的安排等。

中世纪由于罗马帝国的分裂，群雄割据，民族大迁徙，局面一片混乱，人们也被疾病、战争及天灾所困扰，医学及护理学发展极为落后，医院没有明确的分科，管理混乱，机构设置杂乱无章。中世纪后期，西欧基督教与穆斯林教为争夺圣地耶路撒冷而发动了长达 200 年的十字军东征，战争导致大批伤员无人照顾，军中瘟疫、热病、麻风病等大肆横行。为此，基督教徒们组织了十字军救护团，男团员也开始加入护理工作，负责运送伤病员和难民，女团员负责在医院里护理病员，护理人员的人数大量增加，此被称为军队护理的开始。这对护理工作的发展起到了一定的促进作用。当时的护理除了重视医疗环境的改善外，也重视护理人员的训练、护理技术的发展、工作的划分等，但护理培训及实践内容很不正规，也没有足够的护理设备，病员伤亡率很高。

在战争之外的欧洲各国，数以百计由宗教控制的大小医院普遍建立起来，医院的护理工作主要由修女承担。作为最古老的护理职能之一的护士助产在这个时期兴盛起来，护士在妇女分娩中的作用得到了医疗、护理乃至全社会的认可和接受。对需要接近男性身体方面的工作则被禁止，主要由地位低下的奴役做。护理逐渐从家庭式的自助与互助模式向规模化、组织化、社会化的方向发展。

2. 文艺复兴时期的护理 大约 1400 年，意大利兴起了文艺复兴运动，并且风行欧洲，西方国家称该时期为科学新发现时代，建立了许多大学院校、图书馆等，出现了一批医学科学家：瑞士的医生和化学家帕拉塞尔萨斯（Paracelsus）在药理学方面做出了贡献，比如用汞治疗梅毒；比利时医生维萨里（Vesalius）写出了第一部科学的《人体解剖学》，被称为近代解剖学之祖；英国医生维廉·哈维（Willian Harvey）发现了血液循环的原理，被称为近代医学之父。

文艺复兴时期医学开始朝着科学的方向发展，并逐渐演变成为一门独立的专业，而护理发展却相对滞后，主要原因是受当时重男轻女的封建思想影响，大学教育只收男生，一般妇女很少有受教育的机会。到了 1517 年，宗教革命后，新教会主张女性应该服从男性，在家相夫教子，这样在医院里担任护理工作、具有仁慈博爱精神的教会妇女们便停止了工作，取而代之的护理人员多为谋生而来，或者是代替服刑。她们缺乏同情心，言行粗鲁，使护理质量大大降低。

直到 1663 年，法国天主教徒圣·文森保罗（St Vincent De Paul）在巴黎创办了慈善姊妹会，成员不一定是神职人员。他们经过一定的培训后，专职护理患者，为病弱者服务。此后，不少类似的组织相继成立，使护理的不利局面得以改善，护理工作开始作为一种职业走上独立发展的道路，但仍具有浓厚的宗教色彩。

NOTE

（四）现代护理时期

19 世纪中叶，弗洛伦斯·南丁格尔（Florence Nightingale）发展了以改善环境卫生、促进舒适和健康为基础的护理理念，使护理学逐步走上了科学的发展轨道和正规的教育渠道。这是护理学发展的重要转折点，南丁格尔被尊为现代护理学的创始人。

1854～1856 年，英、法等国与俄国爆发了克里米亚战争，当时战场上英国士兵由于得不到合理的救护而大量死亡，死亡率高达 42%。这种现象经媒体披露后，在英国引起极大的震动和舆论的哗然。南丁格尔于 1854 年 10 月 21 日带领 38 名优秀护士离开伦敦，启程前往克里米亚战场，参与护理伤病员的工作。在克里米亚前线医院，南丁格尔努力改善医院的治疗环境、卫生条件和士兵的营养状况，提高医院的管理水平。同时，南丁格尔非常重视伤员的心理支持，她亲切地安慰重伤者。夜深时，她经常手持油灯巡视病房，士兵们亲切地称她为"持灯女神"。她的精心护理挽救了许多士兵的生命，在短短半年的时间里，英军伤员的死亡率下降到 2.2%。

战争结束后，南丁格尔完成的"影响英国军队效率与医院管理诸因素摘要"被认为是当时医院管理最有价值的文章。1858 年和 1859 年，她又完成了《医院札记》和《护理札记》。书中精辟地分析了护理工作的生物性、社会性和精神对身体的影响。她的护理观点被后人称为"护理环境学说"。

1860 年，南丁格尔在英国伦敦的圣多马医院创办了全世界第一所护士学校，将护理学提升到科学的高度，并采用新的教育体制和方法培养护士。从此，护理完全脱离了宗教的色彩，成为一门独立的科学。

南丁格尔对护理事业做出的巨大贡献，突出表现在以下几个方面。

1. 为护理向正规的科学化方向发展提供了基础　南丁格尔提出的护理理念为现代护理的发展奠定了基础。她认为，护理是一门艺术，具有科学性、组织性和务实性。她确定了护理学的概念和护士的任务，提出公共卫生的护理思想，重视患者的身心护理，并发展了自己独特的环境学说。在她的努力下，护理逐渐摆脱教会的控制成为一门独立的职业。

2. 著书立说，阐述其基本的护理理念　南丁格尔分别写了《医院札记》和《护理札记》。在《医院札记》中，她阐述了自己对改革医院管理和建筑方面的构思、意见及建议。在《护理札记》，她以随笔的方式阐明了自己的护理思想及对护理的建议，如对环境、个人卫生、饮食对患者的影响等多方面的阐述。这两本书多年来被视为各国护士必读的经典护理著作。

3. 致力于创办护士学校　南丁格尔坚信护理工作是一门正规的职业，必须由接受过正规训练的护士担任。1860 年，南丁格尔用英国政府在克里米亚战争后给自己的奖金，加上随后的募捐，在英国伦敦的圣多马医院创办了全世界第一所护士学校，命名为南丁格尔护士训练学校。学校的办学宗旨是将护理作为一门科学的职业，采用新的教育体制及方法培养护士。其办学模式、课程设置及组织管理模式为欧亚大陆许多护士学校的建立奠定了基础，促进了护理教育的迅速发展。

4. 创立了一整套护理管理制度　南丁格尔指出，护理要采用系统化的管理方式，强调设立医院时必须先确定相应的政策，同时还要适当授权与护士，这就使得规范化管理的同时，还能调动护理人员的积极性。在护理组织设置上，要求每个医院必须设立护理部，并由护理部主任管理护理工作。同时对医院的设备、环境方面也制定了管理要求，提高了护理工作效率和护理质量。

5. 其他方面 强调护理伦理和人道主义护理观念，要求不分信仰、种族、贫富，平等对待每位患者，注重护理人员的训练及资历要求等。

南丁格尔把自己的一生献给了护理事业，英国人把她看作是国家的骄傲。为了表彰她的功绩和支持她的工作，公众募款建立了南丁格尔基金。1907 年英国女王授予她功绩勋章，这是英国历史上第一个获此殊荣的妇女。1910 年 8 月 13 日南丁格尔逝世，享年 90 岁。她留下遗嘱，谢绝国葬，而是让人将其葬于自己家族的墓园。为了纪念她，她的大半身像印在英国 10 英镑纸币的背面（正面是英国女王伊丽莎白二世的半身像）。在伦敦树立了她的铜像，世界多地建有她的塑像，供后人景仰。在英国还建有南丁格尔博物馆。美国大诗人 Long fellow 为她作诗，赞美她是女界高贵的英雄。南丁格尔被列为世界伟人之一，为了纪念她，国际护士会将她的生日 5 月 12 日定为国际护士节，并成立了南丁格尔国际基金会，用以奖励全世界各国的优秀护理人员。1912 年，红十字国际委员会在第九次代表大会上确定颁发南丁格尔奖，这是国际护士界的最高荣誉奖。从 1983 年开始至 2015 年，我国已有 73 人获此奖章。

（五）西方现代护理学的发展与现状

19 世纪中叶以后，随着各国经济、文化、教育的发展，以及妇女社会地位的提高，世界各地纷纷建立培养护士的学校，护理教育不断提高，护理事业得到迅速发展，护理学逐渐成为一门独立的学科。

1. 护理教育体系的建立与完善 自 1860 年以后，欧美许多国家先后创办了护士学校和护理学院，并制定了护理教育标准，相继开展了护理学学士学位、硕士学位和博士学位教育，护理教育逐渐形成了多层次、多渠道的教育体系。

2. 临床护理的发展 从 1841 年开始，特别是第二次世界大战结束后，科学技术的迅猛发展使护理实践发生了巨大变革。护士开始以科学为依据、以研究为基础来界定护理理论知识体系。护理专科化的趋势越来越明显，对各专科护理的要求也越来越高。为了提高护理质量，护理人员开始对不同专科深入学习，积累经验，如肿瘤、烧伤、心脏直视手术、器官移植等各方面的护理。同时，护士开始参与医院的现代化管理，并应用先进仪器设备进行急、危、重症患者的监护工作。另外，护士还走出医院，进入社区，为妇女、儿童、老年人等特殊人群提供护理及预防保健服务。一些具有硕士及以上学位和较高专科护理水平、能够解决专科护理疑难问题的护士成为相应领域的护理专家。有些国家逐渐出现了独立进行护理工作的开业者。目前，护理专业分科越来越细，护理服务场所和范围不断拓宽，护士的专业角色不断扩展，护士不再只是床边护理服务的提供者，而成为教育者、咨询者、管理者、研究者和合作者等。

3. 护理管理制度的建立 19 世纪末，南丁格尔的管理模式被世界各国相继采纳。管理学的原理与方法被越来越多地用于护理管理。各国逐步建立了严格的护理质量管理标准。1903年，美国四个州通过了护士领取执照的法律，开始了护士注册考试，后推广至全国。1944 年大多数州联合起来制定考试标准，并相互承认考试成绩。以后世界各国相继建立护士执业注册制度。这标志着护理学专业走上了自我管理的道路，并保证了护理实践的质量。

4. 护理专业学术团体的建立 1893 年，美国护理培训学校督导员协会在芝加哥成立，1952 年更名为全国护士联盟（National League for Nursing）。1896 年，美国与加拿大联合校友会成立，1911 年更名为美国护士会（American Nurses Association，简称 ANA），这是由美国 50 个州的护理专业团体共同组成的联盟机构。其代表性出版刊物有《美国护理杂志》《美国护理学专业杂志》《护理展望》《护理研究》《国际护理索引》等。

1899 年，国际护士会（International Council of Nurses，简称 ICN）在英国伦敦成立，它是由各国护理学会所组成的独立的非官方联合会。1966 年该会迁至日内瓦，现已拥有 122 个会员国，出版《国际护理评论杂志》。国际护士会对世界各国护士进行国际学术交流和分享护理学术成果起到了积极的促进作用。其他国家也纷纷建立自己的护理专业学术团体和专科学术组织。至 1992 年，美国已有 50 多个护理学术团体。1985 年，美国护理学会公布了《护理法典》，对护士提出了伦理方面的要求。

5. 护理理论的发展　南丁格尔被认为是最早的护理理论家，她虽然没有使用"理论""概念""模式"等词，但是她在论著中，对人、环境、健康与护理等护理学的基本概念及其相互关系进行了阐述。随着护理向专业化方向发展，20 世纪 60 年代后，美国的一些护理理论家开始检验与确立护理学的相关概念，并对护理专业的实质进行深入探讨，逐步形成了独立的护理理论与模式。如奥瑞姆（Orem）的自理理论、罗伊（Roy）的适应模式、纽曼（Neuman）的系统模式、罗杰斯（Rogers）的整体人科学、培伯乐（Peplau）的人际间关系理论等等。从此，护理由单纯的操作型、经验型转变为以科学理论为指导的综合型学科。

6. 护理研究的发展　伴随着护理教育的发展，具有科研能力的护理工作者越来越多，人们逐步认识到科研的重要性。1955 年美国护士基金会成立，主要目的是支持护理科研项目的开发。20 世纪 60 年代，人们主要从理论上探讨护理科研是什么，实际开展的项目不多。70 年代，随着护理理论的形成，一些科研人员开始借助统计学专家的指导，围绕临床问题进行科学研究。80 年代，大学护理学院的教师和医院护士联合开展科研工作，使护理科研的范围更加广泛，研究方法由单纯的质性研究转变为量性与质性相结合等多样化研究，科研质量大大提高。1985 年美国全国护理研究中心成立，以指导、支持和传播护理科研项目。1990 年以后，护理科研显现出越来越高的学术水平，有些项目开始得到各种科研资金的支持，许多护理学院设有科研中心。

二、中国现代护理学的发展与现状

（一）西方护理的引入

中国现代护理是鸦片战争前后，随着西方列强的侵略和基督教的传入开始的。鸦片战争前后，中国被沦为半殖民地、半封建社会，外国的传教士为使基督教能在中国传播，便在全国各地兴建医院与学校，将西方的医疗和护理工作传入我国。1803 年，英国借天花流行派医生来华。1820 年，英国医生在澳门开设医院。1835 年，美国传教士兼医生帕克在广州建立了第一所西医院，两年以后开始培训护士。此后，北京、南京、广州、苏州等地陆续开办护校。1909 年，中国护士会在江西牯岭成立。1912 年，我国确立了护士学校注册和护士会考制度。1915 年，中华护士会举办了全国第一届护士会考，这标志着我国护士的人才培养和从业走上了正规的职业管理道路。

（二）抗日战争和解放战争时期

1937 年 7 月 7 日，"卢沟桥事变"发生，全民族的抗日战争爆发。抗日战争期间，被日军占领的地方，一些护校被迫关闭或被日本人接管，也有一些护校迁至后方继续培养护士，如北京协和医学院护士学校的教师在校长聂毓禅的带领下，冒着生命危险，长途跋涉迁至成都，继续培养护理人才。1938年，中国红十字会在汉口成立了3400余人的救护总队，为军队服务。在中华护士会田粹励总干事的努力下，中华护士会在南京的会所得以完整保存下来，并继续坚持进行护士会考和发证工作，保证了护理教育的质量。

许多护理前辈奔赴延安，开办医院，并继续培养护士，坚持进行护士学校注册和护士会考工作，使我国的护理事业得以持续不断的发展。在延安，护理工作受到了党中央和毛泽东主席的高度重视，在1941年和1942年的5·12护士节上，毛泽东主席曾连续两次为护士题词——"护士工作有很大的政治重要性"和"尊重护士，爱护护士"。党中央的重视与关怀推动了我国护理事业的发展，护士队伍逐渐扩大，护理质量不断提高。

（三）新中国成立后

1949年新中国成立后，在党的"面向工农兵""预防为主""团结中西医及卫生工作与群众运动相结合"等卫生工作方针的指引下，我国的医疗卫生事业有了很大发展，护理事业也因受到党和政府的重视，以及客观需求而蓬勃发展。新中国成立以来的护理事业大致可以分为三个阶段。

第一阶段（1949—1966年）　新中国成立后，国家对护理工作进行了系统规划，护理事业出现了一片欣欣向荣的景象。1950年8月，卫生部在北京召开第一届全国卫生工作会议，明确了护理事业的发展方向。此次会议对护理工作的发展进行了统一规划，将护理教育纳入正规教育体系。1954年5月《护理杂志》创办，1958年护士学会成为中国科学技术协会成员，护士学会的工作进入了新阶段。20世纪50年代，"三级护理"和"查对制度"的建立，标志着护理工作逐步走向规范化。与此同时，各专科护理也得到了较快发展，我国第1例大面积烧伤患者邱财康的救治成活和王存柏的断肢再植成功代表了这一时期护理专业的水平。

第二阶段（1966—1976年）　"文革"十年，医院规章制度被废除，管理混乱；护士学校停办，人才培养断层；学会被迫停止工作，专业发展受到严重干扰，护理人才缺编，护理质量下降。

第三阶段（1976年以后）　1976年党的第十一届三中全会召开，护理事业迎来了春天。护理工作进入全面恢复、整顿、再发展的新阶段。1979年卫生部颁发了《关于加强护理操作的意见》和《关于加强护理教育工作的意见》，从宏观上加强护理管理，促使护理工作在新形势下迅速发展，护理教育、护理管理和护理科研均取得了显著成绩。

（1）护理学确立为独立学科　1981年5月6日，卫生部、中国科学技术协会、中华护理学会在北京联合召开首都护理界座谈会，许多领导人出席会议并发表重要讲话。中国科协主席周培源对护理是一门独立的学科作了精辟的分析，确立了护理学在自然科学中的地位。2011年3月8日，国务院学位办颁布了新的学科目录设置，其中护理学从临床医学二级学科中分化出来，成为一级学科，为护理学科的发展提供了更大的发展空间。

（2）护理教育迅速发展　为迅速改善护理教育状况，卫生部先后制定各项政策，加强和发展护理教育。尤其是恢复停办了30年的高等护理教育，使我国的护理教育水平得到快速提高。目前，我国的护理教育已形成了多层次、多渠道、较为完善的护理教育体系。

（3）护理研究得到发展　随着高等护理教育的开展，一批高级护理人才走上护理教育、管理和临床岗位。他们在各个领域进行研究，并不断创新，促进了护理整体水平的提高。目

NOTE

前，护理研究处于快速发展阶段，研究范围越来越广，涉及临床护理、心理护理、护理教育和护理管理等诸多方面。科研成果极大地推动了护理学的发展。从各种杂志和学术交流会上发表的论文来看，护理研究水平在逐年提高，许多论文被美国的 IM 医学索引和 CD – ROM 光盘数据库收录。

（4）技术职称序列和晋升考核制度建立　1979 年卫生部颁发了《卫生技术人员职称及晋升条例（试行）》（以下简称《条例》），其中明确规定护士的技术职称为"主任护师、副主任护师、主管护师、护师和护士（正规护校毕业生）"，全国各地根据这一《条例》制定了护士晋升考核制度的具体方法和内容。

（5）执业考试和注册制度建立　1995 年 6 月 25 日，首次全国性护士执业考试的举行，标志着我国护士执业管理走上法制化轨道。凡在我国从事护理工作的人员必须经过严格考核，方能申请护士执业注册，取得护士资格。

（6）护理专著、期刊、科普读物大量出版　目前，已出版的各级护理教材种类齐全，临床护理指导用书内容充实，各具特色。护理专业期刊不断创刊，如《实用护理杂志》《护理学杂志》《护理研究》《国外医学·护理学分册》等。

《中华护理杂志》于 2002～2011 年连续 10 年荣获"中国百种杰出学术期刊"，2008 年和 2011 年连续两届被评为"中国精品科技期刊"。中国科学技术信息研究所发布的 2011 年版中国科技期刊引证报告指出，在 1998 种中国科技论文统计源期刊中，《中华护理杂志》的综合评价总分以满分 100 分的优异成绩排名第一。

（7）对外交流广泛开展　国际护理学术交流日益扩大，护理人员不断出国参观、考察、进修。目前，美国、韩国、日本、加拿大、澳大利亚、泰国、新加坡等许多国家都与我国诸多省、市的护理分会或单位建立了友好合作关系，双方互派进修，互赠期刊与书籍等，促进了护理的国际交流与合作。

（四）现代中医护理学的发展

在国家中医政策的指引下，全国各地陆续建立了中医医院，医护有了明确的分工。中医专业护士有了专门的编制，独立履行中医护理职责，根据中医学的特点进行整体护理和辨证施护。中医临床护理已经初步总结出一套从理论到实践、具有中医特色的操作技术，显示出中医护理学的特点和优势。

近年来，各地中医医院不再照搬西医病房护理管理要求，广泛开展中医整体护理，强调书写中医护理病历，开展中医护理查房和中医健康教育。中医护理病房管理已逐渐走向规范化、科学化和现代化。

为了培养中医护理人才，20 世纪 50 年代以来，全国各地相继开办中医护士学校和中医护理班，培养了大批的中医护理专门人才。江苏省中医院于 1958 年创建中医护士学校，于 60 年代初出版了第一部系统的中医护理学专著——《中医护病学》，填补了现代中医护理学专著的空白。目前，中医护理教育正迅速发展，多形式、多渠道的专业教育和在职教育已经形成规模，各类中医护理学专著相继问世，如《中医辨证护理学》《中医护理学》《中医基础护理学》《中医护理手册》等，标志着中医护理理论与实践水平正在逐步提高。

1986 年，在中华护理学会指导下，"中医、中西医结合护理学术委员会"成立，旨在组织、指导中医护理的学术研究。1989 年，四川省的中医护理科研项目在国家中医药管理局科研招标中首次中标。同时，为贯彻落实《医药卫生中长期人才发展规划（2011—2020 年）》和《中医药事业发展"十二五"规划》，培养高层次中医护理骨干人才，2014 年国家中医药管理局组织开展了全国中医护理骨干人才培训项目。目前，中医护理科学研究正在全国蓬勃开展，学术氛围日益浓厚，科研水平不断提高。《中国护理事业发展规划纲要（2011—2015）》明确指出：提高中医护理水平，发挥中医护理特色和优势，注重中医药技术在护理工作中的应用，进一步推动了中医护理学的发展。

三、护理学发展的展望

（一）护理人员高学历化

随着护理专业国际化进程的加快，社会对高层次护理人才的需求逐渐加大。进入 21 世纪后，护理硕士教育快速发展，护理博士教育在国内一流护理院校也陆续开展起来，我国护理教育的学历层次已经与国际接轨，护理硕士、博士人数越来越多是护理人员高学历化的主要表现。

（二）护理工作领域不断扩大

由于老年人和慢性病患者的增加，以及占人口 2/3 的妇女和儿童的特殊健康需求的加大，人们对健康保健的需求更加多元化，对健康保健服务便捷化的要求日益强烈。这些变化要求护士要深入社区进行护理工作，开展健康教育，提供维护和恢复健康的技术支持。社区将成为护理工作服务最重要、最广阔的领域。

（三）护理工作法制化

随着人们维权意识的不断增强，加之临床大量新技术和先进仪器的使用，护理工作中面临的法律问题越来越多，对此护士必须熟知国家相关的法律法规，增强法律意识，依法从事护理实践。我国颁布的《护士条例》以立法的形式，明确了各级卫生行政部门、医疗机构在护理管理中的职责，完善了护士执业准入制度，规范了护士执业行为，以预防医疗事故发生，保障人民群众的健康和生命安全。

（四）护理工作市场化

护理工作市场化是指随着社会主义市场经济的发展和市场竞争的日益激烈，护理工作将被推向市场。护理工作市场化的本质是通过提供相关的服务以满足患者的需求，主要表现为护理人员的流动和分布将由市场调节，护理服务的内容和范畴也将根据市场需求的变化而变化。服务第一，质量至上，以尽可能低的医疗成本获取护理服务对象康复的最大化将成为护理人员在市场竞争中的立足点。随着医疗卫生体制改革的进一步深化，各级医院护理人员的聘用、结构工资制的执行、护理人员独立开业等都会越来越突出地体现护理工作市场化的特点。

（五）护理工作国际化

护理工作国际化主要是指护理标准国际化、管理国际化和教育国际化。此外，还包括跨国护理援助和护理合作。采用国际化的教育质量标准，建立与国际接轨的护理教育质量认证制度，培养具有国际交往能力的高素质护理人才，将成为护理教育的主要任务。

（六）中医护理特色化

随着中医药国际交流与合作进程的不断加快，中医护理日益引起各国护理界的高度重视。中医护理应用"天人合一"理论指导基础护理，采用脏腑学说观察护理病患，应用经络学说

NOTE

指导护理技术，逐步确立了调和阴阳、扶正祛邪、攻补兼治的中医护理原则，并在护理中注重预防、康复和养生保健的和谐统一，将中医护理理论与现代护理理论有机结合成为目前我国护理界的一个重要课题和研究方向，具有中国特色的护理理论和技术方法将为全人类的健康做出重要贡献。

第二节　护理学的概念与知识体系

一、护理学的基本概念

（一）护理学的定义

我国著名护理学家、南丁格尔奖章获得者王琇瑛指出："护理学属于生命科学范畴，是医药卫生科学的重要组成部分，是在自然科学和社会科学的理论和实践指导下发展起来的一门综合性应用科学。"

目前，世界上对护理学的概念尚没有公认的定义。我国的护理学教科书比较一致地表述护理学的定义是：护理学是医学科学领域中一门自然科学和社会科学相结合的独立的综合性应用学科，是研究护理现象及其发生发展规律的学科。护理的任务是促进健康，预防疾病，恢复健康，减轻痛苦。具体地说，就是帮助健康者保持和增进健康；患病者减轻痛苦，增加舒适和恢复健康；伤残者达到最大程度的功能恢复；临终者得以安宁去世。该定义含有四层意思。

其一，护理学是医学科学领域中一门独立的学科。我国《科学技术辞典》给医学下的定义是："医学是旨在保护和加强人类健康、预防疾病和治疗疾病的科学体系和实践活动。"不难看出，护理学的任务是从医学的总体任务出发，但又有自己特定的内容和范畴。因此，护理学是医学科学领域中一门独立的学科，护理学与临床医学、药学、公共卫生学等学科共同组成医学领域。

其二，护理学具有自然科学和社会科学双重属性。护理学的服务对象是人，人与自然科学和社会科学有着密切联系。护理学的学科体系既包含物理学、生物化学、人体解剖学、生理学、药理学、微生物学等自然科学和医学知识，又包含心理学、伦理学、管理学、美学、社会学等社会科学知识。

其三，护理学是一门实践性很强的应用科学。护理学的主要实践内容是临床护理和社区护理，理论研究的目的是为了更好地指导实践。

其四，界定了护理学的任务，以此区别医学科学领域中的其他学科。

护理学与人类健康密切相关，生老病死是生命过程的自然现象，而人的生老病死离不开医疗和护理，自古以来"三分治七分护"的谚语，反映了人们对护理的需求和重视。现代社会中护理学作为医学的重要组成部分，其角色和地位更是举足轻重。无论是在医院抢救患者的生命，有效地执行治疗计划，进行专业的生活照顾、人文关怀和心理支持，还是在社区和家庭中对有健康需求的人群进行保健指导、预防疾病，护理学都发挥着越来越重要的作用。随着社会经济的发展、医学技术的进步，以及人民群众对健康和卫生保健需求的日益增长，人们对护理学科的地位有了更新的认识。机遇和挑战给了护理学科发展的最好契机，21世纪是护理学大有可为的世纪。

（二）护理学的特性

1. 科学性　护理活动在相当长的历史时期中只是照顾患者的一种简单劳动，从事护理活动的人也无须经过培训。因此，社会带有一种偏见，认为护理缺乏理论和技术，是伺候人的工作，否认护理是科学。现代护理学经过一百多年的发展，借助医学科学进步的巨大成果为理论基础，吸收了心理学、行为科学、社会学的理论和研究成果，形成了系统的护理理论和技术规范，并不断通过护理研究充实和完善护理学科。现在的护理学已成为医学科学领域中具有独特功能的重要组成部分，在为人类健康服务中发挥着越来越重要的作用。

护士执业资格规定：所有护理从业人员必须接受正规医学院校的专业基础教育，近几年的发展趋势更是要求逐步达到大学教育水平。护士角色由单纯的技术操作者和医生的助手向医生的合作者、健康咨询者、教育者、管理者、科研工作者和临床专家等多种角色方面转化，护理的科学性已不可否认。但必须看到，与医学等成熟学科相比，护理学还需要继续完善和发展，护理工作者任重而道远。这就要求护理专业的学生更应重视理论学习，打下扎实的理论基础，在学习中培养独立思考、不断探索、敢于创新的精神，在将来的护理实践中为专业的发展做出贡献。

2. 实践性　护理学是人类在长期与疾病斗争的实践中发展起来的科学理论和技术体系，护理的功能就是通过护理实践满足人们的健康需要，帮助患者恢复健康，帮助健康人促进健康。因此，护理学既是知识体系，更是实践活动。目前，我国护理实践的主要场所是医院，绝大多数护士从事的是临床护理工作。随着护理范围的扩展，护理正在逐步深入社区和家庭。护理学的实践性和应用性特点对护士的业务素质提出很高的要求，不仅要求护士具备合理的知识结构，还要掌握熟练的护理技术操作，具有解决问题和做出决策的能力，以及与患者和同事进行沟通的能力。因此，护理专业的学生应特别重视实践教学，重视临床实践教学和其他社会实践机会，加强技能训练，加强人际交往能力和解决实际问题能力的培养，为将来的护理实践做好准备。

3. 艺术性　护理的对象是人，人兼有自然和社会的双重属性，因此，护理学既要研究人的生物属性和结构，又要关注人的心理和社会属性。对于人的生理、心理和社会活动的整体本质的理解，需要从科学和艺术结合的角度去研究。在临床护理工作中，患者的需要是非常复杂的，如何运用护理理论、护理技术创造性地满足患者各种各样的需要是护理艺术性的体现。正如现代护理学的创始人南丁格尔指出："人是各种各样的，由于社会地位、职业、民族、信仰、生活习惯、文化程度的不同，所得的疾病与病情也不同，要使千差万别的人都能达到治疗或康复所需要的最佳身心状态，本身就是一项最精细的艺术。"

4. 服务性　护理活动的社会价值具有照顾、帮助和人道的内涵，护理作为医疗卫生保健服务的一部分，更是一种社会服务。护士与护理对象之间存在一种服务和被服务的关系，护理对象有权利得到最好的护理服务，护士有责任提供使护理对象满意的专业服务。长期以来，由于受生物医学模式的影响，护理采用的是功能制工作方式，一切护理措施均围绕消除疾病的病因和症状进行，忽视了疾病载体"人"的需要，对人的尊重和关心不够。护理迫切需要改变护理理念，提高护理服务质量。对护士的素质要求，除了需要具备扎实的理论基础、合理的知识结构、精湛的护理技术外，更需要具备"以人为本"的服务意识和服务态度，需要加强自

NOTE

身职业道德修养。

二、护理学的知识体系

护理学作为医学科学领域中的一门独立学科，具有自然科学和人文社会科学的双重属性。在长期的护理实践过程中，护理学已形成自己独特的知识框架。实际上，护理学不是单一的学科，而是一个学科群。而且随着医学模式的转变、护理理念的更新、科学技术的进步，以及护理实践范畴和护理对象的扩展，护理学的知识体系还在不断进行相应的补充和扩展。护理学的知识体系包括基础知识和护理专业知识两大类。

（一）基础知识

基础知识包括自然科学基础知识、人文社会科学基础知识和医学基础知识。

1. 自然科学基础知识　包括数学、统计学、物理学、化学、生物学、信息科学等。

2. 人文社会科学基础知识　包括社会学、政治和经济学、心理学、伦理学、管理学、法律学基础、文学、美学、外语、科学方法论、文化修养知识等。

3. 医学基础知识　包括人体解剖学、组织与胚胎学、医学遗传学、生物化学、人体生理学、微生物学、寄生虫学、免疫学、药理学、病理学、中医基础理论、中药与方剂学等。

（二）护理专业知识

护理专业知识包括护理学基础理论、临床专科护理知识，护理教育、科研和管理知识，预防保健及公共卫生知识。

1. 护理学基础理论　包括护理学导论、护理学基础、中医护理学基础、营养学基础、健康评估等。

2. 临床专科护理知识　包括内科护理学、外科护理学、妇产科护理学、儿科护理学、精神科护理学、五官科护理学和急救护理学等。

3. 护理教育、科研和管理知识　包括护理教育学、护理科研、护理管理学等。

4. 预防保健及公共卫生知识　包括社区护理、预防医学、流行病学、传染病护理学等。

这是传统的学科课程分类方法。目前，一些护理院校为了体现以人的健康为中心的护理理念，与国际先进护理教育接轨，采用综合课程模式，试行以人的生命过程设置护理专业课程。设置的课程有成人护理学、老年护理学和临终关怀等；也有以人的基本需要设置护理专业课程的。

第三节　护理工作的范畴和内容

护理实践的范畴根据工作性质可以分为临床护理、社区保健护理、护理管理、护理教育和护理研究五大类。

一、临床护理

临床护理是护理实践的主要部分，护理的工作场所在医院，护理的对象是患者。临床护理包括基础护理和专科护理。

1. 基础护理 基础护理是临床各专科护理的基础，是护士用以满足患者的生理、心理、社会需要和进行基本治疗康复的护理学基本理论、基本知识和基本技能，主要内容有清洁卫生护理、体位护理、饮食护理、排泄护理、病情观察、各种给药技术、消毒隔离技术、心理护理、临终关怀等。

2. 专科护理 专科护理以护理学和医学等相关学科理论为基础，结合各专科患者的特点及诊疗要求进行护理。专科护理又分为内科护理、外科护理、妇产科护理、儿科护理、五官科护理、精神科护理、急诊科护理和重症监护等。

二、社区保健护理

社区保健护理的对象是社区居民、家庭，以及老人院、学校、厂矿等社会团体，是将公共卫生学和护理学的知识、技能相结合，开展疾病预防、妇幼保健、家庭康复护理、健康教育、健康咨询、预防接种和防疫隔离等工作。社区保健护理的目的是提高社区整个人群的健康水平。

三、护理管理

护理管理是运用管理学的理论和方法，对临床护理和社区保健护理等护理实践中的诸要素——人、财、物、时间和信息进行科学的计划、组织和控制，以提高护理的效率和质量。

四、护理教育

护理教育是以护理学和教育学理论为基础，目的是培养合格的护理人才，以适应医疗卫生服务和医学、护理学科学技术发展的需要。护理教育分为基础护理教育、毕业后护理教育和继续护理教育三大类。

1. 基础护理教育 基础护理教育也称护理职业前教育，面向准备成为护士的高中或初中毕业生，包括中专教育、专科或高职教育和本科教育三个层次。

2. 毕业后护理教育 毕业后护理教育包括研究生教育、岗前培训和新护士规范化培训，面向已经完成基础护理教育的毕业生。

3. 继续护理教育 继续护理教育是对从事护理工作的在职人员提供以学习新理论、新知识、新技术、新方法为目的的终身教育。

五、护理研究

护理研究是用科学的方法探索未知，回答和解决护理领域里的问题，直接或间接指导护理实践。护理研究是促进护理学科发展的重要途径，通过开展护理理论的研究、护理技术的提高和改进、护理设备的革新等活动，推动护理理念、护理理论、护理知识和技术的进步。

第四节 护士的角色、功能与素质

社会学中所定义的"角色"是指个人在团体中依其地位所负担的责任或所表现的行为。角色功能是指个人担任某一职位执行其角色时所应有的特殊活动。护士是社会所认可的一种角

NOTE

色，自有其特殊的功能，而且其功能会随社会的发展而有所改变。护士为能达成社会所赋予的角色与功能，就应具备一定的资格与条件。

一、护士的专业角色与功能

（一）角色的含义

角色（role）原为戏剧、电影中的术语，指剧本中的人物。美国学者米德首先将其借用到社会心理学中。如今"角色"已成为社会心理学中的专门术语，其含义为：处于一定社会地位的个体或群体，在实现与这种地位相联系的权利与义务中所表现出的符合社会期望的模式化的行为。因此，角色为理解人们的行为和态度提供了一种模式，而这一模式相对地说是可以预测的，即每个人在社会中的一切行为都与特定的角色相联系。如教师代表一种特定的社会地位，"传道、授业、解惑"是这一角色的角色行为。一个人在社会的大舞台上可以担任多种角色，而每一种角色就是他的一个方面，如一个人是她父母的女儿，丈夫的妻子，还是她儿女的母亲等。

（二）护士角色

护士角色是指护士应具有的与护理职业相适应的社会行为模式。这种行为模式随着社会的变迁而变化。护士角色的发展经历了漫长的时期，不同时期护士角色的形象、职责都有所不同。

1. 历史上的护士形象

（1）民间形象 护士最初的形象是"母亲"。护士像母亲哺育儿女一样去照料患病者和老人，其照料的方法是代代相传的经验，是简单的一个人照顾另一个人。护士最初的这种"母亲"形象，反映了护士当时帮助、照顾患者时的温柔、慈祥的社会形象。

（2）宗教形象 西方社会在宗教的影响下，基督教徒把照顾患者、帮助弱者视为自己的责任，认为照顾患者与拯救患者的灵魂一样重要，他们强调爱心、仁慈。这也是中世纪欧洲不少教会设置医院，以及修道士和修女从事医疗护理工作的原因。护士被赋予了宗教形象。这种宗教形象强化和丰富了护士的民间形象，表明了护理是爱的体现。

（3）仆人形象 这种形象源于护理历史上的"黑暗时期"。当时，疾病被认为是对罪恶的一种惩罚。对患者的照顾不再是仁慈和奉献。护士大多由出身低微的妇女担任。她们缺乏对人的爱心和必要的专业知识和护理技术，只能做一些仆役工作，护士被看作仆人。

历史上这3种护士形象的痕迹仍依稀可见，或多或少地影响着护理专业的发展。

2. 现代护士的角色与功能

自19世纪中叶南丁格尔首创护理专业以来，护士的形象发生了根本变化，护士作为一个受过正规护理教育、有专门知识的独立实践者，被赋予了多元化的角色功能。

（1）健康照顾者 护士最重要的角色是运用护理程序为患者提供健康照顾。护士在各种健康保健机构和场所直接为患者提供护理服务，以满足其生理、心理、社会各层次的需要，如食物的摄取、呼吸的维持、感染的预防和控制、药物的给予、心理的疏导、健康的宣教等，直到不需要帮助为止，以达到帮助患者减轻痛苦和恢复健康的目的。

（2）计划者 在临床工作中，护士根据患者的病情，运用自己的知识和技能为其提供系统的、准确的、动态的个性化护理计划，科学地解决患者的健康问题。

（3）管理者和协调者　护士需对日常护理工作进行合理的组织、协调和控制，以保证护理工作的连续性，合理利用各种资源，提高工作效率，使护理对象得到优质服务。同时，护士需联系并协调与有关人员及机构的相互关系，维持一个有效的沟通网，以使诊断、治疗、护理和康复工作得以协调、配合。

（4）咨询者　护士需运用自己的知识和能力为患者及家属提供咨询，满足他们对健康知识的需求，以达到预防疾病、促进健康的目的。

（5）保护者和代言人　护士需为患者创造一个安全的环境，采取各种措施保护患者免受威胁和伤害。当发现患者的安全和利益受到伤害时，护士有责任挺身而出，捍卫患者的安全和利益。

（6）教育者　护士的教育者角色具有两方面含义：一方面护士有义务、有责任根据护理对象的不同特点进行健康教育，以改变人们的健康态度和健康行为，达到预防疾病和促进健康的目的。另一方面护士还要参与专业护理教学工作，比如临床带教和护理毕业生的培训工作。临床带教是护理教育的重要组成部分，护士的教育者角色要求护士具有较强的教学意识，应用教与学的理论和技巧指导护生顺利完成实习任务。护理毕业生的培训工作是一项新护士规范化培训项目，一般由具有护师及以上职称的护士承担，以培养合格的护理人才。

（7）研究者　护理学科的发展需要不断开拓新的护理理论，发展新技术，以指导、改进护理工作，提高护理质量。这就需要护士在工作中积极开展护理研究，通过研究验证、扩展护理理论和知识，发展护理新理论，并推广研究成果。同时，护士还需探讨隐藏在患者症状及表露行为下的真正问题，以便更实际、更深入地帮助患者。

（三）临床护士新角色

目前，中国护士大多为通科护士，专科护士及其他护士角色正在进一步探索及完善中。

1. 专科护士　专科护士（specialty nurse，SN）是指在护理的某一专科领域有较高的理论水平和实践能力、专门从事该专业护理的护士。专科护士必须完成所需课程，经考试合格方能认定。专科护士最早在美国提出并实施。1900 年美国护理杂志中一篇题为"Specialties in Nursing"的论文，首次提出专科护理的概念。从 1954 年开始，美国专科护士的培养逐渐定位于硕士以上水平的教育，并扩展到临床的许多专业，包括 ICU 护理、急救护理、糖尿病护理、癌症护理、临终护理等。护理的专科化已成为许多国家临床实践发展的策略和方向。我国专科护士的发展处在起步阶段。专科护士的缺乏在一定程度上限制了我国护理事业的发展，为此卫生部在 2005 年 7 月出台的《中国护理事业发展规划纲要》中提出要优先发展重症监护、急诊急救、器官移植、手术室护理和肿瘤患者护理 5 类专科护士。专科护士已在适应医学发展、满足人们对健康的需求及提高专科专病护理水平等方面起着越来越重要的作用。

2. 临床护理专家　临床护理专家（clinical nurse specialist，CNS）是继专科护士之后，20世纪 60 年代被正式命名的。1900 年，护理权威 Katherine DeWitt 首次提出"护理专家"（nursing specialist）这一概念。并指出，护理专家的出现是现代文明和科学要求护理工作进一步完善的结果。1938 年，美国哥伦比亚大学教师学院第一次阐明了 CNS 这一术语，指出 CNS 是具有丰富的知识和技能、能执行正确的护理干预的临床护士。1980 年美国护理协会（American Nurses Association，ANA）为 CNS 下的定义为：一个在硕士或博士水平上经过学习并受到实践监督的、在某一特定的知识领域和临床护理领域中已成为专家的护士。CNS 在美国是从业者、

NOTE

教育者、护理顾问、护理研究者和护理管理者。作为从业者，CNS最基本的作用是具有解决问题的技能、临床实践经验和解决复杂护理问题的能力；作为教育者，主要作用是对患者、家属和社区预防体系中的公众进行健康教育，以及对护理知识的发展、传播和实施；作为护理顾问，CNS与护理同事和其他保健专家在一起工作，并为其提供专业领域的信息和建议；作为护理管理者，CNS参加相应的管理委员会，考核评价护理质量；作为研究人员的作用是改善护理质量和制定护理标准。

我国CNS的发展尚处于起步阶段，有待进一步完善CNS制度，规范教育体系。

二、护士的素质

（一）素质的含义

素质既是一个生理、心理学概念，又是一个在学校教育活动和社会生活中被广泛使用的概念。这一概念有狭义和广义之分。狭义的素质是指生理、心理学所说的"素质"，指人生来就具有的某些解剖生理特点，特别是指感觉器官和神经系统的特点。广义的素质是指人在先天的基础上，受后天环境、教育的影响，通过个体自身的认识和社会实践形成的比较稳定的基本品质。素质包括思想道德素质、科学文化素质、专业素质、身体素质和心理素质等。由于护理工作的特殊性和神圣性，护士必须具备特殊的职业素质。

（二）护士应具备的基本素质

1. 思想道德素质

（1）护士应热爱祖国，热爱人民，热爱护理事业，具有全心全意为人民服务、为人类健康服务的奉献精神。

（2）护士职业道德的核心是救死扶伤和实行人道主义。这也是护士职业性质的具体表现。护士要对患者具有高度的责任心，想患者之所想，急患者之所急，忠于职守，廉洁奉公。

（3）慎独是指一个人独处时也能谨慎不苟。护士的慎独修养是以诚实的品格和较强的责任心为基础的，而诚实的品格和较高的慎独修养正是护士高尚情操的具体表现。

2. 科学文化素质

（1）具备一定的文化素养，以及自然科学、社会科学、人文科学等多学科知识。

（2）具备一定的外语水平和计算机应用能力，能快速了解国际前沿信息，促进对外开放和国际交流的开展。

（3）掌握现代科学发展的新理论、新知识、新技术。

（4）具有一定的审美意识，以及认识美、欣赏美和创造美的能力。

3. 专业技能素质

（1）具有合理的知识结构，以及比较系统完整的基础护理和专科护理理论、知识。

（2）具有娴熟的护理技术和规范熟练的操作技能。

（3）具有敏锐的观察力、准确的记忆力和较强的综合分析判断能力，能树立整体护理观念，能用护理程序解决患者的健康问题。

（4）具有开展护理教育和护理科研的能力，能够不断开拓创新。

4. 身体素质和心理素质

（1）具有健康的心理，乐观、开朗、积极而稳定的情绪，宽容豁达的胸怀。

（2）具有高尚的道德感、真挚的同情心、较强的适应能力、良好的忍耐力和自控力，善于应变，灵活敏捷。

（3）具有较强的进取心，不断求取知识，丰富和完善自己。

（4）有健壮的体魄和规范的言行举止。

（5）具有良好的人际关系，同仁间相互尊重，团结协作。

思考题

1. 从历史发展的角度，评价南丁格尔对人类护理专业发展的贡献。

2. 结合当前护理专业的发展趋势，探讨临床护士新角色的演变趋势。

第二章 医疗卫生体系

医疗卫生体系是由不同层次的医疗卫生机构所组成的以实现国民预防、医疗、保健功能而建立起来的有机整体。它是一个国家国民经济体系的重要分支。世界各国基于不同的政治体制、经济体制、国民经济发展水平，以及人民健康状况而建立了不同的医疗卫生体系。完善的医疗卫生体系是提高人民的健康水平和生活质量、提高人口素质的有力保障。

第一节 我国医疗卫生体系

我国的医疗卫生体系是在计划经济体制下建立和发展起来的一个比较完整的组织体系。随着社会经济的发展、政治体制的改革和市场经济体制的逐步健全，卫生体制改革也在逐步深入，并趋于不断完善，卫生组织建设更加合理，工作效率不断提高。在建设具有中国特色的社会主义卫生事业中，我国的医疗卫生体系建设必将达到一个全新的水平。

一、我国的卫生工作方针

卫生工作方针是党和政府领导卫生工作的基本指导思想，是党和政府根据自己的路线、方针、政策，针对不同时期的背景和特点而制定的。它对卫生事业的管理、改革与发展起着指导作用。

新中国成立后，我国的卫生工作方针进行过多次修改，以适应不同历史时期卫生事业发展的需要。

1996 年末，中共中央、国务院召开了全国卫生工作会议，会后，于 1997 年 1 月颁发了《中共中央、国务院关于卫生改革与发展的决定》，确立了新时期的卫生工作方针是"以农村为重点，预防为主，中西医并重，依靠科技和教育，动员全社会参与，为人民健康服务，为社会主义现代化建设服务"。

新时期卫生工作方针是新中国成立以来卫生工作历史经验的总结，是建设有中国特色的社会主义事业的指南，将指引我国卫生事业在 21 世纪取得更大的发展。

二、我国医疗卫生体系的组织结构和功能

根据我国卫生组织系统的性质和任务，我国医疗卫生体系的组织设置主要分为卫生行政组织、卫生业务组织和宣传、出版及群众性卫生组织三类。

（一）卫生行政组织

卫生行政组织是各级政府或部门执行卫生管理职能的机构。我国的卫生行政组织包括中华

人民共和国国家卫生和计划生育委员会、国家食品药品监督管理总局，分别主管全国卫生、计划生育工作和全国药品、食品监督管理工作。各级地方政府设立相应的卫生和计划生育委员会和地方药品食品监督管理局。

卫生行政组织的主要任务是贯彻实施国家对卫生工作的方针、政策，领导全国和地方卫生工作，提出卫生事业发展的战略目标、规划，制定和落实具体政策法规和监督检查。

（二）卫生业务组织

卫生业务组织是具体开展医疗卫生业务工作的专业机构。按工作性质可分为六类。

1. 医疗机构　包括基层卫生组织和医院。基层卫生组织是发展卫生事业、改变群众缺医少药状态的基本环节，包括农村乡、村的二级医疗卫生机构和城市工矿、机关、学校的医务室、街道医院、门诊部和红十字卫生站等。医院包括各级综合医院、专科医院、康复医院、疗养院等。医疗机构主要承担疾病的治疗、康复和预防等任务，是目前我国分布最广、任务最重、卫生人员最集中的卫生事业组织。

2. 疾病预防控制（卫生防疫）机构　包括各级疾病预防控制中心、卫生防疫站和专科疾病防治机构。疾病预防控制中心于 2002 年正式成立，承担研究疾病预防控制策略与措施，开展疾病监测和公共卫生信息管理等任务。专科疾病防治机构如职业病防治院（所）、结核病防治院（所）、寄生虫病防治所（站）等，主要承担预防相应疾病的任务。各级卫生防疫机构的主要任务包括：①对危害人体健康的因素进行监测和监督，如劳动卫生、环境卫生、食品卫生和学校卫生等。②指导爱国卫生运动。③根据防病灭病的工作方针开展科学研究和卫生标准的研究和制定。④开展卫生防疫的宣传教育工作，普及卫生、除害和防病的科学知识。⑤在职卫生防疫人员的培训提高和卫生专业学生的生产实习指导。

3. 妇幼保健机构　包括各级妇幼保健院（所、站）、妇产科医院、儿童医院及计划生育专业机构、以及各级综合性医院的妇产科和儿科。主要承担妇女、儿童预防保健任务，如妇女、儿童卫生保健规划的制定，计划生育技术质量标准的监督检查和新技术的开发研究以及优生优育工作。

4. 卫生监督机构　各级卫生监督机构在同级卫生行政部门领导下承担卫生监督工作任务，主要职责为卫生行政许可、公共卫生监督和医疗卫生监督等。

5. 医学教育机构　包括各类医学院校、卫生学校等。主要承担发展医学教育和培养医疗卫生人才的任务，并对在职人员进行继续教育。

6. 医学研究机构　我国医学研究机构按管理隶属关系分为独立和附属性研究机构两类，按专业设置分为综合的和专业的两类，按规模分为研究院、研究所和研究室三类。包括医学科学院、中医科学院、预防医学中心、各种医学专科研究所等。主要承担医疗卫生科学研究的任务，推动医学科学和人民卫生事业的发展，为我国医学科学的发展奠定基础。

（三）宣传、出版和群众性卫生组织

健康报负责宣传党和政府有关卫生工作的方针、政策和法规；报道卫生工作的动态、成就；开展卫生科普宣传；进行卫生工作领域的舆论监督。

人民卫生出版社、中国中医药出版社专门出版医学教材、医学专著、医学科普等著作。近几年还负责医学教材研究会及医学教材评审委员会的日常工作。

群众性卫生组织旨在发动群众，开展卫生工作和学术交流，提高学术水平和业务技术水

NOTE

平，促进卫生工作的发展。按其组织的性质和作用可分为三种类型。

1. 爱国卫生运动委员会　是国务院和各级人民政府及企、事业单位特设机构，负责组织贯彻国家和地方爱国卫生和防治疾病的方针、政策和措施。

2. 群众性学术团体　由卫生专业人员组成的学术性社会团体，包括中华医学会、中华预防医学会、中华护理学会、中华药学会等，各学会下设不同的专科学会，各省、市设相应的二级学会。主要任务是开展学术交流、编辑出版学术刊物、普及医学卫生知识。

3. 群众卫生组织　是由群众卫生积极分子组成的基层群众卫生组织，包括中国红十字会、中国农村卫生协会、中国卫生工作者学会等。主要任务是协助各级政府的相关部门开展群众卫生和社会福利工作。

三、医疗保险体系

医疗保险就是当人们生病或受到伤害后，由国家或社会给予的一种物质帮助，即提供医疗服务或经济补偿的一种社会保障制度。我国目前基本形成了"三加一"的医疗保险体系，即三大公立医疗保险：城镇职工基本医疗保险、新型农村合作医疗、城镇居民基本医疗保险和城乡医疗救助。

（一）城镇职工基本医疗保险

城镇职工基本医疗保险是从 1998 年开始施行。该保险制度实行社会统筹和个人账户相结合。所谓社会统筹，就是对基本医疗保险基金实行统一筹集、统一管理、统一调剂、统一使用。个人账户的资金则包括职工本人缴纳的基本医疗保险费和用人单位缴纳医疗保险费中的 30% 左右的部分。新的城镇职工医疗保险制度是对原公费医疗、劳保医疗制度的根本性变革。改革后，职工的医疗保障不再是一种企业行为，而是一种社会强制行为。企事业单位及职工缴纳医疗保险费，由社会保险经办机构实行医疗保险基金的统一筹集、使用和调剂，每一位职工只要参保，都将得到有力的社会医疗保障。基本医疗保险制度建立健全后，职工医疗保障不再因某一家企业效益的好坏而受到影响，实际医疗保障水平比以前有所提高，并维护了参保人在就医时的自主权和选择权，即参保人员可以选择自己满意的医院或社区医疗机构就医。同时，医疗保险制度改革带来了医院之间的竞争，促进了医疗和服务水平的提高，为广大职工看病就医带来种种便利。与此同时，医疗改革还将对医疗机构的药品价格和医疗设备使用费用等进行调整以满足广大职工的基本医疗需求，职工反映比较突出的医药费过高问题也得到了有效改善。

（二）新型农村合作医疗

新型农村合作医疗是在政府的组织引导下，由农民自愿参加，个人、集体和政府多方筹资，以大病统筹为主的新型医疗互助制度。合作医疗基金主要用于补助农民的大额医疗费用或住院医疗费用。这项制度的建立，在帮助农民抵御重大疾病风险，减轻农民医疗负担，防止农民因病致贫、因病返贫等方面发挥了越来越重要的作用。中国新型农村合作医疗制度与旧合作医疗制度相比，统筹层次高，管理体制健全，各级财政补贴到位，并逐渐形成了一体化的管理和服务体系。新型农村合作医疗是从 2003 年在全国部分县（市）试点，到 2010 年逐步实现基本覆盖全国农村居民。

（三）城镇居民基本医疗保险

城镇居民医疗保险是以没有参加城镇职工医疗保险的城镇未成年人和没有工作的居民为主要参保对象的医疗保险。它是继城镇职工基本医疗保险和新型农村合作医疗推行后，党中央、国务院进一步解决广大人民群众医疗保障问题，不断完善医疗保障制度的重大举措。城镇居民基本医疗保险的缴费标准和来源不同于城镇职工医疗保险，其缴费标准总体上低于职工基本医疗保险，是在个人缴费基础上政府给予适当补贴，必须每年缴费，不缴费不享受待遇。

（四）城乡医疗救助

城乡医疗救助是国家专门为贫困人群建立的一种医疗保障制度，是指通过政府拨款和社会捐助等多渠道筹资建立基金，对患大病的农村五保户和贫困农民家庭、城市居民最低生活保障对象中未参加城镇职工基本医疗保险人员、已参加城镇职工基本医疗保险但个人负担仍然较重的人员以及其他困难群众给予医疗费用补助。它是多层次医疗保险体系中最后一道保护屏障，在缓解城乡困难居民看不起病的难题上发挥了巨大的作用。

四、医疗体制改革

医疗体制是社会保障体系中的一个重要组成部分，指的是组织国家、集体和个人资金，抵御各种风险、促进健康水平的一整套医疗保健服务体制。

为了适应经济发展需要，解决"看病难、看病贵"的问题，国家一直在探索适合中国国情的医疗体制。1985年国务院批转卫生部《关于卫生工作改革若干政策问题的报告》提出"必须进行改革，放宽政策，减政放权，多方集资，开阔发展卫生事业的路子，把卫生工作搞好"，正式拉开医疗体制改革的序幕。

1989年国务院批转卫生部、财政部、人事部、国家物价局、国家税务局《关于扩大医疗卫生服务有关问题的意见》，文件提出五点：第一，积极推行各种形式的承包责任制；第二，开展有偿业余服务；第三，进一步调整医疗卫生服务收费标准；第四，卫生预防保健单位开展有偿服务；第五，卫生事业单位实行"以副补主""以工助医"。其中特别强调"给予卫生产业企业三年免税政策，积极发展卫生产业"。这个文件进一步提出通过市场化来调动企业和相关人员积极性，从而拓宽卫生事业发展的道路。

1989年11月，卫生部正式颁发实行医院分级管理的通知和办法。医院按照任务和功能的不同被划分为三级十等，这一办法能更客观地反映医院的实际水平，同时也有利于医院在政府的控制下展开有序的合作和竞争。

1991年，全国人大第七次会议提出了新时期卫生工作的方针："预防为主，依靠科技进步，动员全社会参与，中西医并重，为人民健康服务，同时把医疗卫生工作重点放到农村。"这可以看作是对这一阶段卫生政策的高度总结。

1992年9月，国务院下发了《关于深化卫生医疗体制改革的几点意见》，卫生部贯彻文件提出的"建设靠国家，吃饭靠自己"的精神，卫生部门工作会议中要求医院要在"以工助医、以副补主"等方面取得新成绩。这项卫生政策刺激了医院创收，弥补收入不足，但是也影响了医疗机构公益性的发挥，酿成"看病问题"突出，群众反映强烈的后患。

1993年9月卫生部发出了《关于加强医疗质量管理的通知》要求医务人员提高医疗质量意识。1994年2月国务院发布《医疗机构管理条例》（国务院179号令），对医疗机构的规划布局和设置审批、登记、执业、监督管理以及相关法律责任进行了规定，将医疗机构执业管理工作纳入法制轨道。

1997 年 1 月，中共中央、国务院出台的《关于卫生改革与发展的决定》，明确提出了卫生工作的奋斗目标和指导思想，提出了推进卫生改革的总要求，在医疗领域主要有改革城镇职工医疗保险制度、改革卫生管理体制、积极发展社区卫生服务、改革卫生机构运行机制等。这些指导思想成为这一轮改革的基调和依据。

2003 年 SARS 事件是对卫生体制的一次严峻的考验，这一事件直接暴露出了公共卫生领域的问题，促使人们反思现行卫生政策，客观上影响和推动了卫生体制的改革。

虽然 20 年的医疗体制改革取得了一定的成绩，在城镇中成功地建立起统筹医疗保险的基本框架，在农村中试行合作医疗模式。但 2005 年 6 月来自国务院发展研究中心和世界卫生组织的一份合作研究报告表明，中国的医疗卫生体制改革，"从总体上讲是不成功的。"正是因为这份报告让 2005 年成为新一轮医疗体制改革的起点。

为了深化城市医疗卫生体制改革，推进城市社区卫生服务工作，缓解群众"看病难、看病贵"的问题，2006 年 2 月，国务院印发了《关于发展城市社区卫生服务的指导意见》，进一步明确了发展城市社区卫生服务的指导思想、基本原则和工作目标，提出了一系列行之有效的政策措施。

按照党的十七大精神，为建立中国特色医药卫生体制，逐步实现"人人享有基本医疗卫生服务"的目标，提高全民健康水平，中共中央、国务院于 2009 年 4 月 6 日正式发布《关于深化医药卫生体制改革的意见》，这意味着医疗体制改革将进入新时代。《意见》提出了医药卫生体制改革的方向、目标、基本原则和主要措施，提出 2009～2011 年重点抓好五项改革：一是加快推进基本医疗保障制度建设；二是初步建立国家基本药物制度；三是健全基层医疗卫生服务体系；四是促进基本公共卫生服务逐步均等化；五是推进公立医院改革试点。通过医疗改革实践，一定会找出一条具有中国特色的医疗卫生工作健康发展的道路。

从 2009 年国务院印发《关于深化医药卫生体制改革的意见》以来，我国医疗卫生体制改革逐步加速，已经取得了很大成效，包括全民覆盖的医保网络、逐步健全的基层医疗卫生体系和公共卫生体系，在多点执业、医药分开、公立医院改革等方面也取得了积极进步。

建立覆盖城乡的基本医疗保险体系，健全基层医疗卫生服务体系，为群众提供安全、有效、方便、价廉的医疗卫生服务，提高全民健康水平，是我国新医疗改革的长期目标。

第二节　医　院

医院是对患者或特定人群进行防病治病的场所，拥有一定数量的病床设施、必要的医疗设备和医务人员等，是通过医务人员的集体协作，运用医学科学理论和技术对住院或门诊患者实施诊治和护理的医疗事业机构。

一、医院的性质与任务

（一）医院的性质

卫生部颁发的《全国医院工作条例》中明确了我国医院的基本性质，指出："医院是治病防病、保障人民健康的社会主义卫生事业单位，必须贯彻国家的卫生工作方针政策，遵守政府法令，为社会主义现代化建设服务。"

新中国成立以后，我国医院的性质一直定位在社会主义的福利性事业单位。改革开放以后，随着医疗卫生事业的改革，医院的性质从单纯的福利型转变为"政府实行一定福利政策的社会公益事业"单位。医院所有制结构从过去几乎清一色的全民所有制和集体所有制转变为多种所有制共存。

（二）医院的任务

《全国医院工作条例》中指出：医院的任务是"以医疗为中心，在提高医疗质量基础上保证教学和科研任务的完成，并不断提高教学质量和科研水平。同时做好扩大预防、指导基层和计划生育的技术工作。"医院的任务包括医疗、教学、科研、预防和社区卫生服务四个方面。

1. 医疗 医疗工作是医院的主要任务，是医院工作的中心，也是医院存在的必要条件。医院的其他任务如教学、科研和预防工作都必须围绕医疗工作这个中心展开。医院的医疗工作以诊治和护理两大业务为主体，并与医院医技部门密切配合，形成一个医疗整体，达到救死扶伤、医治疾病的目的。医院医疗分为门诊医疗、住院医疗、急救医疗和康复医疗，其中门诊和急诊医疗是第一线，住院医疗是医院医疗工作的中心。

2. 教学 教学是医院的普遍功能。学生经过学校教育后，必须进行临床实践教育和临床实习。毕业后的在职人员也需不断接受在职教育。医院是医学临床教育的重要基地。医院教学任务包括3个方面：①承担医药护理院校学生临床教学和临床实习的带教工作。②承担基层医院卫生技术人员的进修培训任务。③抓好在职医务人员的继续教育工作。

3. 科研 医院是医疗实践的场所，也是临床医学研究的基地。临床实践中有许多问题是科学研究的课题。科学研究可以解决医疗中的难点，促进医学发展，提高医疗质量。医院的科研开展情况往往是衡量一个医院技术水平和学术水平高低的重要标志。科研工作并非只在设有专业科研机构的医院进行，普通医院，甚至是社区医院或医疗站都会在医疗实践中遇到各种各样的问题，需要通过科学研究发现问题的本质和规律，找到解决问题的方法，从而提高医疗质量。

4. 预防和社区卫生服务 预防为主是我国卫生工作的重要方针，它规定了我国卫生事业必须重视疾病的预防。医院作为我国卫生事业的主体，必然要将预防工作作为医院工作的一个重要方面。因此，各级医院都有预防保健和社区卫生服务的任务，如开展社区医疗护理服务；进行健康教育、健康咨询及疾病普查工作；指导基层做好计划生育工作等。

二、医院的种类

从不同的角度，医院可分为不同的类型。

（一）根据收治范围分类

根据收治范围，医院可分为综合医院和专科医院。

NOTE

1. 综合医院　在各类医院中占有较大比例，分设内科、外科、妇产科、儿科、眼科、耳鼻喉科、皮肤科、中医科等各专科，以及药剂、检验、影像等医技部门和后勤供给部门。综合医院对患者具有综合整体治疗和护理的能力。

2. 专科医院　为诊治专科疾病而设置的医院，如传染病医院、精神病防治医院、结核病防治院、肿瘤医院、妇产科医院、口腔医院、眼科医院等。设置专科医院有利于集中人力、物力，发挥技术设备优势，开展专科疾病的预防、治疗和护理。

（二）根据特定任务分类

根据特定任务不同，医院可分为军队医院、企业医院和医学院校附属医院等，其有特定任务和特定服务对象。

（三）根据所有制分类

根据所有制不同，医院可分为全民所有制、集体所有制、个体所有制和中外合资医院。

（四）根据卫生部分级管理制度分类

1989年，我国医院开始实行分级管理制度。根据医院不同的功能、任务、设施条件、技术建设、医疗服务质量和科学管理的综合水平将医院分为三级（一、二、三级）十等（一、二级医院分别分为甲、乙、丙三等，三级医院分为特、甲、乙、丙四等）。

一级医院：是直接向具有一定人口（≤10万）的社区提供医疗、预防、康复、保健综合服务的基层医院，是初级卫生保健的主要机构。其主要功能是直接对人群提供初级保健，在社区管理多发病、常见病的患者，对疑难重症做好正确转诊，合理分流患者，并协助高层次医院做好住院前后的服务，确保患者获得连续的医疗服务，如农村乡镇卫生院、城市街道医院、地市级的区医院和某些企事业单位的职工医院。

二级医院：是向多个社区（其半径人口在10万以上）提供医疗卫生服务的医院，是地区性医疗预防的技术中心。其主要功能是参与对高危人群的监测，接受一级医院转诊，对一级医院进行业务技术指导，并能进行一定程度的教学和科研，如一般市、县级医院及直辖市的区级医院和相当规模的厂矿、企、事业单位的职工医院。

三级医院：是跨地区、省、市及向全国范围提供医疗卫生服务的医院，是具有全面医疗、教学、科研能力的医疗预防技术中心。其主要功能是提供专科（包括特殊专科）的医疗服务，救治危重疑难病症，接受二级医院转诊；对下级医院进行业务技术指导和人才培训；参与和指导一、二级预防工作；承担教学和科研任务，如省、市级大医院和医学院校的附属医院。

三、医院的组织结构

医院的组织结构是医院为实现整体目标，在职务范围、责任和权力等方面进行划分所形成的结构系统。当前，我国医院的组织机构大致可分为四大系统，即行政管理部门、门诊部、住院部和医技辅助部门（图2-1）。

医院作为服务于人类生命与健康的特殊机构，在任何时候都应充分体现党和政府的方针政策，坚持为人民服务的宗旨，始终把人民群众的利益放在首位，不断提高医疗质量，为人民群众提供优质、高效、方便的卫生服务。

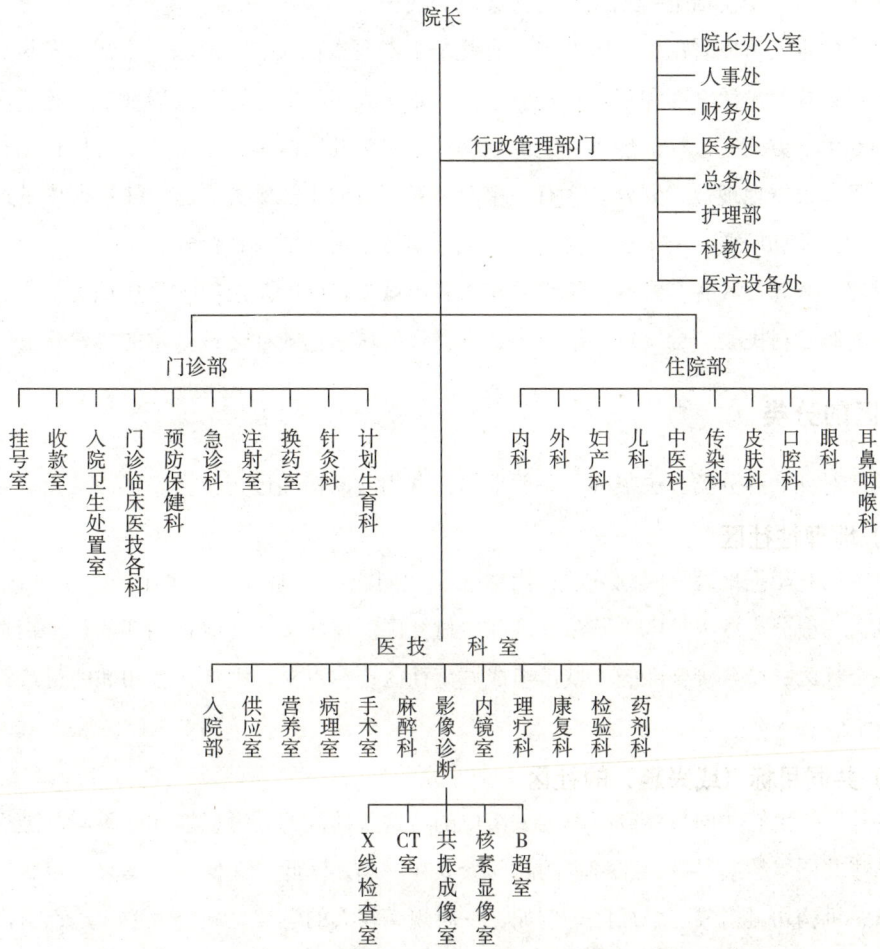

图2-1 医院的组织结构

第三节　社区卫生服务

一、社区的概念

　　"社区"（community）一词源于拉丁语，意思是共同的东西和亲密伙伴的关系。社区作为专有名词最早是由德国社会学家斐迪南·滕尼斯（Ferdinand Tönnies）提出的。社区一词从滕尼斯提出到现在，其含义发生了很大的变化。世界各国学者根据本国的具体应用，从不同的角度来定义社区。美国学者戈派格（Goeppinger）认为，社区是以地域为基础的实体，由正式和非正式的组织、机构或群体等社会系统组成，彼此依赖，行使社会功能。世界卫生组织（WHO）曾提出，社区是一个有代表性的区域，其人口数在10万~30万，面积5000~50000m²。

　　中文的"社区"概念是从英文的 community 翻译过来的。1933年，费孝通等燕京大学的一批青年学生，在翻译美国著名社会学家帕克（Park）的社会学论文时，第一次将 community 一词翻译成"社区"，后来该词成为中国社会学的通用术语。我国目前多采用费孝通先生为社区拟订的定义，即社区是若干社会群体（家庭、氏族）或社会组织（机关、团体）聚集在某一

NOTE

地域里所形成的一个生活上互相关联的大集体。

从社区的定义可以看出，社区的组成有几个基本要素：人群、地域、生活服务设施、文化背景、生活方式、生活制度和管理机构。①社区是由人组成的。这些人居住在一起，有相似的风俗习惯和生活方式。②社区位于一定的地理位置中，社区范围大小不等，可以根据行政区域划分，也可以根据地理位置划分。③有一整套相对完备的生活服务设施。④社区中的居民具有某些共同的需要和问题，由于居住在同一区域，本区域内的居民在治安、交通、医疗设施等常有共同的呼声。⑤社区有其特有的组织结构。我国城市社区的基层组织是居民委员会，农村社区的基层组织是村民委员会。这些要素中，人群和地域是构成社区最基本的要素。

二、社区的分类

目前，对社区的分类方法很多，一般根据人群的共同特性进行分类。

（一）地理性社区

很多社区是根据地理界限划分的，由居住在相同或相邻地区的居民组成一个社区。例如，我国的社区一般分为城市社区、城镇社区和农村社区。在城市，一般将相邻的几个街道或居委会合称一个社区；城乡接合部的小城镇组成城镇社区；在农村，则将几个相邻的村或镇合称一个社区。

（二）共同目标（或兴趣）的社区

有些社区是由有共同目标或兴趣的人组成的。这些社区的人可以居住在不同的地区，但他们为了某些共同兴趣或目标，在特定的时间聚集在一起。因此，任何一个具有一定数量人群的社会团体、机构均可构成一个社区。例如，一所规模较大的学校、一个大型工厂都可以构成一个社区。

（三）具有某些共同问题的社区

一些社区是由具有某些共同问题的人群组成的。这些社区的面积大小、人口多少各异，常由于某项严重危害人民生活或健康的问题出现而组成社区。这种社区的人群既不居住在同一地区，也不是为了共同的目标聚集在一起工作或学习。例如，河水污染的问题可影响到几个县或乡，为了根治，必须设置机构和人员共同工作，以控制上游水源的污染。这些受污水影响的县、乡可视为一个社区。

近些年国内有学者将社区分为生活社区（即居民居住区域）和功能社区（即社会团体、工矿企事业单位等所在区域）。

三、社区卫生服务的特点

社区卫生服务是社区建设的重要组成部分，是在政府领导和上级卫生机构指导下，以基层卫生机构为主体，全科医师为骨干，以人的健康为中心、家庭为单位、社区为范围、需求为导向，以妇女、老年人、慢性病患者、残疾人等为服务重点，融预防、医疗、保健、康复、健康教育、计划生育等服务功能为一体的新型卫生服务形式。社区卫生服务主要具有广泛性、综合性、连续性和可及性四个特点。

1. 广泛性　社区卫生服务的对象是社区全体居民，包括各类人群，如健康人群、高危人群、患病人群、老年人、妇女及儿童等。

2. 综合性 针对各类不同的人群，社区卫生服务的内容由预防、医疗、保健、康复、健康教育、计划生育技术服务等综合而成，并涉及健康的生理、心理、社会的各个层面，具有综合性。

3. 连续性 社区卫生服务始于生命的准备阶段（妇女围婚期预防保健），直至生命结束，覆盖生命的各个周期，以及疾病发生、发展的全过程。社区卫生服务不因某一健康问题的解决而结束，而是根据生命各个周期及疾病各个阶段的特点和需求，提供针对性的服务，具有连续性。

4. 可及性 社区卫生服务必须从各方面满足服务对象的各种需求，如时间、地点、内容及价格等，从而真正达到促进和维护社区居民健康的目的。

四、社区护理

（一）社区护理的概念

社区护理（community health nursing）目前尚无统一的定义，但较多的学者引用美国护士会（American Nurses Association，ANA）1980 年的定义，即社区护理是综合公共卫生学和护理学的理论和技能，应用于促进与维持整个人群最佳健康的护理实践领域。社区护理的服务对象不限于一个特定的年龄群或被诊断为患有某种疾病的人群，而是对整个人群提供连续性的服务。其主要职责是视人口群体为一整体，直接向个体、家庭或团体提供护理，从而达到全民健康的目的。

（二）社区护理的工作范畴

社区护理工作内容比较广泛，概括起来主要有六个方面。

1. 社区保健服务 社区保健服务是指向社区各类不同年龄阶段的人群提供身心保健服务，重点人群为妇女、儿童和老年人。

2. 社区慢性疾病及传染病患者的管理 包括为所有慢性疾病患者、传染病患者及精神疾病患者提供所需要的护理及管理服务。

3. 社区急、重症患者的转诊服务 社区急、重症患者的转诊服务是指帮助那些在社区无法进行适当的诊疗、护理或管理的急、重症患者转入适当的医疗机构，使其得到及时、必要的救治。

4. 社区康复服务 社区康复服务是指向社区残疾者和有各种功能障碍而影响正常生活、工作的慢性病和老年病患者提供康复护理服务，以帮助他们改善健康状况，最大限度地恢复功能，提高生命的质量。

5. 社区临终服务 社区临终服务是指向临终患者及其家属提供各类身心服务，以帮助患者安宁、舒适地走完人生的最后旅程，同时尽量减少对家属的影响。

6. 社区健康教育 社区健康教育是指以促进和维护居民健康为目标，向社区各类人群提供有计划、有组织、有评价的健康教育活动，从而提高居民对健康的认识，使其养成健康的生活方式和行为，最终提高其健康水平。

（三）社区护理的特点

社区护理与医院的临床护理有许多不同点，社区护理的特点主要体现在五个方面。

1. 健康为中心 社区护理的主要目标是维护和促进人的健康，所以预防性服务是社区护理的工作重点。

2. 全方位性、立体性和综合性   服务的对象是社区全体人群，包括健康人群和患者人群；服务的内容是集预防、保健、治疗、康复为一体；服务的范围是以个人为中心、家庭为单位、社区为范畴。

3. 连续性服务   社区护理是为人群提供由生到死（整个生命过程）、从健康到疾病全过程的连续性服务。

4. 高度的自主性和独立性   在社区护理过程中，社区护士往往需要独自深入家庭进行访视和护理，故要求社区护士具备较强的分析问题、解决问题和独立工作的能力。

5. 合作性   社区护理的内容及对象决定社区护士在工作中不仅要与其他医务人员密切合作，还要与当地行政、社区居民、社区管理人员等相关人员联系，只有通力合作，才能做好社区卫生服务工作。因此，社区护士还要具有一定的沟通交流能力。

社区卫生服务是社区建设的重要组成部分，是提高人民健康的重要保障。社区护理是护理领域的延伸，是社区卫生服务的重要组成部分，社区护理的开展将有利于全民健康水平的提高。

思考题

1. 根据我国医疗卫生体系的组织设置分类，卫生部医政司护理处、中华护理学会、护理院分别隶属于哪类组织？

2. 医院按不同划分条件可分为哪些类型，试举例说明。

3. 社区卫生服务的特点有哪些？

4. 社区护理的工作内容包括哪些方面？

第三章　护理学相关理论

护理学具有自然科学和社会科学交叉融合的学科属性。指导护理实践的理论，不仅包括医学等自然科学理论，还包括人文社会科学理论。护理学自身理论的发展也需要借助这些与护理学相关的科学理论解释护理现象，阐明护理活动的本质，构建学科知识体系，并指导护理专业的发展方向。本章主要介绍与护理学关系密切的系统论、马斯洛的人类基本需要层次理论、成长与发展理论、应激学说。

第一节　系统论

系统论有狭义和广义之分。狭义系统论是指研究系统的一般模式、结构、性质和规律的理论。广义系统论是指一切以系统为研究和实践对象的理论和方法，除一般系统论外，还包括控制论、自动化理论、信息论、集合论、网络理论、决策论等理论和方法。系统论的基本思想就是将一切事物作为一个整体即系统进行研究，注重整体与局部、局部与局部、系统本身与外部环境之间的相互联系，并用数学模型描述和确定系统的结构和行为。

系统作为一种思想，在古代已有萌芽。中医学的许多理论就包含了系统的观点。如《灵枢·邪客》中指出，"人与地相应"，即指人体作为一个系统要保证其完整性，就必须与外界的四时变化相对应。又如，经络通过运行气血、沟通联络的功能，使人体内外、上下、脏腑、肢窍等各部分相互联系沟通，成为一个完整的有机体等。但系统作为一种科学研究对象、一种理论则源于系统论的创始人贝塔朗菲（Bertalanffy）。贝塔朗菲在 1926 年提出了将生物当作一个整体或系统来考虑的观点，1937 年首次提出"一般系统论"的概念。之后，其理论框架被广泛用于工程、管理及护理等许多科学领域。

一、系统论的基本概念

（一）系统

系统（system）是由若干相互联系、相互依赖、相互制约、相互作用的要素组成的具有一定结构和功能的整体。它具有双重含义：一是系统是要素的集合，由一些要素（子系统）组成，这些要素间相互影响，相互作用，相互制约。二是系统是各要素间相互关系的集合，系统中的每一个要素都有自己特有的结构和功能，但这些要素集合起来构成一个整体后，其整体功能远远大于各要素功能之和。系统广泛存在于自然界、人类社会和人类思维中，是物质世界存在的基本方式和根本属性。每个系统都具有边界，如细胞有细胞膜、国家有国界等，以便与其他系统和周围环境分开。

NOTE

（二）系统的分类

由于构成系统的要素及要素之间结合方式的不同，系统也就有了结构和功能的差异。根据不同特征，系统可分为不同的类别。

1. 根据人类对系统是否施加影响分类　系统可分为自然系统和人工系统。

（1）自然系统　自然系统是由自然形成的、客观存在没有人介入的系统，如太阳系统、宇宙系统、动植物系统、人体中的呼吸系统、消化系统等。

（2）人工系统　人工系统是由人介入为达到某种目的而建立的系统，如护理程序系统、护理质量控制系统、学校系统等。在实际生活中，大多数系统是自然系统和人工系统的综合，称为复合系统，如医院系统、教育系统。

2. 根据系统与环境的关系分类　系统可分为闭合系统和开放系统。

（1）闭合系统　闭合系统是指不与周围环境发生物质、能量、信息交换的系统。但事实上绝对的闭合系统是不存在的，只有相对的、暂时的闭合系统。

（2）开放系统　开放系统是指不断地与其周围环境发生相互作用，进行物质、能量、信息交换的系统。开放系统与环境之间的作用是通过输入、输出、反馈过程完成的，如生命系统、医院系统。输入是指物质、能量、信息由环境流入系统的过程，如摄取食物、大脑接收信息等。系统对输入的物质、能量、信息进行加工、处理、吸收，使之成为系统的有用部分，如人体消化系统对食物进行消化和吸收。输出是指系统处理后的物质、能量、信息流入环境的过程，如人体排泄粪便、尿液、汗液以及发出各种信息。反馈是指系统的输出反过来又进入系统并影响系统的功能的过程。反馈实际上就是对开放系统和环境间进行协调，开放系统正是通过输入、输出和反馈三个环节与周围环境保持协调和平衡，而维持自身稳定状态。

3. 根据系统的运动状态分类　系统可分为动态系统和静态系统。

（1）动态系统　动态系统是指系统的状态随着时间的变化而变化的系统，如生态系统。

（2）静态系统　静态系统是指系统的状态不随时间变化，具有相对稳定性的系统，如建筑系统。静态系统是动态系统的一种暂时状态，绝对静止不变的系统是不存在的。

4. 根据组成系统的内容分类　系统可分为物质系统和概念系统。

（1）物质系统　物质系统是指以物质实体构成的系统，如动物、仪器等。

（2）概念系统　概念系统是指由非物质实体构成的系统，如理论系统。

很多情况下物质系统与概念系统是相结合的，物质系统是概念系统的基础，概念系统为物质系统提供指导性服务。

5. 根据系统的层次性分类　系统可分为次系统和超系统。

（1）次系统　次系统是指结构比较简单、层次较低的系统。

（2）超系统　超系统是指结构比较复杂、处于较高层次的系统。

一个系统是次系统还是超系统是相对而言的，取决于选择哪一级的系统作为对象系统（或称目标系统），如家庭可以是一个超系统，也可以是一个次系统。若将人看作是对象系统，则家庭是人的超系统，而消化系统、循环系统、呼吸系统等均为一个人的次系统；若以社会系统作为对象系统，则家庭就是社会系统的次系统（图3-1）。

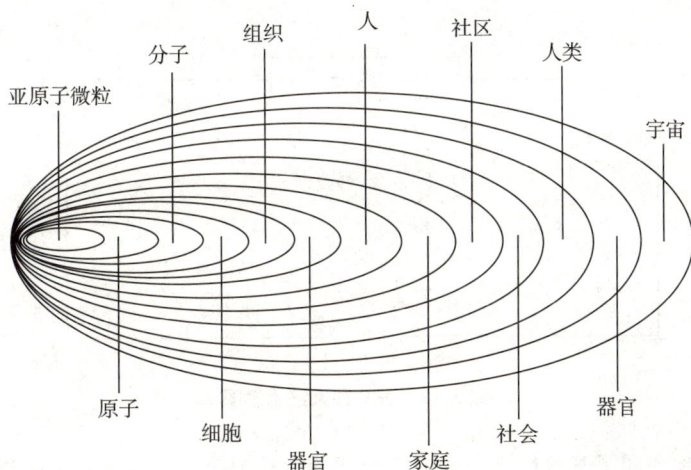

图 3-1　一般系统理论示意图

（三）系统的基本属性

系统具有整体性、相关性、开放性、动态性和层次性特征。

1. 整体性　整体性是指系统是由若干要素按照一定方式组成的具有一定新结构和新功能的有机整体。贝塔朗菲认为，所谓"系统"就是指"整体"或"统一体"。

由于构成系统的各要素必须在局部服从整体原则的支配下相互作用、有机融合才能构成系统整体，从而使系统具备独立要素所不具有的新功能，因此，系统的功能绝不是各要素功能的简单相加，系统的整体功能一定大于系统各要素功能之和。系统的整体功能首先是建立在系统要素功能基础之上的，只有提高每个要素的素质，充分发挥每个要素的作用，才能增强系统的整体功效。其次，系统的整体功能还通过协调系统中各要素及其整体和环境之间的相互联系来达到。如组成人体的各组织器官，每一个单独的部分均不能代表和体现整体人的特性，只有当各部分相互作用、协调一致时，才能形成一个完整的、独特的人。因此，整体性是系统最鲜明、最基本的属性之一。一个系统之所以成为系统，首先必须具备整体性。

2. 相关性　相关性体现在两个方面：①组成整体的各要素是相互作用、相互影响的，任何一个要素发生变化都会引起其他各要素乃至整体系统功能的相应变化。换言之，系统中任何一个次系统的变化都会影响到其他次系统及整个系统。如在家庭系统中，一位老人生病，由于儿女需要承担主要照顾者的角色，投入较多的时间和精力，从而影响他们的工作和收入，有可能导致家庭经济困难，同时，也可能会影响其儿女对下一代的照顾，最终可能会导致整个家庭的稳定性受到损害。因此，在这个家庭系统中，一个要素发生了改变（老人患病），其他要素（老人的儿女及其下一代）和整个家庭均会受到影响。②系统对其内部各次系统（要素）也会产生影响。如一个国家的国民经济、科学技术等综合实力的强弱，决定了人民生活水平的高低，决定了能否满足人们的需要。离开了系统的相关性就不能揭示复杂系统的本质。

3. 开放性　系统的开放性是指系统具有不断与外界环境进行物质、能量、信息交换的性质和功能，表现为输入和输出。系统的开放性是系统得以稳定存在的条件。系统只有开放，才能通过系统与环境的物质、能量和信息的交换，使系统受到环境的影响，并得以影响环境，从而在一定的意义上能够识别环境，针对环境的实际情况做出反应、调整和选择，使系统的发展潜能得以表现出来，系统这种潜在的发展能力是系统内部复杂的反馈机制作

NOTE

用的结果（图 3 - 2）。

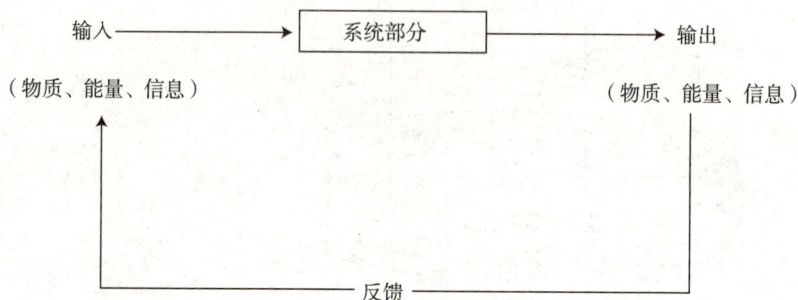

```
输入 ─────────────→ ┌─────────────┐ ─────────────→ 输出
                    │  系统部分    │
（物质、能量、信息）  └─────────────┘      （物质、能量、信息）
     ↑                                          │
     │                                          │
     └──────────────────反馈────────────────────┘
```

图 3 - 2   开放性系统示意图

图 3 - 2 形象地说明了开放性系统的运行模式和活动规律。图中输入是指进入系统的物质、能量或信息等。例如，人吸入的氧气、摄入的食物、学习到的新知识、得到的新信息等。输入可以是有意义、有帮助的，也有可能是无意义、无帮助的。

作用过程是系统将输入的物质、能量或信息进行加工和处理，以生成对系统有用的产品的过程。例如，人吸入氧气后，通过弥散作用与血红蛋白结合，使细胞利用氧气进行物质代谢；摄入的食物经过消化、吸收和新陈代谢产生能量的过程；学生进入学校后经过学习、训练和实习后成长为合格毕业生的过程等。

输出是指系统所产生的产品，即从系统释放出的改变后的物质、信息或能量。例如，人吸入的氧气被组织利用，获得个体的生存，并呼出二氧化碳；摄入的食物经消化吸收产生的效应（使人体维持相应的正常功能）；学生通过学习成为合格的毕业生，为社会服务。

系统的开放性是一种有目的、需要反馈的行为，所谓反馈就是系统将自己的反应输出给环境，并与预期的目标进行比较，必要时再作为输入物质进入系统以引起下一步的作用。也就是说，系统的输出部分与预期目标作比较后，能够反馈给输入，从而影响和修正以后的输出结果，对系统进行调节。如人体有维持体温恒定和水、电解质和酸碱平衡等内环境稳定的调节机制。

输入、输出和反馈的质量和数量影响着开放系统的功能。例如，学生作为开放系统接受来自老师给予的信息，对这些信息进行加工处理后导致思想的改变、知识和能力的增长，并将自己在课堂上的表现（如回答问题）和考试结果输出给环境（教师），通过与预期目标的比较进行反馈，影响教师以后的教学行为和学生本人以后的学习行为，如改变学习方法等。如此周而复始地通过输入、作用过程、输出和反馈，最终达到目标。

4. 动态性   动态性是指系统随时间的变化而变化的一种特性。贝塔朗菲认为，一切生命现象本身都处于积极的活动状态，总在不断地调整各要素以达到最佳功能状态。同时，系统又存在于一定的环境中，并不断与周围环境进行物质、能量和信息的交换，以保证系统的生存与发展。系统的运动、发展与变化过程都是其动态性的具体反映。

5. 层次性   层次性是指系统在地位与作用、结构与功能上所表现出来的等级秩序性。每一个系统都是一个具有复杂层次的整体，我们的世界就是一个多层次的世界，如宇宙系统是一个从总星系、星系、恒星、地球、地面物体、分子、原子、质子和中子到电子的多层次系统。社会系统也是一个多层次的系统，从个体、群体、单位、社区、省市到国家等，构成了社会系统的层次序列。生物系统也是一个具有等级差异的多层次系统，从分子到细胞，再到组织、器官、系统、个体，最后到超个体的聚合体，层次分明，等级森严。高层次系统（超系统）是由低层次系统（次系统）组成的，高层次与低层次之间是一种整体与部分、系统与要素的关系，高层次（整体）内部的各要素（低层次）除了具有自身的作用和功能外，要素与要素之间还要发生相互作用，并受高层次（整体）的制约，如细胞中每一种酶都有自己一定的独立功能，但酶与酶之间又相互作用，并受制于细胞。因此，由要素组成的高一层次（如细胞）的功能应该包含要素的独立作用和要素间相互作用的综合作用。如果只研究各个要素，不研究相互作用，就不能完整地描述系统的整体现象。系统的层次间存在着支配与服从的关系，高层次系统支配低层次系统，并决定低层次系统的性质，起着主导作用；低层次系统服从高层次系统，往往是系统的基础。

二、系统论在护理学中的应用

系统论为护理学的发展提供了理论基础，促进了整体护理的形成和发展。同时也为其他护理理论或护理模式的发展提供了框架，并广泛应用于护理管理、护理教育、护理研究等领域。

（一）促进整体护理的发展

整体性原则是系统理论最基本的原则，也是系统论的核心。系统论要求护士将服务对象看作一个统一的整体，一个开放的、动态的系统。人由生理、心理、社会、精神和文化五个方面组成，这五个方面不是相互割裂地独立存在，而是相互联系、相互依赖、相互作用，形成一个完整和独特的有机整体。任何一个组成部分的障碍或失调都会影响其他部分的结构和功能，导致整体功能的不良或失调。例如，躯体的疾病除了引起身体的不适和生理功能的障碍外，还会影响人的情绪和社会活动。同样，心理问题，如心理应激和精神抑郁也能造成身体的不适和功能失调。从系统论的观点出发，护理的对象应该是整体的人，而不是"疾病"。

整体护理的思想与我国传统医学的观点——整体观和辨证论治相吻合。中医学认为，人体是一个以脏腑经络为核心的有机整体，其各部分是有机联系的。人与自然界的一切事物和现象都具有阴阳对立统一的两个方面，人与自然界息息相关。人生活于自然界之中，自然界的运动和变化必然直接或间接地影响人体，人体对这些影响也会产生相应的生理或病理反应。如局部肢体骨折的患者，会因疼痛和肢体功能障碍而产生忧虑情绪，从而影响心、脾的正常功能，出现夜卧不安、饮食无味、腹胀便秘等。脏腑的疾病亦可通过经络、气血的联系反映到体表，如脾胃功能失调，可见舌苔厚腻、口唇无华等。护士在护理患者时，不但要注意患者局部的病变，也要注意相关脏腑的变化，重视良好的生活环境和稳定舒畅的情绪在疾病康复过程中的重要作用，以达到扶助正气、祛除病邪的目的。也就是说，在护理患者时，应从患者的某一次系统问题想到可能产生的其他次系统问题；从生理疾患想到可能导致的心理问题。人还与周围的物理、化学和社会环境相互作用，受家庭、所在群体、社区、社会等超系统的影响和控制，要维持人的健康，不能只局限于调节机体内各系统或各器官功能的协调平衡，还要关注外在环境对机体的影响，这样才能使系统的整体功能得到很好的运转。

（二）指导健康教育工作

护士对患者进行健康教育的过程是一个开放系统。实施健康教育前，患者的健康知识和行为作为输入进入健康教育系统，护士与患者共同制定预期目标，即患者应学习的知识和行为，

NOTE

并根据患者情况采取不同的教学方式，如讲解、演示、视听资料、自学健康宣教材料等，促进患者对所学知识的理解、记忆、认可、接纳，并采取有效维护健康的行动。然后，护士和患者可将健康教育后患者对健康知识的记忆和理解，以及行为的改变（输出）与目标进行比较，判断健康教育目标是否达到。若未达到或部分达到，则需修改或补充教学计划，以最终实现目标（反馈）。

（三）作为护理程序发展的理论依据

从宏观的角度看，护理过程本身就是一个开放系统。护理程序包括评估、诊断、计划、实施和评价五个步骤。患者因出现健康问题、需要获得护理帮助而进入护理系统（输入）。护士为了解决患者的健康问题，需要收集详细的健康资料，判断患者的问题所在和原因，并采取相应的护理措施（护理的加工和处理）。患者经过护理后得到健康状态的改变（输出）。最后，还需了解患者对改变后的健康状况是否认可和满意（反馈）。在系统论的指导下，一种为护理服务对象系统地解决健康问题的工作方法——护理程序应运而生。当护理服务对象由于存在健康问题进入护理系统后，护士就可应用护理程序对护理服务对象进行评估，确定护理诊断，制定护理计划，实施护理措施，输出护理后其健康状况，通过与预期目标比较做出评价，并将评价结果作为输入反馈给护理系统，以决定护理活动终止或修订后继续执行（图3-3）。在这一过程中，护理活动是有计划、有顺序、有目的地进行的，直至患者达到预定健康目标。

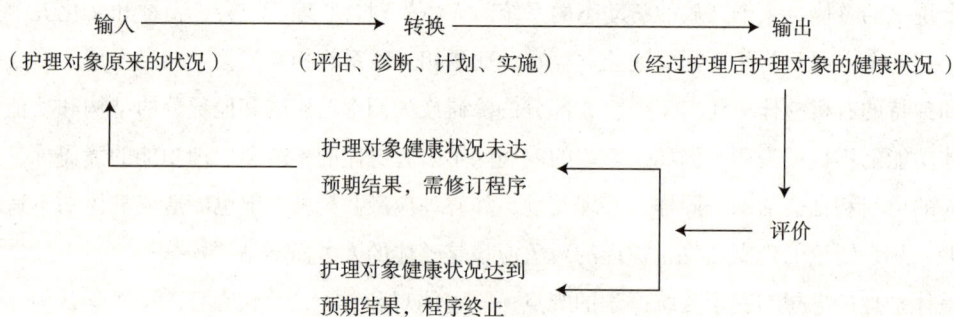

图3-3　护理过程系统模式示意图

（四）作为护理理论或护理模式发展的框架

许多护理理论学者以系统论为理论依据或基本框架创建了自己的护理理论或护理模式，如罗伊的适应模式、纽曼的健康照顾系统模式等。这些理论或模式为护理实践提供了科学的理论指导。

（五）指导护理管理实践

系统论在管理学中的应用非常广泛，现代管理科学的各学派都或多或少地运用着系统理论。护理管理作为管理学的一个分支，可以应用系统论的理论和方法，分析和研究护理管理系统中的诸要素及其相互作用，以利于护理管理者在护理管理实践中着眼于整体协调，保持护理组织与外部环境的平衡，以促进整体目标的实现。医院护理管理系统是医院整体系统的一个子系统，与医院的其他子系统如医疗、医技、后勤、行政等部门相互联系、相互作用。护理管理者在实施管理过程中应运用系统论，调整与各部门的关系，争取得到医院行政领导、医疗和后勤的支持与配合，并不断优化自身的内部结构，使护理系统有效、合理地运行，从而提高护理质量和患者满意度。

【案例】张某，女，19岁，高三学生，因近几次模拟考试成绩不理想，加上父母的埋怨、升学的压力，导致情绪持续低落，沉默寡言，食欲减退，茶饭不思。一日在学校中突然晕倒，经检查是血糖过低所致。

此案例体现了系统基本属性中的整体性和相关性。因为人是由生理、心理、社会、精神、文化等诸多因素组成的一个统一体，这些要素相互联系、相互依赖、相互作用，任何一个组成部分的障碍或失调都会影响其他部分的结构和功能，导致整体功能的不良或失调。本案例中学生张某因心理问题即消极情绪而导致躯体疾病晕厥，心理问题又是由社会问题如高考升学的压力、父母的期待所引起。所以护士对患者不仅要提供疾病护理，还要提供包括心理、社会、精神等多方面的整体护理。从系统论的观点出发，护理的对象应该是整体的人，而不是"疾病"。

第二节　马斯洛的人类基本需要层次理论

马斯洛（Maslow，1908—1970年）是美国人本主义心理学家，在进行人类动机和人格研究时，对人类需要的结构和规律进行了系统和独到的研究。他在1943年发表的"人类动机理论"一文和1954年发表的《动机与人格》一书中提出了人类基本需要层次理论，带来了心理学研究的第三次思潮。马斯洛的人类基本需要层次理论以他的高度实用性被广泛用于心理学、管理学、社会学和护理学等许多科学领域。

一、人类基本需要层次理论的概念

需要（needs）是指当必要的或想要的事物缺乏时所产生的一种内在紧张力。人的基本需要是指人类为了维持身心平衡及求得生存、成长与发展，在生理上和精神上最低限度的需要。需要是由机体为了维持生命、延续种族、提高物质生活和精神生活水平而表现出来的对一定客观事物的愿望、意向和兴趣，并成为一切行为的动因。人皆有需要，不管处于什么时代、什么地区，也不管每个人的生活方式有多大差别，当人有需要存在时都会设法去满足。护理的服务对象是人，护理的功能是帮助服务对象满足和维持他们的需要。

（一）人类基本需要层次理论的主要内容

马斯洛认为，人的基本需要具有层次性，并且按优势或力量的强弱排列成等级，归纳为生理需要、安全需要、爱与归属需要、尊重需要和自我实现的需要5个层次（图3-4）。

1. 生理需要（physiological needs）　生理需要是指人类生存必需的一切物质方面的需要，包括对空气、水、食物、排泄、温度、活动和休息、睡眠及性的需要。它是人类最原始、最底层、最基本的需要，是推动人们行为的最强大的动力。如果生理需要得不到满足，人便无法生存。只有生理需要基本满足之后，个体才会采取行动满足更高层次的需要。如一个极度饥饿的人，除了食物外，不会对其他任何东西感兴趣，这时获得食物便成为其行动的唯一动力。当他获得足够的食物后，才可能考虑其他需要的满足。有些情况下，某些群体往往不能满足自身的生理需要，如婴幼儿、老年人、残疾人、患者，这些人群便是护理工作的重点。

2. 安全需要（safety needs）　安全需要是指个体希望得到保护、避免伤害的需要。安全需要含有生理上的安全和心理上的安全两层意思。生理上的安全是指个体需要减轻或消除生理

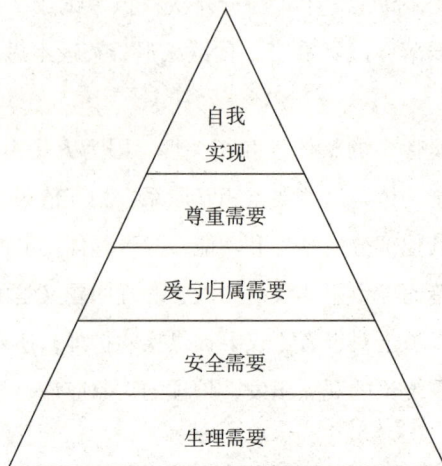

图 3 - 4　人类基本需要系统图

的威胁，如希望避免冷、热、灾难等物理条件下的伤害，避免工作、学习失败的威胁；如行动不便者以拐杖辅行、视力欠佳者配戴眼镜以矫正视力等。心理上的安全是指避免发生恐惧、焦虑和忧虑等心理上的不安全感，如需要稳定的职业、一定的积蓄、社会的安定和生活中有良好的人际关系等。如果安全需要得不到满足，人就会产生威胁感、焦虑感和恐惧感，从而影响正常工作、学习和生活。

3. 爱与归属的需要（love and belonging needs）　爱与归属的需要是指个人需要去爱和接纳别人，同时也需要被别人爱，被集体接纳，建立良好的人际关系。马斯洛认为，当人的生理需要和安全需要基本得到满足时，便开始追求与他人建立感情联系，希望得到信任、友情、爱情，同时渴望自己能属于某个群体，并寻求在团体中的一席之地。一个没有知心朋友的人会有强烈的孤独、空虚感，甚至恐惧感。

4. 尊重的需要（esteem needs）　尊重有双层含义，一是拥有自尊，视自己为一个有价值的人；二是被他人尊重，得到他人的认同与重视。这一需要的满足会使个体产生自信、有价值、有控制能力及独立自主的感受而产生更大的动力。反之则会让人失去信心，产生自卑及无助感。

5. 自我实现的需要（self - actualization needs）　自我实现的需要是指个体具有最大限度地发挥自己的天资、能力和潜力，完成与自己的能力和天赋相称的一切事情的需要。满足自我实现的需要可使人感到最大的快乐。马斯洛认为，满足自我实现的需要所采取的途径因人而异，有人表现在体育竞技上，有人表现在文学创作上，还有人表现在绘画或发明创造上等。简而言之，自我实现的需要是指最大限度地发挥一个人的潜能的需要，实现自己的理想和抱负。它是人类最高层次的需要，只有当较低层次的需要均基本满足后，才出现此需要，并逐渐变得强烈起来。

人在不同时期的需要是具有差异性的。人总是通过各种方法和途径满足当前阶段的需要，以维持相对平衡、健康的状态。马斯洛认为，人的一生是一个从生到死不断发展、不断完善的过程。在这个过程中有些需要可能得以满足，也可能获得部分满足或根本未得到满足。

（二）各层次需要之间的关系

1. 人的需要从低到高具有一定的层次性，并非固定不变　一般情况下，生理需要满足后，第二层次的安全需要才会出现并要求满足。但是这种次序不是固定不变的。在某些特殊情况下，不同层次的需要会出现重叠，甚至颠倒。例如，有些运动员为夺冠军、为祖国争光（自我实现），不考虑自己可能会受伤，甚至致残（生理和安全的需要）也要勇往直前。

2. 各层次需要满足的时间不同 生存所必需的低层次需要必须立即持续满足，如对氧气的需要；高层次的需要则可以延后满足，如归属的需要和自我实现的需要等。但是这些可被暂时延缓或在不同时期有所变化的需要是始终存在的，也同样需要得到满足，不能忽视。

3. 低层次需要和高层次需要满足的方式和程度存在差异 人们满足较低层次需要的活动基本相同，如对氧气的需要都是通过呼吸运动来满足，较高层次需要的满足方式则具有很大的个体差异性，如满足自我实现的需要时，作家通过写作、科学家通过研究、运动员通过参加比赛等。低层次的需要比高层次的需要更易确认、观察，而且是有限度的，如人只吃有限的食物，而友爱、尊重和自我实现的需要则是无限的。越是高层次的需要，由于受个人的愿望、社会文化背景和身心发展水平的影响很大，其满足的意义也就越具个体差异性。如有的人有一个稳定的职业、受他人尊敬的职务就满足了；有的人则还要继续学习，获得更高的学位，不断改革和创新。

4. 各需要层次之间相互影响 有些较高层次的需要并非生存所必需，但获得满足后却能促进生理机能，增进健康，提高生活质量。相反，如果高层次的需要得不到满足，个体就会引起焦虑、恐惧、抑郁等情绪，导致疾病的发生，甚至危及生命。

5. 人类需要满足的程度与健康呈正相关 当所有的需要被满足后，个体就可达到最佳的健康状态。反之，基本需要不能很好地获得满足时，便会产生负性影响，影响机体的健康，导致疾病。

二、马斯洛的人类基本需要层次理论在护理学中的应用

马斯洛认为，人的需要是否得到满足及满足的程度与个体的健康水平密切相关。当一个人的需要大部分被满足时，机体就能处于一种平衡状态，使个体的健康得以维持。反之，当人不能最低限度满足自己的需要时，机体就会出现失衡状态而导致疾病。护理的目的就是帮助人们满足其未满足的需要，使失衡的机体重新处于平衡状态，促进机体恢复健康。由此可见，人类基本需要层次理论对护理学有着重要的指导作用。

（一）了解护理对象未满足的需要

疾病通常是导致生理需要无法满足的最主要原因，人患病时会有许多需要不能自行满足。护士的职责就是评估患者未满足的需要及其对患者造成的影响，及时确立护理问题，以制定和实施相应的护理措施，帮助患者满足其需要，使机体恢复平衡和稳定。患病时，人可能出现的未满足的需要有诸多方面。

1. 生理需要

（1）氧气 缺氧、呼吸道阻塞、呼吸困难等。

（2）水 脱水、水肿、电解质紊乱、酸碱平衡紊乱等。

（3）营养 肥胖、消瘦、各种营养缺乏，以及不同疾病（如糖尿病、肾脏疾病）的特殊饮食需要等。

（4）温度 冻伤、发热、寒战等。

（5）排泄　便秘、腹泻、大小便失禁、胃肠手术后的调整等。

（6）休息和睡眠　疲劳、睡眠形态紊乱等。

（7）舒适　疼痛、躯体活动障碍等。

2. 安全需要　患病时人的安全感会降低，包括担心自己以后的健康状态、患病和住院造成的寂寞和无助感、害怕被人遗忘、得不到良好的治疗与护理、对各种检查和治疗的恐惧与疑虑、对医护人员的技术不信任，担心增加经济负担等。具体护理内容包括避免身体伤害和避免心理威胁。

（1）避免身体伤害　护理时需注意消除环境中的不安全因素，防止发生意外。如防止地板过滑，床位不宜过高，使用床档，降低病室内噪音，夜间开床头灯，严格遵守无菌原则。

（2）避免心理威胁　护士需做好入院指导和健康教育，介绍医院环境、制度及责任医生与护士，讲解疾病的发生发展、治疗、护理、预后、康复和预防的知识，以减少因环境的陌生、对疾病和治疗的不了解和疑虑所造成的恐惧、焦虑和无助感等情绪反应，增加患者对医护人员的信任感，促进康复。

3. 爱与归属的需要　人在患病时，由于躯体不适和功能障碍，常常变得非常脆弱和敏感。对爱与归属的需要比较明显，希望得到家属、朋友和周围人的亲切关怀、理解和支持。此时护士要细心观察患者的情绪变化，改善其不良情绪。建立良好的护患关系，鼓励家属参与护理活动，帮助患者建立与病友之间的友谊，最大限度地满足患者对爱与归属的需要。

4. 尊重的需要　尊重的需要包括自尊和受尊重两个方面。患者住院后，因不能在家庭和工作中发挥原有的作用、需要他人的照顾成为他人的负担、隐私得不到保护、某些疾病引起形象改变而感到失去自身价值，造成自尊的需要不能满足。此时，患者对获得他人尊重的需要会变得非常强烈。护士一方面应注意帮助患者重新建立其自身的价值感，让患者做力所能及的事；另一方面应重视和听取患者的意见，礼貌地称呼患者名字，避免用床号替代患者姓名，尊重患者的生活习惯和宗教信仰，处处让患者感到自己是受尊重和被接纳的。

5. 自我实现的需要　由于疾病造成的生理功能障碍和心理上的反应，患者常常会存在许多未满足的低层次需要，如生理需要和安全需要等。但在生病和住院期间也会有一定自我实现的需要。护理的功能是切实保证低层次需要的满足，为自我实现需要的满足提供基本条件。护士应鼓励患者表达自己的追求，与患者共同建立人生目标，使其意识到自己有能力和潜力满足自我实现的需要。

（二）领悟护理对象的言行

患者在进行某些特殊检查前、治疗前、手术前会表现出忧虑和恐惧，此时应满足其安全的需要；因烧伤、截肢、化疗后引起形象改变的患者会表现出沉默寡言，用其他方式遮掩自己身体的不足，此时应满足其尊重的需要；长期住院的患者会流露出想家的情绪，此时应满足其爱与归属的需要。

（三）预测护理对象尚未表达的需要

需要理论有助于护士预测护理对象尚未表达的需要，或可能出现的问题，以便及时采取措施加以预防。如对新入院的患者应及时、热情介绍病区环境、责任医生与护士，防止患者因环境陌生而产生紧张、焦虑等情绪。

（四）制定和实施护理计划

根据人的需要具有层次性的特点，护士实施护理的过程中应注意患者需要的轻、重、缓、急，按其优先次序制定和实施护理计划。如生理需要不能获得满足时，可能短时间内会威胁到患者的生命。越是排在"金字塔"底部的需要越重要，越需及早给予满足。在护理实践中，护士必须把护理对象看作整体的人，在满足低层次需要的同时应考虑更高层次的需要，不可将各层次需要机械地割裂开，要因人施护。

（五）用于确定满足患者需要的途径

护士应根据患者能够自行满足其需要的程度，采取不同的方式帮助患者满足需要和解决护理问题。

1. 完全无法自行满足基本需要的患者　护士应帮助他们满足生理和心理的需要，如帮助不能自理的患者翻身、清洁身体、喂食和排泄；通过呼吸机维持氧气的供给；不能进水的患者通过静脉输液维持体液平衡；安慰鼓励患者，帮助其重新建立生活的信心等，即直接满足患者需要。

2. 能部分自行满足基本需要的患者　护士应鼓励患者自己完成力所能及的活动，帮助其发挥最大潜能以满足需要，最终达到最佳的独立状态，如协助患者翻身等，即协助患者满足需要。

3. 能够自行满足需要但缺乏相关医疗卫生知识的患者　护士应通过健康教育、咨询、指导等方式，减少和消除可能影响满足基本需要的障碍因素，预防潜在健康问题的发生和现存健康问题的恶化。

【案例】梁某，女，16 岁，体操运动员，因交通事故导致下肢开放性骨折而急诊入院。查体：血压 70/40mmHg，心率 120 次/分，脉搏细弱，表情淡漠，四肢厥冷，躁动不安，立即给予抗休克治疗。经治疗，病情稳定，得知因病不能参加比赛而情绪低落，不配合治疗。

人的需要具有层次性，如生理需要不能获得满足时，短时间内会威胁到患者生命。该病例中，患者急诊入院，病情危急，应立即优先满足患者的生理需要和安全需要。如迅速建立静脉通路、吸氧、心电监护，配合医生积极采取其他抢救和治疗措施。在抢救的同时，护士应做到言行规范，动作灵敏，训练有素，积极做好患者及家属的安抚工作，消除其紧张焦虑的情绪。

患者病情稳定后，护士应注意满足其自尊的需要和自我实现的需要，应与患者建立良好的护患关系，在日常的护理操作中，尊重患者的意见和习惯，给患者讲康复成功的病例，鼓励患者树立战胜疾病的信心，积极配合治疗，争取早日重返赛场，取得好成绩。

第三节　成长与发展理论

成长（growth）是指身体或器官体积的增大或细胞体积的增大。发展（development）是指个体通过成长、成熟和学习过程出现的功能和复杂性的增加，即能力的增长。成长、发展过程是按阶段进行的，具有相对固定的顺序，是可以预测的。成长与发展理论从生理、心理、智力、道德和社会等方面剖析人的成长、发展规律，可以指导护士对个体进行评估，更好地确定个体在成长、发展过程中出现的问题，制定出各个年龄段的健康教育和预防保健指南，提供与

NOTE

护理服务对象所处成长、发展阶段相适应的护理和预防保健措施，促进其正常的成长、发展。护理中常用的成长与发展理论包括弗洛伊德的性心理理论、艾瑞克森的心理社会发展理论、皮亚杰的认知发展理论和科尔伯格的道德发展理论。

一、弗洛伊德的性心理理论

（一）理论概述

弗洛伊德（Freud，1856—1939 年）是奥地利著名的精神病学家，被称为"现代心理学之父"。他通过大量的临床观察创建了性心理理论和精神分析技术。弗洛伊德最杰出的贡献是创立了"潜意识"的概念。他认为，儿童早期的经历形成了日后生活中各种行为的潜意识动机。他指出，人类具有追求个体生存和种族延续的本能，称为生的本能，包括饥、渴和性的本能。这里所说的"性"不是我们平时理解的狭义的性，弗洛伊德把性界定为任何可以令人感觉愉快的身体刺激。因此，性本能成为影响人格的主要原因。

1. 意识层次　弗洛伊德认为，人的心理活动分为意识、潜意识和前意识三个层次。

（1）意识（conscious）　意识是自己能察觉的心理活动。它属于人的心理结构的表层。它感知外界现实环境和刺激，用语言反映和概括事物的理性内容。

（2）潜意识（unconscious）　潜意识是在意识和前意识之下受到压抑没有被意识到的心理活动，代表着人类更深层、更隐秘、更原始、更根本的心理能量。潜意识是人类一切行为的内驱力，包括人的原始冲动和各种本能（主要是性本能），以及与本能有关的各种欲望。由于潜意识具有原始性、动物性和野蛮性，所以被压抑在意识下，但并未被消灭。它无时不在暗中活动，要求直接或间接地满足。正是深层的心理活动支配着人的整个心理和行为，而成为人的一切动机和意图的源泉。潜意识中的心理矛盾和心理冲突常常是导致个体产生焦虑乃至引起心理障碍的主要原因。

（3）前意识（preconscious）　前意识又称下意识，是调节意识和潜意识的中介机制。前意识是一种可以被回忆起来的、能被召唤到清醒意识中的潜意识。它既联系着意识，又联系着潜意识，使潜意识向意识转化成为可能。它的作用更体现在阻止潜意识进入意识，起着"检查"作用，绝大部分充满本能冲动的潜意识被它控制，不可能变成前意识，更不可能进入意识。

2. 人格结构　弗洛伊德认为，个体在经历发展的每一个阶段都会面临相同的基本冲突，即如何以个人和社会能接受的方式表达个人"性"与"攻击"的本能需要。这种冲突体现了人格结构中三个组成部分之间的冲突，即本我、自我和超我。

（1）本我（id）　本我即人格中最原始的部分，出生时就已存在，是动机和欲望的潜意识来源，也是个体追求立即满足的本能，遵循"享乐原则"（pleasure principle）。目的在于争取最大的快乐和最小的痛苦。

（2）自我（ego）　自我是意识部分，是人格中较具理性和策略的部分，介于本我与超我之间。其功能是维持本我的冲动和超我的控制之间的平衡，是个体为了切合实际、适应社会所形成的人格部分，受"现实原则"（reality principle）支配。在本我的冲动得到控制后，自我在应付世事时也就得到了保护，即按社会所能接受的方式，指导自己的行为。

（3）超我（superego）　超我是人格结构中组成良知、道德观与价值观的部分，是最高的监督和惩罚系统，依据"理想原则"（ideal principle）行事，是建立在社会道德规范基础上按照尽善尽美的原则指导自我、限制本我，以达到自我完美的高度。

人格动力（personal dynamics）是人类活动的内在动力，是本我、自我和超我相互作用的结果。弗洛伊德认为，这三者之间的互动形成个体独特的人格特质。三者如果能彼此相互调节和协调动作，就能形成健康的人格。反之，就会导致各种人格障碍。

3. 人格的发展阶段　弗洛伊德认为，人格发展的阶段受性本能影响。根据弗洛伊德的理论，躯体的某些部位作为性能量的焦点呈现出心理学上的重要性。这种性能量称为原欲（libido），又称本能冲动，它驱使人们去寻求快感。儿童在成长过程中，原欲会集中投射到身体的不同部位。刺激该部位时，儿童就会出现愉悦感而获得满足。根据原欲投射的部位，弗洛伊德将性人格发展分为五个阶段。

（1）口欲期（oral stage，0~1岁）　此期的原欲焦点是口腔与嘴唇。婴儿在吸吮、吞咽、咀嚼等过程中获得快感而得到满足。婴儿在口欲期获得的口部经验成为以后人格发展的基础。如果口部的欲望得到满足，可感到舒适和安全感，有利于情绪及人格的正常发展；如果此期的口腔活动受到限制或未得到满足或过于满足，则会造成人格的"固结现象"（fixation），从而出现日后的自恋、过分依赖、退缩、猜疑、过于乐观或悲观、吮手指、咬指甲、吸烟、酗酒，甚至吸毒等与口腔有关的偏激人格特征和不良行为。

（2）肛欲期（anal stage，1~3岁）　此期的原欲焦点由口腔转移至肛门。此时支配儿童肛门括约肌的神经系统已经成熟到一定程度，儿童的性满足主要来自于排泄所带来的快感及自己对排泄的自主控制。这段时期也是父母对儿童进行大小便训练的时期。恰当的训练可使儿童养成讲卫生、遵守秩序的习惯，并且能够控制自己；如果控制过严，日后个体会出现洁癖、吝啬、冷酷无情，甚至顽固；如果控制过松则会形成自我意识缺乏、暴躁、自以为是等所谓的肛门人格。

（3）性蕾期（phallic stage，3~6岁）　原欲的焦点转移到性器官。儿童开始对男女生殖器的不同感到好奇，并在探索和玩弄的行为中得到快感。这一时期，男孩和女孩开始经历不同的问题，男孩通过恋母情结（oedipus complex）而偏爱母亲，女孩则通过恋父情结（electra complex）而偏爱父亲。如果儿童在此期能够与同性别的父母建立性别认同感，就会发展健康的人格。固结则会造成性别认同困难或难以建立正确的道德观念。

（4）潜伏期（latent stage，6~12岁）　此期儿童的兴趣从自己的身体和对父母的感情转移到外界环境，注意力主要集中于智力及身体活动上。愉快感主要来自于对外界环境的体验，喜欢与同性别的伙伴一起游戏或活动。此期顺利发展能获得人际交往经验，促进自我发展；反之则会造成压迫和强迫性人格。

（5）生殖期（genital stage，12岁以上）　这个阶段开始于青春期（puberty）。由于激素水平的改变和第二性征的出现，青春期少年开始对异性产生真正的兴趣，原欲又重新回到生殖器，注意力开始转向自己所喜爱的异性。此时，青少年的性心理发展已趋于成熟，希望拥有成人的待遇。但由于青春期少年的认知能力尚未发育完全，常常会出现判断失误，并对自己的行为和情感产生疑虑或感到担心。这一时期如果不能很好地解决冲突，就会导致病态人格，难以建立融洽的两性关系。

NOTE

（二）弗洛伊德的性心理理论在护理学中的应用

弗洛伊德的性心理理论可以帮助护士了解正常性心理发展的规律，以及性在形成和发展健康人格过程中的重要性，帮助儿童及父母形成健康的性观念，确保儿童在成长、发展过程中能够很好地解决冲突，形成健康的人格。

（1）口欲期　满足婴幼儿的口部欲望，给予及时、得当的喂养，经常爱抚婴幼儿，使其感到舒适和安全。

（2）肛欲期　对幼儿进行适当的大小便训练，并对其鼓励和表扬，避免训练过早、过严或过松，培养自我控制的能力。

（3）性蕾期　解决恋父或恋母情结问题，正确引导儿童对性别的认同，帮助其日后树立正确的道德观和建立良好的两性关系。

（4）潜伏期　护士应多鼓励住院儿童学习、锻炼、活动，多与同龄人交往，并提供各种活动的机会。

（5）生殖期　鼓励青少年自立、自强，培养自我决策的能力，对青少年之间的异性交往给予正确指导。

二、艾瑞克森的心理社会发展理论

（一）理论概述

艾瑞克森（Erikson，1902—1994 年）是美国哈佛大学的心理分析学家，他强调人格发展与影响人格发展的社会动力之间的关系，认为人的发展包括生物的、心理的和社会的三个方面的变化过程。

艾瑞克森是弗洛伊德的学生。他在弗洛伊德的性心理理论的基础上创建了心理社会发展理论（Theory of Psychosocial Development）。他的心理社会发展理论与性心理理论最大的区别在于：①影响人格发展的主要因素：艾瑞克森认为，影响个体发展的主要因素来自于社会文化因素，而不是性心理因素。因此，个体为了适应社会的要求，必然会面临一系列的危机，艾瑞克森称之为"心理社会危机"（psychosocial crisis）。②人格形成与发展的年龄：弗洛伊德认为，人格的发展到青少年期结束时已基本完成，青少年期以后不会再有重大的突破或改变。艾瑞克森则认为，人格的发展贯穿于整个生命过程，他将其分成八个期，即婴儿期（口感期）、幼儿期（肛肌期）、学龄前期（生殖运动期）、学龄期（潜伏期）、青春期、青年期（成年早期）、成年期（中年期）和老年期。每个时期都有特定的冲突或中心任务需要解决或完成，能否圆满的处理和解决各阶段的冲突、完成成长和发展的中心任务决定了个体能否形成健康的人格。艾瑞克森的心理社会发展过程（表 3 - 1）。

表 3 - 1　艾瑞克森的心理社会发展过程

阶段	年龄	主要联系人	冲突	正性解决指标	负性解决指标
婴儿期（口感期）	出生至 18 个月	母亲、照顾者	信任对不信任	学会相信别人	不信任、退缩或疏远他人
幼儿期（肛肌期）	18 个月～3 岁	父母	自主对羞愧	学会自控而不失自尊，能与人共处	时常出现过度自我约束或依从他人的行为

续表

阶段	年龄	主要联系人	冲突	正性解决指标	负性解决指标
学龄前期 （生殖运动期）	3～6岁	家庭成员	主动对内疚	敢于有目的地去影响与改变环境，并能评价自己的行为	缺乏自信，态度消极，怕出错，过于限制自己的活动
学龄期 （潜伏期）	6～12岁	同学、老师、父母	勤奋对自卑	求得创造与自我发展，并能控制自己的世界	对自己失望，并从学校的学习及同学的交往中退缩下来
青春期	12～18岁	同龄伙伴、崇拜偶像	自我认同对角色混乱	有自我认同感及发展自身潜能的计划	角色模糊不清，难以进入角色要求
青年期 （成年早期）	18～35岁	朋友、同龄异性	亲密对孤独	与异性建立亲密关系，对工作与家庭尽职尽责	缺乏人际交往，逃避工作或家庭中的责任
成年期 （中年期）	35～65岁	配偶、同事	繁殖对停滞	富有创造性，生活充实，关心他人	纵容自己，自私，缺乏责任心与兴趣
老年期	65岁以上	配偶、子女、亲朋好友	完善对失望	感到一生值得，能乐观对待死亡	失望感，鄙视他人

（二）艾瑞克森心理社会发展理论在护理学中的应用

艾瑞克森的心理社会发展理论有助于我们了解整个生命过程中心理社会的发展规律，从而更好地理解不同年龄阶段护理服务对象的心理和行为特点。运用此理论，护士可根据冲突的积极和消极解决指标，评估患者的表现，分析患者在相应的发展阶段心理社会危机的解决情况，然后给予正确指导，从而更好地促进儿童的健康成长，帮助成人和老年人顺利解决各发展阶段的矛盾冲突，以形成良好的人格和心态，同时指导护士针对不同服务对象制定和实施护理计划。

1. 婴儿期（口感期）　信任感是发展健全人格最重要的因素，母亲是婴儿期发展阶段重要的影响人，应鼓励母婴之间多互动，除满足其生理需要外，还应经常抱起和抚摸婴儿，多与其交流。婴儿患病期间要减轻父母的焦虑感，鼓励和指导家长参与到护理活动中。

2. 幼儿期（肛肌期）　此期幼儿开始学习穿衣、吃饭，控制自己的大小便，并对周围的事物感兴趣，表现出自主感。应鼓励其做一些力所能及的自理活动，一方面要恰当地控制和限制幼儿的行为；另一方面又要给予一定的自由空间，适时对其赞扬和鼓励。如果因护理和治疗要约束患儿应向其解释，但时间不宜过长。

3. 学龄前期（生殖运动期）　这时儿童的活动能力和语言能力有了提高，喜欢各种智力活动，爱问问题，对于身边的事物都充满了好奇心，游戏是他们最主要的活动。父母应对儿童的好奇和探索给予理解和支持，对他们的问题正确引导，不能回避或随意回答。要重视游戏对儿童的智力、感官、处理问题能力的影响。住院期间为患儿提供活动的机会，可以使用无伤害性的玩具或医疗用具，如用听诊器给布娃娃检查身体，与患儿一起做手工、画画等。

4. 学龄期（潜伏期）　这个时期的重点是学习各种文化知识和技能，学习与他人合作和竞争，懂得遵守规章制度。老师和家长应对儿童取得的成绩多给予表扬，鼓励其克服困难，进行良性竞争。住院期间应帮助患儿坚持学习，治疗和护理前后允许患儿帮助准备和整理用物，让其体会到成就感。

NOTE

5. 青春期　青少年主要发展任务是建立自我认同感。自我认同是能够理智看待并接受自己，热爱生活，有明确的人生目标，在追求目标的过程中体验到自我价值；既从这种认同感中巩固自信与自尊，又不会一味地屈从于社会与他人的舆论。提供青少年表达看法的机会，理解和尊重其想法，并给予鼓励和赞赏。患病时尽可能安排在同龄人的病室，护理时尊重其隐私，针对此期易出现的问题做好健康教育和心理疏导。

6. 青年期（成年早期）　这时个体的生理和心理都比较成熟，开始学着承担责任和义务，适应周围环境，发展事业，结交朋友，选择伴侣。患病期间，护士应帮助患者与亲人保持联系，避免因住院带来的孤独感，帮助患者确立现实的生活目标，鼓励其积极配合治疗。

7. 成年期（中年期）　此期事业顺利发展，而且积累了丰富的社会经验，培养下一代为此时期的主要任务。中年人是家庭的支柱，一旦因疾病住院就会增加整个家庭的负担，这时患者会表现出情绪低落、焦虑。此时护士应给予更多的安慰和支持，使其尽快适应患者角色，帮助其解决实际困难。

8. 老年期　老年人因生理机能减退，体力和健康状况不佳，不能独立生活，或丧偶，容易出现抑郁、悲观等情绪，喜欢回忆过去，评价自己的一生是否有价值。这时护士应耐心倾听他们对往事的叙述，对其取得的成就给予肯定，鼓励其参加社会活动，如老年大学等。应注意观察其心理反应，及时采取适当措施，以防意外发生。

三、皮亚杰的认知发展理论

（一）理论概述

皮亚杰（Piaget，1896—1980 年）是瑞士杰出的心理学家和哲学家，认知学派创始人。他通过对儿童长期的观察和研究，最先系统地提出了从婴儿期到青春期的认知发展规律，创立了著名的认知发展理论（the theory of cognitive development）。他认为，儿童的智力起源于他们的动作或行为，儿童通过与经常变化着的、要求其不断做出新反应的外部环境相互作用，不断重新构建他们的知识，提高其解决问题和评判思维的能力，发展其智力。他认为，儿童智力的发展不是由教师和父母传授的，而是一个靠自身的活动主动发现的过程，这种主动发现的过程是通过适应（adaptation）完成的。适应是个体应付环境的能力，包括同化（assimilation）和顺应（acclimation）两个基本类型。同化是指将事物的改变合到个人已知的认知体系内，顺应是指改变个体目前已知的认知功能去适应新的情况。

皮亚杰认为，儿童的认知发展具有严格的阶段性，因此，认知发展理论又被称为阶段理论。皮亚杰将智力的发展分为相互关联、相互影响的四个阶段，且每个阶段都是对前一阶段的完善，并为后一阶段打下基础。各个阶段的发育与年龄有一定的关系，但由于受到其他因素的影响，每个人通过各个阶段的速度有所不同。

1. 感觉运动期（sensorimotor period，0～2 岁）　此期思维的特点是婴幼儿通过身体的动作感觉和认识周围世界，这是认知发展的第一阶段。其思考方式为手触为真（hands-on），即只有能直接用手接触到和眼睛能够看得见的物体才是存在的。这是因为当物体不在视线范围内时，婴儿无法用符号或影像取代此物体，因此婴儿只能局限在其所能接触感应到的经验范围之内。他们所具有的仅仅是对刺激的认识。婴儿看到一个刺激，如一个奶瓶，就开始做出吮吸的反应。此期发展的最后阶段是能区分自我和周围的环境，能将事物具体化，对空间有一定的概念，具有简单的思考能力，知道动作与效果之间的关系，并开始协调躯体动作，是思维的萌芽阶段。皮亚杰又将此期分为六个亚阶段，即运动反射阶段、初级循环反应阶段、二级循环反应阶段、二级图式协调阶段、三级循环反应阶段和思维开始阶段。

2. 前运思期（preoperational period，2~7岁）　此期儿童开始运用语言、文字、图像等符号从事思考活动，其思维方式的特点是：①以自我为中心：即儿童在考虑问题时只是从自己的角度出发。也就是说，他们不会从他人的角度去考虑问题，并且相信他人感知到的情景与自己所感知到的完全相同。②魔力思维：即儿童相信事件之所以发生是因为愿望的关系。③泛灵论式思维：即儿童认为所有的物体都是有生命和有感觉的。④缺乏逻辑推理能力和守恒性、可逆性的概念：处于这一期的儿童通过直觉感知对事物作出判断，如有两个高度相同而直径不同的玻璃杯子，先在直径大的杯子里倒入水，然后再将这个杯子中的水倒入直径小的杯子里，这时儿童就认为水增加了。同时儿童认为，所有的物体一旦改变了形状就不会复原，如将球形的橡皮泥变成是正方形，儿童就认为不能再恢复成球形了。⑤不具备成人式的时间概念：他们只能以每天固定时间表中一些可预测的具体活动来了解时间。处于这一时期的儿童已经开始有幻想能力，玩一些角色扮演的游戏，即所谓的象征性游戏（symbolic play）。观察事物时只能集中于问题的一个方面，不能对事物进行分类。此期又可分为概念形成前期和直觉思维期。

（1）概念形成前期（preconceptual phase，2~4岁）：此期儿童出现了象征功能，即应用一种事物去替代或代表其他事物，并引发相应的心理表征的能力。例如，儿童游戏时，用竹竿当马、用板凳当车。

（2）直觉思维期（intuitive thought phase，4~7岁）：此期是儿童向运算思维的过渡时期。儿童会进行分类、排序、确定数量等，但不知道这样做根据什么原则。

3. 具体运思期（concrete operational period，7~11岁）　此期的儿童摆脱了自我为中心的思维方式，能从他人的角度看周围的事物；能同时考虑问题的两个方面或更多的方面，如能接受物体数目、长度、面积、体积和重量的改变；想法较具体，不再只凭直觉，看世界也较客观和实际；开始具备逻辑思维能力和事物转换能力。例如，我们把一个足球放在一些篮球中间，然后当着儿童的面把足球放到一些排球中间，儿童能够推理出这是同一个足球，但没有处理抽象事物的能力，逻辑思维只限于具体的事物。

4. 形式运思期（formal operational period 12岁以上）　此期青少年的思维迅速发展，并能运用概念的、抽象的、纯属形式逻辑的方式去推理。此阶段的青少年不仅能对具体的事物有推理和思考能力，对于一些非具体存在的事物也有能力去思索，这就使青春期儿童能够在解决问题之前预先制定计划，运用不同的论据思考不同的解决方法，并推断预期的结果。此阶段的青少年还能以社会可接受的方式与他人建立相互关系，并能理解各种抽象的原理和理想，如自由、正义、平等和博爱等。

皮亚杰认为，各阶段出现的先后顺序不会因个体的智力程度或社会环境的差异而改变，而且各个阶段作为一个整体它们之间不能交换。

（二）皮亚杰认知发展理论在护理学中的应用

皮亚杰的认知理论在许多方面得到证实、发展和补充。它在护理学中的应用比较广泛。护士在皮亚杰理论的指导下，可以正确了解儿童的认知、思维和沟通等方式，有助于针对不同年龄阶段的儿童采用不同的语言和方法进行沟通和护理，如通过治疗性游戏、玩具、图书、画片

NOTE

等方法进行沟通，让儿童正确表达他们的情感和愿望，有效地向他们解释治疗和护理过程。同时，可以根据儿童不同时期的认知和思维特点，设计刺激和促进儿童发展的各种活动和有意义的教育计划，使儿童的智力得到充分发展。

1. 感觉运动期　经常抚摸婴幼儿提供触觉刺激，播放儿歌或者音乐提供听觉刺激，变换玩具的形状、颜色、大小提供视觉刺激。但需注意安全，避免药片、过小的玩具和零件误吸，治疗或护理过程中防止患儿抓、握、哭闹等行为引起的伤害。

2. 前运思期　对患儿提出的问题给予恰当回答，不可敷衍，通过与患儿做游戏、画画、做手工等转移其注意力，使其暂时忘记因治疗和护理所带来的痛苦。但是要适当约束儿童，以便更好地配合治疗。

3. 具体运思期　可向患儿简单解释护理操作的目的和过程，让其有一定的自主选择权，比如静脉输液时可让患儿选择哪侧肢体。

4. 形式运思期　对青少年的解释宜详尽，鼓励其做出合理的选择，进行特殊治疗和护理时应注意保护其隐私。

四、科尔伯格的道德发展理论

（一）理论概述

劳伦斯·科尔伯格（Lawrence Kohlberg，1927—1987 年）是美国著名的心理学家和教育家，是继皮亚杰之后采用认知发展取向研究道德发展的最杰出代表。科尔伯格运用道德两难问题对儿童的道德判断问题进行了多年的追踪研究和大量的跨文化研究，将儿童的道德发展看成整体认知发展的一部分，认为儿童的道德成熟过程就是道德认识的发展过程。

科尔伯格对皮亚杰的继承与发展主要体现在：提出了更为详细、系统的以"三水平六阶段"为核心的道德发展理论。科尔伯格以习俗（convention）为标准，将道德发展过程分为"三水平六阶段"。"三水平"为前习俗水平、习俗水平和后习俗水平。"习俗"是指社会或权威的规则和期望。处于不同阶段的个体对道德的判断标准和行为表现各不相同。

1. 前习俗水平（pre–conventional stage，2～9 岁）　又称道德他律期。道德判断标准是基于行为的后果，即"赏"或"罚"为了得到奖励或避免惩罚而遵守规则。此期儿童没有真正地理解和坚持习俗或社会的规则和期望，在面对道德两难境界进行道德判断时，只着眼于人物行为的具体结果及其与自身的利害关系，规则和社会期望是自我之外的东西。此期分为服从与惩罚的道德取向阶段和功利的个人主义的道德取向两个阶段。

第一阶段：服从与惩罚的道德取向阶段（punishment and obedience orientation，2～6 岁）。儿童的道德价值来自于对外力的屈从或逃避惩罚，服从规则的目的是避免惩罚，遵从规则的目的是获得奖赏。此阶段是人类发展的最低水平。

第二阶段：功利的个人主义的道德取向阶段（instrumental relativist orientation，6～9 岁）。儿童的道德价值来自于满足自我的需要，具有较强的自我中心性，而非社会规范。第二阶段经常被称为道德相对主义。

2. 习俗水平（conventional stage，9～12 岁）　又称道德循规期。面对道德两难境界时，一般以社会习俗或规范标准进行判断。处于习俗水平的个体，开始意识个人的行为必须符合群体或社会的准则，并遵守、执行这些规范。此期分为好孩子取向阶段、法律和规则取向两个阶段。

第三阶段：好孩子取向阶段（good – boy，nice – girl orientation，9～10岁）。此阶段受众人共同的期望和一致意见引导，个体顺从传统的要求去做。将"好孩子"作为行为的标准，不辜负亲人期望，要做自己和他人心目中的好人，从而遵守社会规范。

第四阶段：法律和规则取向阶段（law and order orientation，10～12岁）。这一阶段的道德价值以服从权威为导向，个体以维护社会体系、遵守法律和履行义务为道德评价的标准。

3. 后习俗水平（post – conventional stage，12岁以上）　又称道德自律期。面对道德两难境界时，凭个人价值观进行是非判断，不受社会权威或社会规范的限制。形成个人的道德标准和价值观，面对权威和社会规范时，凭自己的良心及个人价值观进行判断。此期分为社会法制观念取向阶段和普遍的道德原则取向两个阶段。

第五阶段：社会法制观念取向阶段（social contract legalistic orientation），又称社会契约取向阶段。在此阶段，道德规范被认为是一种社会契约，是可以改变的，可以由大家民主商定进行修订。在没有他人监督时可以自觉遵守道德法则。

第六阶段：普遍的道德原则取向阶段（universal ethical principle orientation）。此阶段以价值观念为导向，以正义、公平、平等、尊严等这些普遍的最高原则为标准，进行人们行为的判断。

科尔伯格指出，道德的发展与年龄有关，但个体之间由于社会环境、个人因素的不同而发展速度不同。道德的发展按照六个阶段依次进展，不可逆转，但并不是所有人都能达到最高水平。根据科尔伯格的广泛研究，大多数人的道德发展只能达到习俗水平的第三、四阶段，只有少数人能达到后习俗水平的第六阶段。

（二）科尔伯格道德发展理论在护理学中的应用

科尔伯格的道德发展理论有助于护士在护理过程中针对不同时期儿童道德发展水平适时地、有针对性地教育儿童，使其配合治疗，并且有助于指导家长帮助儿童形成良好的道德观念。

1. 前习俗道德期　此期儿童处于道德他律期，在治疗和护理的过程中，护士应适当利用权威，并通过适时的物质和精神奖励，使患儿更好地配合治疗和护理，遵守医院的规则。

2. 习俗道德期　此期儿童处于道德循规期，护士应耐心向儿童讲解配合治疗是"好孩子"的表现，鼓励和赞赏其好的行为，这样不仅有利于儿童服从治疗方案和医院的规章制度，更有利于其道德观念的形成和发展。

3. 后习俗道德期　此期儿童处于道德自律期，已经形成了自己的是非观和价值观，护士应给予其选择的机会和充分的信任。

【案例】患儿5岁，男，因肺炎住院。住院期间表现出对母亲过分地依赖，喜欢各种智力游戏，爱问问题，但经常以自我为中心，治疗中易哭闹，不愿与同病室的小朋友玩，经常一个人蹲在角落里。

根据弗洛伊德的性心理学说，该患儿处于性蕾期。男孩通常有恋母情结，偏爱和依赖母亲。根据艾瑞克森的心理社会发展学说，该患儿处于学龄前期，这时儿童的活动能力和语言能力有所提高，喜欢各种智力游戏，爱问问题，对身边的事物充满好奇感。根据皮亚杰的认知发展理论，该患儿处于前运思期，此期儿童思维方式的特点以自我为中心，即儿童考虑问题时只

NOTE

从自己的角度出发，不会从他人的角度考虑问题，并且相信他人感知到的情景与自己所感知到的完全相同。根据科尔伯格的道德发展理论，该患儿处于前习俗水平的服从与惩罚的道德取向阶段。此阶段是人类道德发展的最低水平，儿童的道德价值来自于对外力的屈从或逃避惩罚，服从规则的目的是避免惩罚。这时患儿的活动能力和语言能力有所提高，喜欢各种智力活动，爱问问题，对于身边的事物充满好奇心，游戏是他们最主要的活动。护士应重视游戏对患儿的智力、感官、处理问题能力的影响。住院期间为患儿提供创造和活动的机会，可以使用无伤害性的玩具或医疗用具，如用听诊器给布娃娃检查身体，与患儿一起做手工、画画等。同时护士应适当运用权威，并鼓励父母给予一定的物质和精神上的奖励，使患儿更好地配合治疗。

第四节　应激学说

日常生活中应激难以避免，随着社会发展和生活节奏的加快，人们为了适应日益激烈的社会竞争，需要承受来自生活中的各种压力，如升学、就业、结婚、生育子女、搬家、升职、离职、退休、更年期等方面的压力，这使人们常常处于应激状态，长期的情绪或心理上的应激可导致身体疾病。护士应学习相关知识，用以观察和预测患者的生理和心理反应，并通过护理措施减轻应激源的不良反应，减轻应激给患者带来的心身负担。

一、应激相关概念

（一）应激

应激（stress）又称压力，是多学科关注的概念，在医学、心理学、社会学和管理学等领域均有广泛研究，但在不同的研究阶段，其概念的内涵和研究领域有所差别。塞里（Hans Selye）对应激所下的概念是："有机体在遭受各种刺激侵袭时所产生的非特异性的适应性反应。"目前普遍认为，应激是个体面临或觉察到环境变化对机体有威胁或挑战时做出的适应性和应对性反应的过程。根据分类性质不同，应激可分为不同类型。

1. 根据发生应激的时间长短分　可分为急性应激和慢性应激。

（1）急性应激　指机体受到突然刺激发生的应激，如得知亲属突然去世。

（2）慢性应激　指机体长期而持久的紧张状态，如医护人员长期处于一种高负荷的工作状态。

2. 根据应激的结果分　可分为生理性应激和病理性应激。

（1）生理性应激　指机体适应了外界刺激，并维持了机体的生理平衡。

（2）病理性应激　指由于应激而导致机体出现一系列功能、代谢紊乱和结构损伤，甚至发病。

（二）应激源

应激源（stressor）又称压力源。凡能引起应激反应的各种因素。任何与机体原有的生理及心理状态相异的因素都可能构成应激源，例如疾病、令人不愉快的人、悲伤的情绪都是应激源。根据应激源的性质，可分为物理性因素、化学性因素、生物性因素、生理（病理）性因素、心理性因素和社会性因素六类。

1. 物理性因素　如极端的温度变化、强力的光线、噪音、电、暴力等。

2. 化学性因素　如药物、烟酒、咖啡、酸、碱等。

3. 生物性因素　如细菌、病毒、寄生虫等。

4. 生理（病理）性因素　生理性因素如月经期、妊娠期、更年期、饥饿、活动等；病理性因素如发热、疼痛、缺氧、外伤和出血等。

5. 心理性因素　如高兴、焦虑、恐惧、烦躁等。

6. 社会性因素　如生活艰辛、搬迁、升职、丧偶等。

应激是一种反应状态而非刺激本身，刺激本身不会对人产生干扰，对人具有干扰作用的是人们对刺激所做出的评判和反应。由于个体的差异，应激源在造成躯体、心理和社会的应激上也会因人而异。一种刺激对某人是应激性的，而对另一个人可能不是。另外，同一个人在不同时期对同一种应激源的评判和反应也会有差异。也就是说，一种刺激对某人在某一特定时间内是应激性的，而在以后的时间则可能不是应激性的，因此还必须考虑时间上的变化。在评估一种应激源是否引起机体的应激和产生的应激强度时，还要考虑应激源的强度、范围、持续时间和数量。

（三）应激反应

应激反应（stress response）指个体因为应激源所致的各种生物、心理、社会、行为方面的变化，常称为应激的心身反应。机体的应激反应可以导致生理和心理两方面的改变。

1. 生理改变　机体在应激时可出现心率加快、血压升高、需氧量增加、免疫力降低、体重下降、疲乏、倦怠、疼痛、失眠、胃肠功能紊乱等。

2. 心理改变　个体可表现为焦虑、抑郁、否认、怀疑、退缩或进攻等。

应激反应是生命为了生存和发展所必需的、具有防御保护性的。应激反应有利于调整机体与环境的契合关系，增强适应能力，但超过一定限度的应激反应就会引起应激性疾病。

（四）应对

应对（coping）又称应付。由于应对可以被直接理解为是个体解决生活事件和减轻事件对自身影响的各种策略，故又称为应对策略（coping strategies）。根据应对是否有利于缓冲应激的作用，可分为积极应对（positive coping）和消极应对（negative coping）。积极有效的应对策略可以减轻应激反应对机体造成的生理、心理损害，减轻心理上的焦虑及紧张不安等感觉。消极无效的应对会加重应激反应对健康的影响，使患病的危险性增加。

二、相关应激学说

（一）坎农的"战斗或逃跑反应"学说

美国杰出生理学家坎农（Walter B. Cannon）首先对机体的紧急反应（emergency reaction）进行研究，是应激研究前期的一段重要历史。他提出了当人遇到威胁时，不管是躯体的抑或精神的，为了保护机体和保证生存，必须做出"战斗或逃跑（fight or flight）反应"的观点。"战斗或逃跑反应"主要是神经和内分泌系统受到激活的结果，会出现呼吸和心率加快、血压增高和肌肉活动性增高，这些都有利于机体在察觉到威胁或危险（有应激源的存在）时，或拼命抗争或逃之夭夭。坎农将这种严重干扰性刺激时机体所做出的整体反应称之为应急（emergency），即"战或逃"。

NOTE

（二）塞里的应激学说

塞里被誉为应激之父，他继承和发展了坎农的研究，提出了"一般适应综合征"和应激概念。塞里观察到大多数疾病虽然各有一些特征，但是有一些共同的症状和体征，如，体重下降、疼痛、失眠、疲乏感、胃肠道反应等。他认为，不论任何因素侵犯人体系统，都会引起一定的、相同的反应群，他称之为一般适应综合征（general adaptation syndrome，GAS）。他将一般适应综合征的发展分为警戒期、抵抗期和衰竭期三期。

1. 警戒期（alarm state）　在警戒期，机体在应激源的刺激下，会出现一系列以交感神经兴奋为主的改变，表现为血糖和血压升高、心跳加快、肌肉紧张度增加。这时机体做好"战斗或逃跑"的准备。这种复杂的生理反应的目的是动用机体足够的能量抵抗应激源。

2. 抵抗期（stage of resistance）　抵抗期又称为适应期（stage of adaptation），若应激源持续存在，机体进入抵抗期。此期机体的警戒反应明显减少，肾上腺皮质激素、去甲肾上腺素和肾上腺素大量释放，使机体的抵抗力处于高于正常水平的状态，与应激源形成对峙。对峙的结果有两种：一是机体成功抵御了应激，内环境重建稳定；二是应激继续存在，进入衰竭期。

3. 衰竭期（stage of exhaustion）　在衰竭期，由于应激源过强或侵袭身体的时间过长，使机体的适应性资源全部耗尽，导致适应失败。机体适应不良可以引起免疫反应的损害、机体抵抗力下降、心肾功能衰竭甚至死亡。

（三）霍姆斯和拉赫的生活变化模型

霍姆斯（Holmes）和拉赫（Rahe）着重对生活变化与疾病的关系进行研究，他们发现，机体在适应生活中的各种变化时需要生理和心理双方的共同参与，并且需要消耗大量的能量以维持稳定状态。若个体在短期内经受较多的生活变化或剧烈的生活变化就会因过度消耗而增加疾病的易患性。

霍姆斯和拉赫将人类的主要生活事件归纳为 43 种，用生活变化单位（life change unit，LCU）表示每一生活事件对人影响的严重程度，编制了社会再适应评分量表（social readjustment rating scale，SRRS）（表 3 - 2）。

表 3 - 2　社会再适应评分量表

生活事件	生活变化单位（LCU）	生活事件	生活变化单位（LCU）
1. 丧偶	100	13. 性生活问题	39
2. 离婚	73	14. 家庭添员	39
3. 夫妻分居	65	15. 调换工作岗位	39
4. 入狱	63	16. 经济情况的改变	39
5. 家庭成员死亡	63	17. 好友死亡	37
6. 受伤或患病	53	18. 工作性质的改变	36
7. 结婚	50	19. 夫妻不和睦	35
8. 被解雇	47	20. 借贷 1 万元以上	31
9. 复婚	45	21. 丧失抵押品的赎取权	30
10. 退休	45	22. 职别变动	29
11. 家庭成员患病	44	23. 子女离家	29
12. 怀孕	40	24. 姻亲间的不愉快	29

续表

生活事件	生活变化 单位（LCU）	生活事件	生活变化 单位（LCU）
25. 个人的突出成就	28	35. 宗教活动的改变	19
26. 配偶开始上班或失业	26	36. 社交活动的改变	18
27. 开始上学或终止学业	26	37. 借贷 1 万元以下	17
28. 生活条件的变化	25	38. 睡眠习惯的改变	16
29. 个人习惯的改变	24	39. 家人团聚次数的改变	15
30. 与上司发生矛盾	23	40. 饮食习惯的改变	15
31. 工作时数及条件变化	20	41. 休假	13
32. 搬家	20	42. 圣诞节	12
33. 转学	20	43. 轻度违法事件	11
34. 娱乐方式的改变	19		

三、应激、应对与疾病的关系

（一）应激与应对

应对活动涉及应激作用过程的各个环节，包括生活事件、认知评价、社会支持、心身反应等。近年来，随着对应对认识的不断发展，应对研究领域不断拓展。

1. 应对方式　一个人在不同情况下反复运用相似的应对手段，则构成其个人特有的应对方式，或称应对风格。常用的应对方式包括针对问题的应对（problem - focused coping）和针对情绪的应对（emotional - focused coping）。

（1）针对问题的应对　针对问题的应对行为是针对所面临的问题、挑战或困境所采取的行为，包括收集更多的信息、确定各种解决问题的方法、让他人来解决这一问题、与有同样问题的人一起来讨论这个问题或有意识地决定不做任何事情等。

（2）针对情绪的应对　针对情绪的应对行为是以缓解情绪为目标的，如采用放松技术、改变对问题的思考方式、忽视目前的境遇、使用精神活性物质或食物，如抽烟、大量饮酒、吸毒或大吃一顿。应对行为对个体而言，有时是建设性的，有时是毁坏性的。

2. 影响有效应对的因素　许多因素会影响应对的效果，除了个体的年龄、性别、遗传因素、经济状况和目前的健康状况外，还包括诸多因素。

（1）应激性生活事件数量、影响强度和持续时间。

（2）个体对应激事件的感受：有的人对应激源引起的烦恼、痛苦体验感受不强，能够淡然处之，有的人则感受要强烈一些。

（3）个人的适应能力：如果一个人具有丰富的知识和技能，就会有很强的适应能力，面对困难时容易找到解决的方法。

（4）个性特征：外向、开朗、坚强的人能很快适应各种应激源，反之亦然。

（5）应对应激的经验：如果以前经历过类似的应激源，有了应对经验，再次遇到时就相对容易应对。

（6）个人的支持系统：社会及家庭的支持系统可以为患者提供物质和精神上的帮助，以

NOTE

减少患者对应激的感知，提高患者的应对能力。如果失去支持系统的帮助，人会受到更大的应激冲击。

3. 防卫机制 防卫机制是指一个人在无意识状态下采用非直接针对问题的方式抵抗和适应应激源、保持并促进人们的自尊和自我概念的一些心理过程和行为。防卫机制是针对情绪的。一个人在一生中不断地建立各种自我防卫机制，常用的自我防卫机制包括合理化、否认、转移、退化、反向行为和补偿。

（1）合理化（rationalization） 强调合乎自己需要的理由维持自尊和避免内疚。如常说的"吃不到葡萄说葡萄酸"；又如护士没取得患者的合作，往往把原因归结为患者太麻烦。

（2）否认（denial） 指拒绝承认会对自身造成伤害的事实，如突然获知亲人出了车祸，人们的第一个反应通常都是"这不可能，肯定是弄错了"。人们借助否认这一防卫机制缓解突如其来的应激对自身的打击。

（3）转移（displacement） 将情感或行为由一个对象转移到另一个可以接受的替代对象身上。如下属不敢对上司发火，而将不良情绪发泄到爱人身上。"指桑骂槐"即有此意。

（4）退化（regression） 指一个人的行为回到以前的发展阶段，以回避目前的状况。如儿童生病住院后往往会出现退化现象，已经学会的自理活动（如穿衣服）住院后往往需要他人帮忙，或已经能够控制大小便的儿童住院后会出现尿床等。

（5）反向行为（reverse behavior） 对一些不敢正视的动机或行为加以否认，并从相反的方向去表现。如患者怕静脉穿刺，护士安慰他时，他却说"我这人天生不怕疼！"

（6）补偿（compensation） 个体用成功或出众的方面弥补有缺陷的方面。如护士用高超的技术弥补相貌的平淡。

（二）应激与疾病

应激是一切生命生存和发展所必需的，适当的应激有利于提高人体的适应能力，促进人的身心健康发展。但是强烈或持久的应激刺激，可以降低机体对外界致病因素的抵抗力，造成许多疾病的发生。随着社会发展，目前人类承受着越来越强烈的应激。应激在许多疾病的发生发展上都有着重要的作用，75%～90%的人类疾病与应激机制的激活有关，可被应激所诱发或恶化。心脑血管疾病、代谢性疾病、癌症和神经退行性疾病的发病率高、死亡率高、疾病负担重，而应激损伤是这些重大疾病的重要病因和诱因。目前，应激与疾病的关系正受到医学界越来越多的关注。

应激性疾病目前尚无明确的概念和界限，习惯上将应激为重要致病因素的疾病称为应激性疾病，如应激性溃疡。还有一些疾病，如原发性高血压、冠心病、溃疡性结肠炎、支气管哮喘等，在其发生、发展中应激是一个重要的原因和诱因，这些疾病称为应激相关疾病。与应激相关的疾病大致可分为应激诱发或加剧的躯体疾病和应激诱发的心理精神障碍两大类。

四、应激学说在护理学中的应用

（一）明确应激、健康与疾病的关系

适当的应激是维持机体活动的必要条件，有利于提高机体的适应能力，促进身心健康。突然和强烈的应激可导致躯体或心理疾病。

（二）患者的应激管理

1. 患者的应激反应　患者面临应激（生理的和心理、社会的）时，除了疾病本身的临床表现外，生理方面还会出现呼吸困难、心率加快、手心冰凉、胃部有紧张不适感、紧张性头痛、失眠等一系列的生理变化；心理方面会表现为情绪不稳定、焦虑、健忘、不关心周围事物等。

2. 患者常面临的应激源　包括不熟悉的医院环境、医源性限制、与家人分离、经济问题、社交受限、缺乏相关的信息、疾病的严重程度及对个人的影响、诊断治疗及护理所造成的相关问题等。

3. 消除或减弱应激的方法　为患者创造良好的治疗环境；满足患者的各种需要；主动提供疾病及治疗的相关信息；鼓励患者参与治疗和护理，尊重患者；争取支持系统的合作；教给患者应对应激的方法。

（三）护士的应激管理

1. 护士常面临的应激源　大量研究表明，医护人员是处于高度应激状态的群体，工作压力大，责任重大，消极的应激因素较多，如不良的工作环境、紧张的工作性质、超负荷的工作量、复杂的人际关系等均会给医护人员带来巨大压力，使其身心方面出现的应激反应比例大大增加。

2. 学习应对技巧　护理人员应努力获得各支持系统的支持，树立正确的价值观和职业观，掌握丰富的知识和技能。同时还要学会各种调节方法，以缓解或消除自身应激反应，全身心地投入护理工作，提高护理质量。

【案例】李某，女，30 岁，购物途中将 3 岁男孩手失，经过多方查找和警方介入，孩子未找到。李女士出现焦虑和抑郁，不思饮食，严重失眠，甚至出现神志恍惚，因此就医。

此案例体现了应激在日常生活中难以避免，应激源是指任何可能使人产生应激反应的内外环境的刺激，应激反应分为生理反应和心理反应两大类，适当的应激反应可增强机体的适应能力，但超过一定限度的应激反应会导致机体发生应激性疾病。该案例中李女士购物途中将 3 岁男孩丢失，经过多方查找和警方介入均未找到为该事件的应激源。李女士出现焦虑和抑郁，不思饮食，严重失眠，甚至出现神志恍惚为该事件的应激反应。

工作中护士应评估患者应激反应的强度、范围、持续时间、数量等，帮助患者找出应对应激源的方法，以便采取积极、有效的应对方式。在对患者进行护理的过程中不仅要给予其躯体方面的护理，更应从心理方面给予患者更多的支持和帮助，引导患者尽快走出应激的疾病状态。

思考题

1. 运用马斯洛的人类基本需要层次理论，谈谈如何给癌症晚期患者提供护理。

2. 用系统论的观点解释整体护理思想，你如何为患者实施整体护理。

3. 一位 10 岁的患儿被诊断患有急性白血病，护理该患儿时，按照成长与发展理论，护士应提供哪些与其年龄相适应的护理措施？

4. 小王，女，23 岁，本科毕业分配到医院 ICU 病房。ICU 工作很忙，仪器设备复杂，患者危重病情变化复杂，同时，护士长对护理质量要求很严。小王每天工作小心谨慎，担心出错，每天上班都会感到疲惫不堪，头痛等。

试问小王面临的主要应激是什么？如何缓解小王的应激状态？

第四章　护理理论

任何学科的形成与发展都必须以其独特的知识理论体系作为基础，用以指导实践。护理学在发展的早期，主要依赖直觉和经验进行护理实践。20世纪50年代开始，护理实践的先驱者们在吸收社会学、心理学和医学科学理论的基础上，摸索并发展了一些护理学独特的理论和模式，为护理学的科学发展奠定了理论基础，为护理学知识理论体系的建立和发展做出了积极的贡献。其中，对护理实践影响较大的有奥瑞姆的自理理论、罗伊的适应模式、纽曼的系统模式和考克斯的健康行为互动模式等。

第一节　概　述

护理理论（nursing theory）是对护理现象和活动的本质与规律的总结，是在护理实践中产生并经过护理实践检验的理论体系。它是由一系列特定的概念、假设、命题（原理），以及对这些概念、假设、命题（原理）严密论证组成的知识体系。

一、护理理论的基本要素

（一）概念

概念（concept）是人们在对经验现象或事实的感性认识基础上经反复抽象思维而形成的逻辑形式，反映事物的本质联系。概念表现为名词和术语，并包含对事物内涵与外延的规定。内涵反映研究对象的特有本质属性，如"人"这一概念的内涵是"有语言、有思维、会生产制造工具等"。外延是概念中具有其特有本质属性的对象，即概念所指的一切事物，通常称为概念的适用范围，如"人"这个概念的外延可以是古今中外所有的人。

任何一门学科理论都是由一些最基本的概念构成的，可以说概念是构建理论的基本要素。如马斯洛的人类基本需要层次理论包含了"生理需要、安全需要、爱与归属的需要、尊重的需要和自我实现的需要"等重要概念；生物学理论包括"细胞、组织、器官、生命"等概念；护理学理论的核心概念是"人、健康、环境和护理"。概念为科学理论提供了具有特定含义的、通约性的术语或语言，是构建理论的逻辑基础。构建科学理论的概念必须定义严谨明确，内涵与外延清楚。

（二）假设

假设（hypothesis）是以现有的事实材料和科学理论为依据对未知的事实或规律提出的一种推测性说明。假设必须从事实材料出发，根据已证实的科学理论进行逻辑的论证。假设提出后必须得到实践的证实，才能成为科学原理。假设是一种需要验证的概念间关系的陈述。例如，倾听是心理疏导的主要方法之一，假设护士的倾听可以缓解癌症患者焦虑或抑郁的情绪，但这需要经过反复科学研究的实践证明，才能形成癌症患者心理疏导的相关理论。

（三）命题

命题（proposition）是以概念为基础，对事实或现象进行分类和分析，概括或假设它们之间的逻辑关系，并给予合理的解释。命题是对经验现象或事实基本关系的反映，是一种表现为科学判断的思维形式。在科学理论中命题一般需要表达经验事实过程的条件，对问题的范围进行限定和抽象，反映的是特定条件下事实或现象的规律（关系）。相互关联的命题和观念构成一个系统，由此可以形成一个理论体系的框架。

（四）模式与理论

1. 模式（models）　有时也译成模型，是指由相互关联的概念和观念构成一个系统的概念框架，是对现实世界某些方面关系的一种示意性的表达方法。与理论相比，模式通常较简洁、笼统、宏观和抽象。比如现代医学模式常用"生物－心理－社会"这样一个示意性的图形阐述健康与疾病的实质。

2. 理论（theory）　由一组相互关联的概念、命题和观念组成，用于系统地描述、解释、预测和控制学科领域内的一些客观现象和事实。与模式相比，理论中的概念相对比较具体和深入，一般只解释本学科研究领域中的部分现象，理论对现象的描述和预测更具体、更清晰。

护理学并未对护理模式和护理理论进行严格区分，文献中经常混合使用。一般认为，护理模式是护理理论的雏形，相对比较宏观和抽象，还需在实践中不断验证和修正，发展成为较完善的理论。护理理论相对比较成熟、具体和清晰，在护理学科中的接纳程度和传播范围较护理模式强。

二、护理理论的基本特征

美国护理学者朱莉娅·乔治（Julia George）提出，护理理论应具备7个基本特征，以此作为评价护理理论的重要标准。

1. 理论应能为认识特定的现象创造一种方法　如奥瑞姆的自理理论，在明确"自理""治疗性自理需求""自理缺陷"和"护理补偿系统"等概念的基础上，通过"当个体的自理能力低于治疗性自理需求时，护士补偿其自理缺陷"这一命题将这四个概念联系起来。根据这一理论，护士在护理实践中必须首先评估患者的自理能力是否能够满足其自理需求，并在不能满足时给予补偿，这为护理实践提供了新的视角和方法。

2. 理论应具有逻辑性和系统性　理论是科学解释客观现象的知识体系，其推理过程必须具有严密的逻辑性。理论中概念的定义、文字语意和结构要清晰，概念之间的关系、理论的假设必须相互连贯，前后一致。

3. 理论应相对简单且能推广　简单和容易理解的理论更有可能在护理实践中被广泛应用。理论的清晰性、概念的数目、概念间关系的复杂性都可以影响理论的简单性。

4. 理论可作为假设的基础而经受检验　理论中的概念应能够通过一定的方法观察和测量，以便检验此理论在预测各种关系方面的准确性。

5. 理论可以通过验证性研究发展学科的知识体系　理论的科学性需要通过实践和研究证实，在验证的过程中使学科的知识得到丰富。

NOTE

6. 理论能被实践者用以指导和改进实践　科学理论具有解释和预测本领域内各种现象的功能，从而指导人们正确认识和解决问题。发展理论的根本目的是指导实践，这是理论最重要的一个特征。

7. 理论必须与其他已证实的理论、定律和原理相一致　科学理论应反映客观规律，由于人们对客观现实的认识是不断发展的，理论也会不断更新，使科学认识不断接近客观真理。

三、护理理论的发展过程

护理理论的发展离不开护理学科的发展，现代护理学的创始人南丁格尔最早创建了"护理环境学说"。通过克里米亚战争的护理实践，南丁格尔认识到护理的核心是为伤员创造舒适的休养环境，主要包括提供良好的通风、适宜的光线、温暖而安静的病室、清洁的被褥和敷料、安全的饮水及食物等理化环境，也包括重视与患者的沟通交流和对患者的心理关怀。她写下了著名的《影响英国军队健康、效率与医院管理的要素摘记》，详细论述了环境对伤员康复的重要性。虽然"护理环境学说"从严格的科学意义上不属于护理理论，但是为护理理论的发展奠定了良好的基础，一直指导着护理实践。

20 世纪 50 年代，美国高等护理教育的发展为护理专业培养了一批具有科研能力和博士学位的护理师资，有力地促进了护理研究和护理理论的发展。这一时期受其他学科的影响，护理学开始借鉴社会学和心理学等学科的理论，如人类基本需要层次理论、成长与发展理论、应激与适应理论和一般系统理论等，用于指导护理教学和护理实践。

20 世纪 60 年代，美国护士协会提出将发展护理理论作为护理专业的首要任务。20 世纪 70 年代以后，国外涌现出一批护理理论家，陆续发表了自己的护理模式或理论，如莱温（Levine，1967 年）的护理实践守恒模式、罗杰斯（Rogers，1970 年）的生命过程模式、罗伊（Roy，1970 年）的适应模式、奥瑞姆（Orem，1971 年）的自理理论、金（King，1971 年）的达标理论、纽曼（Neuman，1972 年）的系统模式和约翰逊（Johnson，1980 年）的行为系统模式等。护理理论进入了一个快速发展的新时期。

世界护理理论的发展非常不平衡，到目前为止，较有影响的护理理论均由国外护理学者提出。我国是一个人口大国，有五千年的文明历史，中医和中医护理的历史源远流长。但由于我国的护理长期以来依附于医学，不注重理论的发展，造成护理学科的发展落后于西方发达国家。近 30 年来，我国护理与国际护理的交流日益增加，以美国为代表的先进护理理念、护理程序、护理理论对我国的护理实践产生影响，促进了我国护理学科的发展。应该看到，引进的护理理论在我国的护理实践应用中存在着文化差异等问题和困惑，我们不仅需要学习和研究国外的护理理念，更需要发展符合我国国情、具有中医护理特色的护理理论，以更好地指导我国的护理实践，为护理学科的发展做出贡献。

四、护理理论的意义

理论是人类对客观现实进行科学认识的一种成果，是解释客观现实变化规律的体系。建构护理理论的意义主要是指导护理实践和护理研究，同时，护理实践和护理研究又进一步促进护理理论的完善和护理学科的发展。

1. 护理理论指导护理实践　护理理论提供观察护理现象、判断和分析护理问题、选择护理干预措施的正确方法，可以使护士正确地预测护理的结果和患者的反应。当行动的结果与预期的结果吻合时，不但可以增强责任感，还能加强对实践的控制，增加护理的自主性，提高护理的效率和护理的质量。

2. 护理理论指导护理研究　护理理论为我们提供了科学认识护理现象的理论框架和分析手段，借助理论，可以发现研究问题，确定研究变量，假设变量间的关系。

3. 护理理论促进护理学科发展　护理理论指导护理实践，促进和提高护理实践的效果，同时，护理理论也在护理实践中得到验证、完善。护理理论指导护理研究，研究的结果使科学知识得以积累，进一步丰富和发展护理理论。护理实践、护理研究和护理理论的相互促进、不断发展，最终促进护理学科的整体发展和提升。

第二节　奥瑞姆的自理理论

多罗西亚·E·奥瑞姆（Dorothea Elizabeth Orem）是美国著名护理理论家，1914年出生于美国马里兰州（Mary Land），1934年毕业于华盛顿普鲁维修斯医院的护士学校，1939年获美国天主教大学护理学学士学位，1945年获天主教大学护理教育硕士学位，1976年获乔治城大学荣誉博士，并于1980年获得天主教大学校友会护理理论成就奖，1984年退休。奥瑞姆一生从事过护理临床、护理教育、护理管理和护理理论的研究和创建等工作，丰富的护理实践经验和严谨的科学态度为自理理论（theory of self‑care）的创建奠定了基础。奥瑞姆于1971年正式出版著作《护理：实践的概念》（Nursing: The Concept of practice）。书中详细阐述了自理理论，并在1971~2001年的30年时间里，对该书进行了5次修订，使自理理论更加丰富和完善。

一、自理理论的内容

奥瑞姆的自理理论由三个相互关联的理论构成，即自理理论、自理缺陷理论和护理系统理论。该理论重点阐述了三个问题：什么是护理？人何时需要护理？护士如何提供护理？

（一）自理理论

奥瑞姆认为，自理活动是个体为了满足自身的需要而采取的有目的行为。在正常情况下，人有能力满足自己的各种需要，即人有自理能力。自理理论强调以自我照顾为中心，描述和解释了什么是自理，以及人有哪些自理需要。

1. 自理（self‑care）　自理即自我照顾，是个体为维持生命、健康和功能完好而需要自己采取的有目的的行为，包括进食、穿衣、洗漱等日常生活，也包括社会交往、适应环境变化等方面的个体活动，还包括预防疾病、寻求帮助和治疗服药等患病时的活动。自理是一种通过学习或经他人指导和帮助而获得的连续的有意识的行为。对于儿童和老人等不能自理的个体，由其父母或照顾者完成维持生命、健康和功能完好的一系列活动，奥瑞姆将这种情况称为依赖性照顾（dependent‑care）。

2. 自理能力（self‑care agency）　自理能力是指个体完成自理活动的能力。日常生活中贯穿着许多自理活动，人成长的过程就是自理能力逐渐形成的过程，个体的自理能力通过实践和学习不断得到发展。

奥瑞姆认为，人的自理能力包括 10 个主要方面。①维持并训练对影响个体内外部环境的因素保持警惕的能力。②控制和利用体能的能力。③对躯体运动的控制能力。④认识疾病和预防复发的能力。⑤正确对待疾病的能力。⑥对健康问题的判断能力。⑦获得、保持并运用有关自理所需的知识和技能的能力。⑧与医护人员有效沟通并配合治疗的能力。⑨安排自理行为的能力。⑩寻求恰当的社会支持和帮助的能力。

一般情况下，人都有自理能力，但是自理能力存在个体差异，即使同一个人，在不同的生命阶段或处于不同的健康状况下，自理能力也会发生变化。许多因素可以影响人的自理能力。由于每一种具体的自理活动都涉及一系列环节，任何因素只要影响任何一个环节的有效进行，都会降低个体的自理能力。影响个体自理能力的因素除了年龄、性别、发展状态和健康状况以外，还受社会文化背景、卫生健康因素（医疗诊断、治疗）、家庭系统、生活方式、环境因素、资源及利用情况等影响。

例如，一般情况下，大多数健康成人都有能力完成食物的采购、烹调、咀嚼和吞咽等一系列行为，但也有一部分人可能需要营养知识或烹调技能的指导。高龄老人、小孩和患者在独立完成全部活动时会有一定困难，需要提供帮助；昏迷患者则连咀嚼和吞咽都不能有效进行，需要鼻饲或经静脉维持营养。

3. 自理需要（self‑care requisites）   奥瑞姆认为，人的自理需要包括 3 个部分。

（1）一般的自理需要（universal self‑care requisites）   一般的自理需要是所有人在生命周期的各个发展阶段都存在的，是维持自身结构正常和功能完好所必须满足的需要，包括八个方面：空气、食物、水分、排泄、活动和休息（睡眠）、独处和社会交往、预防有害因素的侵袭、增进个体功能及发展潜力。

（2）发展的自理需要（developmental self‑care requisites）   指在人的生长发育过程中，各个不同的发展阶段所存在的，或在特定的状况下产生的必须满足的特定需要。具体包括两部分。①各个不同的发展阶段所存在的特定需要，如婴幼儿期要学会控制大小便，养成良好的卫生习惯。老年期要接受身体的衰老，适应退休后的生活。②成长发展过程中特定情况时产生的需要，如在上学、求职、结婚、生子、空巢、丧偶等特定状况下产生的心理适应、人际交往和生活调整等特殊需要。

（3）健康不佳时的自理需要（health deviation self‑care requisites）   指个体在遭受疾病、创伤或诊断治疗过程中产生的、必须满足的需要，常包括六类。①健康状态改变时及时就医的需要。②了解疾病过程和预后的需要。③有效地执行治疗方案的需要。④了解与治疗方案有关的潜在问题的需要。⑤改变自我概念，接受患病的事实，适应患者角色的需要。⑥患病后调整原有的生活方式，以适应健康状态改变和治疗方案的需要，预防疾病复发或恶化。

4. 治疗性自理需要（therapeutic self‑care demand）   奥瑞姆认为，可以将治疗性自理需要理解为个体当前存在的所有自理需要的总和，包括一般的自理需要、发展的自理需要和健康不佳时的自理需要。评估患者当前存在哪些治疗性自理需要，是判断患者是否存在自理缺陷，是否需要提供护理帮助的重要前提。评估患者的治疗性自理需要也应从患者一般的自理需要、发展的自理需要和健康不佳时的自理需要三个方面进行。

（二）自理缺陷理论

自理缺陷理论（theory of self‑care deficit）是整个理论的核心部分，阐述了个体在什么时候需要护理帮助和为什么需要护理帮助，包括两个核心概念。

1. 自理缺陷（self – care deficit）　自理缺陷是指自理能力不足时出现的治疗性自理需要与自理能力之间的差异，即当一个人的治疗性自理需要大于其自理能力时就出现了自理缺陷。奥瑞姆认为，当个体的自理能力能够满足其治疗性自理需要时，个体处于平衡状态，是健康的；当个体的自理能力无法满足其治疗性自理需要时，即出现自理缺陷，平衡被破坏，此时就需要护理提供帮助。护理的目的是弥补患者的自理能力不足，满足其治疗性自理需要，同时帮助患者克服其自理局限性，发展自理潜能，提高自理能力，尽快恢复自理。评估患者存在哪些治疗性自理需要，以及评估患者当前的自理能力能否满足其治疗性自理需要，是判断患者是否存在自理缺陷的依据，也是决定采用哪一类护理方式、提供哪些护理帮助的关键。一旦确定自理缺陷存在，即可实施护理帮助（图4-1）。

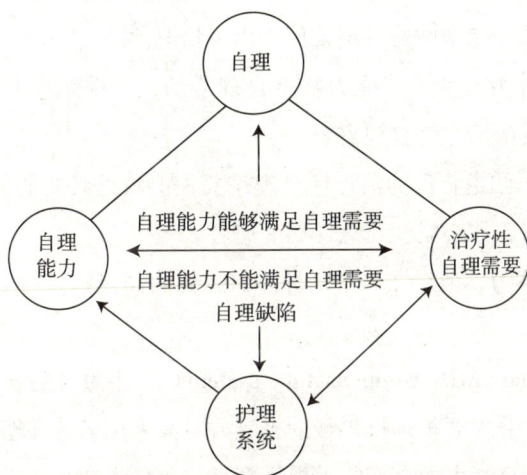

图4-1　自理缺陷理论结构示意图

自理缺陷存在两种情况：一种是个体的自理能力无法满足自己的治疗性自理需要；另一种是照顾者的自理能力无法满足被照顾者的治疗性自理需要，如父母不能满足小孩的治疗性自理需要。

2. 护理力量（nursing agency）　护理力量是受过专业教育或培训的护士所具备的综合素质，包括护士在行为上和智力上的双重能力。护士应了解患者的自理需要和自理能力，并采取行动帮助患者，满足其治疗性自理需要。

（三）护理系统理论

护理系统理论（theory of nursing system）主要阐述通过什么护理方式可以帮助有自理缺陷的个体，满足其治疗性自理需要。护理系统（nursing system）是由护士为患者所提供的护理行为和患者自身的行为所构成的行为系统。奥瑞姆提出了3种护理系统，明确了不同情况下患者和护士各自需要承担的工作（表4-1）。

表4-1　奥瑞姆护理系统中的护患行为

护理系统	护士行为	患者行为
完全补充系统	完成患者全部治疗性自理需要 补偿患者自理能力的缺失	接受全部护理照顾

NOTE

续表

护理系统	护士行为	患者行为
部分补偿系统	完成患者部分治疗性自理需要	接受部分护理照顾
	补偿患者自理能力的不足	完成部分治疗性自理需要
	帮助患者调整和完善自理能力	调整和完善自理能力
支持－教育系统	指导患者完成自理	完成全部治疗性自理需要
	帮助患者调整和完善自理能力	调整和完善自理能力

1. 完全补偿系统（the wholly compensatory system）　当患者完全没有能力满足其治疗性自理需要时，护理应采用完全补偿系统给予全面的帮助。护理活动包括满足患者的全部治疗性需要，代偿患者在自理方面的无能为力，支持和保护患者并与患者家属保持密切联系等。患者活动主要是接受护理照顾。完全补偿系统常用于以下情况。

（1）患者在意识和体力上均没有能力从事自理活动，如昏迷患者，此时需要护士提供全面的护理帮助，满足所有的治疗性自理需要。

（2）患者意识清醒，知道自己的治疗性自理需要，但缺乏必要的体力，如高位截瘫患者；或医嘱限制其活动的患者，如心肌梗死急性期的患者。

（3）患者虽然具备体力，但存在严重精神障碍，无法满足治疗性自理需要，如智障患者、精神分裂症急性期患者。

2. 部分补偿系统（the partly compensatory system）　当患者的自理能力仅能完成部分治疗性自理需要，而另一部分需要护理提供帮助来完成时需采用部分补偿系统。在部分补偿系统中，护理活动包括：①根据患者的自理能力提供帮助，包括代替其完成部分自理活动，协助其完成部分自理活动，满足治疗性自理需要。②调整患者自理的方法，逐步提高其自理能力。患者活动包括尽力完成自己能独立完成的自理活动，接受护士的帮助，提高自理能力以满足治疗性自理需要。在患者自理需要的满足过程中，需要护士和患者的共同努力，两者的作用都很重要。

如下肢骨折卧床的患者，可以完成洗漱、穿衣、进食等自理活动，但需要他人帮助端水、端饭、提供便器等，也需要通过护理的教育和指导，提高其自理能力。如帮助患者适应卧床生活，指导患者进行功能训练，防止关节僵硬、肌肉萎缩等并发症。

3. 支持－教育系统（supportive－educative system）　当患者有能力自己满足治疗性自理需要，但需要一些指导和支持时，应采用支持－教育系统。支持－教育系统的护理活动包括护士提供教育、指导和支持，包括知识上的学习、技术上的指导和心理上的支持，从而提高患者的自理能力。患者活动包括调整和完善自理能力，满足自己全部的治疗性自理需要。如糖尿病患者需要通过学习，掌握胰岛素自我注射的技术、饮食治疗、适当锻炼及定期检测血糖等知识。

奥瑞姆认为，护理系统是一个动态变化的行为系统，需根据患者的自理能力和治疗性自理需要灵活选择。一个患者从入院到出院整个过程可采用不同的护理系统。如一个择期手术的患者，入院时可选择支持－教育系统；术前准备期可采用部分补偿系统；术后麻醉未清醒时可采用完全补偿系统；清醒后可采用部分补偿系统；出院前可采用支持－教育系统。运用这三个系统时，应持发展、开放的观点，根据患者的具体情况不断加以调整，选择正确的护理系统就是选择正确的护理方法。

二、自理理论对护理学基本概念的论述

（一）人

奥瑞姆认为，人是一个有别于动物的具有生理、心理、社会需要的整体。人为了生存、维持健康和适应环境，就自然存在自己满足上述需要的必要，即自理的必要（requisites）。人的这种自己满足需要的能力称为自理能力。人的自理能力不是先天具备的，而是通过后天学习不断获得和发展的。

（二）环境

奥瑞姆指出，环境是存在于人周围并影响人的自理能力的所有因素。人与环境是统一的，人也能够利用环境满足自己的需要。环境可分为物质环境和社会文化环境两大类。奥瑞姆认为，现代社会有两种价值观可以影响人的自理能力：①人生活在社会中，都希望能够照顾自我，并对自己的健康及其依赖者（如未成年的子女或自理能力严重受损的家人）的健康负责任。②人们能够接受那些因为疾病等原因而不能满足自理需要的人，并愿意根据各自的能力提供帮助。自我照顾和帮助他人都是社会认可的有意义的活动。

（三）健康

奥瑞姆支持 WHO 的健康定义，认为良好的生理、心理和社会适应是健康不可缺少的组成部分。人的健康是动态的，不同的时间有不同的健康状态，强调健康是最大限度的自理。

（四）护理

奥瑞姆认为，护理是帮助护理对象克服自理局限性，预防自理缺陷发展，或为不能满足自理需要的个体提供照顾活动。随着个体健康的恢复，或个体已经学会自我照顾时，个体对护理的需要也就逐渐减少直至消失。护理的最终目标是恢复和提高个体的自理能力，从而促使个体担负起自我照顾的责任。

三、自理理论在护理实践中的应用

随着社会的发展和疾病谱的改变，慢性疾病已经成为影响健康的主要问题。慢性疾病大多不能根治，治疗和护理主要围绕控制疾病、预防并发症、提高生活质量的目的进行。这就要求患者具有一定的自我照顾能力。护理工作的重要任务就是帮助患者适应疾病，克服疾病带来的不利影响，提高自理能力。奥瑞姆的自理理论正好顺应了这一要求，在临床护理实践中得到广泛应用。该理论还广泛应用于社区护理、护理教育和护理科研等领域。

奥瑞姆的护理系统理论设计了 3 种护理系统，护理实践中应根据患者的自理能力和治疗性自理需要选择合适的护理系统。原则是护士应在患者现有的自理能力基础上，补偿其自理能力的不足，同时帮助患者调整和完善自理能力，从而提高患者的自理能力。护士不应无原则地包揽患者全部的自理活动，这样不利于患者的康复。提倡发挥患者的自理能力并不是把护理工作推给患者和家属去做，护士应起到指导、教育和促进自理的作用。

奥瑞姆于 2001 年将在临床护理实践中应用自理理论的过程模式（process models）分为三个步骤。

1. 诊断与处置（diagnosis and prescription）　此期相当于护理程序的评估和诊断阶段，

NOTE

主要通过评估手段确定患者目前的和潜在的治疗性自理需要、患者的自理能力，以及发展潜力，最后确定存在哪些自理缺陷。

2. 设计与计划（design and plan） 相当于护理程序的计划阶段，包括选择适合患者的护理系统，是全补偿、部分补偿还是支持 - 教育系统，然后设计和计划具体的护理方案。

3. 实施与评价（management and evaluation） 相当于护理程序的实施和评价阶段，包括实施护理方案，观察患者反应，评价护理效果，调整所选择的护理系统和护理方案。

【案例】张某，男，48 岁，汉族，已婚。大专文化程度，某合资企业经理。平时工作压力大，周末经常加班，个性较强，缺乏知心朋友。经常感到时间不够用："我的工作总也做不完""没有人可以帮助我完成工作。"嗜好吸烟，平均每天抽一两包烟。喜欢吃肉，不喜欢吃蔬菜，体重在正常范围高限。缺乏运动："我几乎没有时间锻炼身体。"有一个上初三的儿子，学习成绩一般，夫妻在教育子女方面有矛盾，一度关系紧张："我妻子太溺爱孩子，我很担心孩子考不上重点高中。"患者无心脏病史："我平时身体健康，从不参加公司组织的身体检查。"两天前突然心前区压榨样疼痛，面色苍白，出冷汗，恶心呕吐，急诊入院。心电图显示：急性心肌梗死。查体：体温 38.2℃，脉搏 80 次/分，呼吸 20 次/分，血压 140/90mmHg，意识清醒，24 小时尿量 1450mL。

（一）诊断

通过评估手段评估患者在一般的、发展的和健康不佳时的三个自理需要层面的治疗性自理需要、自理能力，以及发展潜力，确定自理缺陷。

1. 一般的自理需要 评估一般的自理需要的 8 个方面需要，以及患者的自理能力，以确定是否存在自理缺陷。

（1）空气需要 急性期心肌缺血缺氧，需鼻导管给氧 4L/min。

（2）食物需要 ①心肌急性缺血性坏死，心功能低下，需限制钠盐摄入，不宜过饱，并增加新鲜蔬菜和水果防止便秘，以免增加心脏负担。②体重在正常高限，需控制总热量，进易消化低脂饮食。③急性期需卧床，且无家人陪住，不能自己获得食物，需协助进食。

（3）水分需要 ①饮水不限。②心肌急性缺血性坏死，心功能低下，静脉输液速度宜慢。③急性期需卧床，且无家人陪住，不能自己获得饮水，需协助进水。

（4）排泄需要 ①急性期需卧床，需在床上排便，且不能用力，易发生排便困难或便秘，需在急性期训练床上排便，出现排便困难及时给予缓泻剂。②卧床和限制活动，需及时提供便器。③心肌急性缺血性坏死，心功能低下，需注意观察尿量。④出汗增加，需观察出汗情况，保持皮肤清洁。

（5）休息和活动需要 ①急性期监护系统和监护室环境会影响患者的休息和睡眠，需保证患者的休息和睡眠。②急性期需严格卧床休息，限制活动。③恢复期根据病情制定活动计划，逐步增加运动量。出院后，一般需在家休息 2～6 个月，逐步恢复工作，适当增加体育锻炼。

（6）独处和社会交往需要 夫妻关系紧张，缺乏知心朋友，需要克服自理的局限性和个性缺陷，改变对工作的认识，建立支持性的朋友关系和家庭关系。

（7）预防危害的需要 心肌梗死急性期需识别和预防再梗死、心律失常和心功能不全。有吸烟史，应戒烟。

（8）增进个体功能及发展潜能的需要 患者有足够的自理能力，无自理缺陷存在。

2. 发展的自理需要 评估发展的自理需要和自理能力，确定自理缺陷。

（1）不同发展阶段的特定需要 患者处于中年期，承担丈夫、父亲、公司经理多种社会角色，需要处理好子女教育问题，调整夫妻关系。

（2）某种特定状况下产生的需要 急性心梗带来较大的心理压力，需要心理支持。康复期可以与病友及病友家庭建立联系，交流预防疾病发作、积极生活的体会，建立康复的信心。

3. 健康不佳时的自理需要 健康不佳时自理需要和自理能力从6个方面进行评估，以确定自理缺陷。

（1）健康状态改变时及时就医 从不参加公司组织的身体检查，需要改变其就医意识和就医行为。

（2）了解疾病过程和预后 ①首次诊断为冠心病，突然发病，不了解疾病及预后。②有与医护人员进行有效沟通的能力，有学习疾病知识的能力，有预防疾病复发的动机。需让患者了解心梗的先兆症状和早期征象及处理措施，随身携带硝酸甘油，避免过于紧张和情绪激动。家庭成员应了解心脏骤停、心梗急性发作时的应急措施。

（3）有效地执行治疗方案 长期服用治疗冠心病的药物，需确保患者坚持治疗，在心绞痛发作时进行自我处理，在心肌梗死发生时及时识别，采取正确的紧急处理措施和行动。

（4）了解与治疗方案有关的潜在问题 不了解扩血管药物的副作用及预防措施，需获得扩血管药物的副作用及预防方法的知识。

（5）改变自我概念，适应患者角色 认为自己身体健康，不能接受突发的改变，需帮助患者理解并接受急性心肌梗死后造成的限制，调整工作、生活和活动方式。

（6）改变生活方式，适应健康状态改变和治疗方案的需要 工作压力大，存在嗜好吸烟、喜欢吃肉、不喜欢吃蔬菜、几乎没有时间锻炼身体等不良生活方式。患者需减轻工作压力，长期戒烟，调整饮食习惯，增加锻炼，控制体重，将药物治疗整合到日常生活中。

（二）设计与计划

针对此患者情况选择护理系统。

1. 急性期采用完全补偿系统 患者绝对卧床，一切生活护理均由护士提供帮助，满足患者全部治疗性自理需要，并给予心理支持，建立良好的护患关系。

2. 恢复期采用部分补偿系统 患者可床边活动，生活护理需要护士提供部分帮助，保证医嘱的正确执行，患者自己完成部分治疗性自理需要，及时给予鼓励和提供疾病好转的信息，与患者共同制定早期康复计划。

3. 恢复后期采用支持-教育系统 通过教育患者，补充患者缺乏的相关知识，使患者形成良好的生活方式，如戒烟、适当运动、调整个性、低脂饮食、多食新鲜水果和蔬菜等，以预防疾病复发。

第三节 罗伊的适应模式

卡利斯塔·罗伊（Sister Callista Roy）1939年出生于美国加利福尼亚州洛杉矶市，1963年获洛杉矶圣玛丽学院护理学学士学位，1966年获加利福尼亚大学护理学硕士学位，以后又获得加利福尼亚大学社会学硕士和博士学位。罗伊引用系统论、适应理论、应激理论及人类需要层次理论的观点，提出人是有复杂适应能力的系统，能够不断适应内外环境的变化，阐述了人适应环境变化的调节机制和行为反应模式，于1970年发表在《护理展望》杂志。后出版论述适应模式（adaptation model）的专著——《护理学入门：适应模式》《护理理论构建：适应模式》《罗伊的适应模式》等。

一、适应模式的内容

（一）适应模式的概念框架

罗伊认为，适应（adaptation）是个体或群体通过思考和感觉，运用有意识的选择去建立人与环境之间整合的过程与结果。罗伊将一般系统论中输入、输出、控制和反馈特征用来阐述人的适应过程，形成了适应模式的基本概念框架，用于说明机体的适应机制（图4-2）。适应模式认为，人是一个整体的适应系统，由两个次系统组成。①控制过程：即机体的应对机制，包括生理应对和认知应对两种应对机制。②效应器：包括生理功能、自我概念、角色功能和相互依赖4种适应方式，是机体进行生理、认知应对活动的表现。人在与环境互动过程中，环境中的各种刺激作用于人体，通过生理和认知两个应对机制的活动，在4个适应方式方面表现出各自的应对行为，这些行为变化最终又反馈给人体。如果行为变化得当，能够促进人的完整性，有利于健康的发展，则为适应性反应。适应性反应使人继续与环境保持平衡。如果行为变化不利于促进人体的健康，破坏人的完整性，则为无效性反应。此时，人必须改变原有适应方式，通过寻求帮助、积极治疗和康复、改变认知或学习知识等方法，重新适应环境。

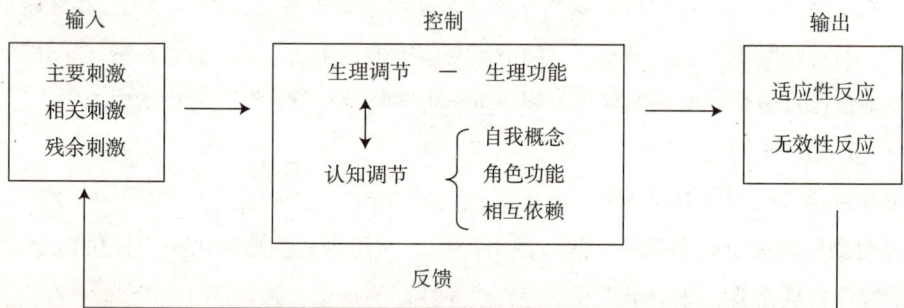

图4-2　罗伊适应模式

（二）适应模式的主要概念

1. 刺激（stimuli）　刺激指内外环境中促使个体发生反应的因素包括信息、物质或能量单位。罗伊根据刺激在引发个体反应的过程中所起作用的不同，将刺激分为主要刺激、相关刺激和残余刺激3种。

（1）主要刺激（focal stimuli）　主要刺激是指个体当前直接面临的、必须做出适应反应的内外刺激。例如，心绞痛患者，疼痛是一个主要刺激。

（2）相关刺激（contextual stimuli）　相关刺激是指所有可对主要刺激所致行为产生正性或负性影响的其他刺激。这些刺激是可以观察到的、可测量的或是由本人诉说的。如心绞痛患者的情绪、活动等均属于相关刺激。

（3）残余刺激（residual stimuli）　残余刺激也翻译成固有刺激。罗伊于1999年将残余刺激定义为个体内外环境中可能影响主要刺激的所有其他现象，但其影响不确切或未得到证实，或者观察者无法察觉到它们的作用。如心绞痛患者的固有刺激可能有吸烟史、家族遗传史等。

2. 适应水平（adaptation level）　适应水平是指个体所能承受或有效应对的刺激范围和强度。由于不同的个体，以及同一个体在不同时期所具备的身体素质、经验、能力和其他可利用的应对资源不同，适应水平具有个体差异性和变化性。

3. 应对机制（coping mechanism）　应对机制是指个体应对刺激时内在的控制和调节机制。应对能力既与先天因素和生物本能有关，也与后天学习和经验的积累有关。应对机制有两个亚系统。

（1）**生理应对机制（regulator）**　与先天身体素质有关，是通过神经－化学介质－内分泌系统的自主性反应进行调节的过程。

（2）**认知应对机制（cognator）**　是通过认知、信息加工、学习、判断、情绪情感控制来应对刺激的调节过程。

例如，呼吸道感染时，体温升高，体内白细胞升高，这属于生理应对机制；个体会按照医生的要求服用药物，这属于认知应对机制。

4. 适应方式（adaptive modes）　指环境刺激作用于机体，通过生理和认知的调节机制，在4个层面表现出机体应对的具体适应活动和表现形式。

（1）**生理功能（physiological function）**　通过生理调节机制来适应内、外环境的变化，维持生理功能的稳定，包括与氧合、营养、排泄、活动与休息、体温调节、体液与电解质的平衡、神经与内分泌等需要和功能相关的适应性反应。生理功能适应方式反映个体的生理完整性。

（2）**自我概念（self－concept）**　自我概念是个体对自己的看法，包括躯体自我（physical self）和人格自我（personal self）。躯体自我是个体对自己的外形、容貌、身体功能的感知与评价。人格自我是对自己能力、气质、性格、理想、道德、社会地位等心理社会方面的感知与评价。自我概念的适应方式主要通过改变认知、调整期望值等适应环境的变化。自我概念适应方式反映人的心理完整性。

（3）**角色功能（role function）**　角色功能是指个体对其承担的社会角色应尽职责的表现。角色是个人所承担的社会责任，一个人可同时承担多种角色。角色通常分为三级。一级角色是最基本的角色，是由人的性别和年龄等不可选择的因素决定的角色。二级角色是在一级角色的基础上派生出来的可选择的、较持久的角色。三级角色是由二级角色派生的可选择的暂时性角色。比如，某护理学院的女生刚竞选成功担任班长。她作为青年女性，是一级角色；同时是护理学院的学生，属于二级角色；被选为班长，这是三级角色。个体在角色功能的适应方式中，越是基本的角色越重要，是首先要适应好的角色。角色功能反映个体的社会完整性，角色扮演得好，则表示社会功能完整。

（4）**相互依赖（interdependence）**　相互依赖是指个体与其重要关系人和各种支持系统相互间的依存关系，包括爱、尊重、支持、帮助、付出和拥有。个体面对难以应对的刺激时，常需要从相互依赖的关系中寻找帮助和情感支持。相互依赖适应方式反映个体人际关系的完整性。

5. 应对结果　罗伊认为，个体面对刺激时，通过调节和控制，在4种适应方式层面产生适应性反应或无效性反应两种反应结果。

（1）适应性反应（adaptive responses）　如果应对行为能够很好地适应环境变化，促进人的完整性，满足人生存、成长、繁衍、自主和自我实现的需要，称为适应性反应。

（2）无效性反应（ineffective responses）　如果应对行为不能适应环境变化，对人的生存、成长、繁衍、自主和自我实现产生威胁和阻碍作用，甚至破坏个体的完整性，称为无效性反应。

二、适应模式对护理学基本概念的论述

（一）人

罗伊认为，人是一个复杂的生命系统，是具有生物、心理和社会需要的整体。人是开放系统，与环境进行物质、信息与能量的交换。人具有适应能力，周围环境在不断变化，人为了维持自身的完整性，必须不断改变自己，与环境相互作用，持续适应环境变化。

罗伊还认为，人是护理的对象，护理对象可以进一步扩展为家庭、群体、社区或社会，但不管规模如何，在护理实践中都将其作为一个有适应能力的整体系统看待。

（二）健康

罗伊认为，健康是一个整体人和完整人的一种状态和过程。人的整体性和完整性表现为有能力达到生存、成长、繁衍、自主及自我实现等目标。罗伊认为，健康与疾病是人生中无法回避的一种状态，反映了人与环境的适应过程。如果人能够适应环境变化，表现出适应性的行为反应，就能有效维持系统的整体性和完整性，从而保持健康。反之，如果人不能适应环境变化，表现出无效反应，机体的整体性和完整性则受到破坏，就可能处于疾病状态。

（三）环境

罗伊认为，环境是围绕并影响个人或群体行为与发展的所有情况、事件和因素。环境因素可以是积极的，也可以是消极的，任何环境的变化都需要个体和群体付出更多的精力和能量去适应。罗伊将作用于个体的环境因素称为刺激。刺激是输入人体系统的信号，诱发人体的行为反应，并根据刺激对人体影响的大小分成主要刺激、相关刺激和残余刺激3种。

（四）护理

罗伊认为，护理的目标是促进人与环境之间的相互作用，增进人在生理功能、自我概念、角色功能和相互依赖四个方面的适应性反应，从而促进和维护健康。护士在了解个体的适应水平和所有作用于个体的环境刺激的基础上，通过控制个体面临的各种刺激，减小刺激强度，或通过扩展人的适应范围，提高人的适应水平，最终使所有刺激都落在人的适应范围之内，使人的适应水平高于刺激强度，从而能够从容应对刺激，促进适应性反应的发生。罗伊还根据适应模式创造了独特的六步骤护理程序，以配合适应模式在护理实践中的运用。

三、适应模式在护理实践中的应用

罗伊以适应模式为基础，在护理实践中，采用其独特的六步骤护理程序，促进护理对象的适应性反应，以维持最佳健康状况。

1. 一级评估（first level assessment）　一级评估又称为行为评估（behavioral assessment），通过观察、交谈、检查等方法收集患者生理功能、自我概念、角色功能和相互依赖四个方面的

行为反应资料，然后判断其行为是适应性反应还是无效性反应。主要无效性反应包括生理功能、自我概念、角色功能和相互依赖4个方面。

（1）生理功能方面的无效性反应　常表现为病理的症状和体征，如缺氧、休克、循环负荷过重、水和电解质紊乱、营养不良或过剩、恶心呕吐、腹胀腹泻、大小便失禁、尿潴留、废用性萎缩、失眠、昏迷、瘫痪、压疮、运动和感觉障碍等。

（2）自我概念方面的无效性反应　如自我形象紊乱、性行为异常、自卑、自责、焦虑、无能为力、自我评价过高或过低等。

（3）角色功能方面的无效性反应　表现为不能很好承担起自己的角色责任，如角色差距、角色转移、角色冲突、角色失败等。

（4）相互依赖方面的无效性反应　如分离性焦虑、孤独、无助、冷漠、人际沟通和交往障碍等。

2. 二级评估（second level assessment）　二级评估是对引起反应的刺激进行评估。收集有关影响因素的资料，识别主要刺激、相关刺激和残余刺激。例如，一位股骨颈骨折的老年患者长期卧床，并发肺炎。分析引起肺炎的直接原因是病原微生物的感染，主要刺激是病原微生物的感染；骨折后不得不卧床，促使肺炎的发生，卧床是肺炎的相关刺激；年老体弱、营养不良、情绪焦虑等可能也与肺炎的发生有关，但不确切，有待证实，是肺炎的残余刺激。

3. 护理诊断（nursing diagnosis）　护理诊断是对个体适应状态的陈述，主要针对四个适应方式方面的无效性反应和引起反应的刺激，提出护理问题。

4. 制定目标（goal setting）　制定目标是对患者实施护理干预后，预期的适应性行为表现的陈述。

5. 干预（intervention）　干预主要通过控制各种刺激和提高个体的适应水平来达到护理目标。控制刺激不仅应针对主要刺激，还应注意对相关刺激和残余刺激的改变和控制；提高个体适应水平应了解其生理调节和认知应对的能力和特点，给予针对性的支持和帮助。

6. 评价（evaluation）　评价是检查护理干预对行为的影响，判断是否为适应性行为，是否达到护理目标。对尚未达到目标的护理问题，找出原因，以确定继续执行护理计划或修改护理计划。

【案例】王某，女，31岁，大专文化，汉族，小学教师，结婚5年，丈夫是公司职员，夫妻感情和睦，婚后与公婆同住。14岁月经初潮，周期规则，持续3～5天。3年前曾人工流产1次。目前怀孕32周，能按时进行产前检查，怀孕15周时经B超诊断为双胎。3天前因腹痛伴阴道点状出血入院。子宫胎儿监测器测得：每6～8分钟有持续5～10秒的子宫收缩，胎儿情况尚可，胎心音正常。医疗诊断：先兆早产，采取保胎治疗，绝对卧床休息。入院后血常规检查，血红蛋白8g/L，遵医嘱口服铁剂，王某出现恶心反应。

根据罗伊适应模型的六步骤护理程序，对王某进行评估、诊断和计划。

（一）一级评估

评估患者的行为反应。

1. 生理功能　①住院保胎要求严格卧床休息，进食、排泄、个人卫生等一切活动需要他人照顾，王某感到非常不习惯，就采用控制饮水的方法减少床上排尿次数。②应用保胎药物后因呼吸心跳加快而感到不舒适。③整天卧床感到精神疲惫和头疼。④患者贫血，血红蛋白

8g/L，给予铁剂提高血红蛋白浓度，王某出现恶心反应。

2. 自我概念   能够接受怀孕引起的身体外观的变化，有自豪感。希望能拥有两个健康的宝宝，但也非常担心胎儿的健康，担心早产或胎儿不健康，害怕自己的理想破灭，心理压力大。

3. 角色功能   非常渴望自己能成为两个孩子的成功母亲。医生告知早产儿存活率低，故非常担心早产，担心母亲角色失败。为了保证胎儿的健康，愿意为保胎治疗付出辛苦。

4. 相互依赖   怀有双胎后得到丈夫和公婆的特殊关心和照顾。住院以来，白天主要由婆婆照顾，王某既感激又不安。夜晚由丈夫陪伴，感觉很放松。希望白天也能得到丈夫的照顾，但又不希望影响丈夫的工作和事业发展，左右为难。

（二）二级评估

评估引起反应的刺激。

1. 主要刺激   双胎妊娠32周，子宫收缩，先兆早产。

2. 相关刺激   接受保胎治疗，卧床使生活不能自理、药物反应。

3. 残余刺激   第1次住院，扮演患者角色，对丈夫的依赖，接受长辈照顾的压力，家人对孩子的渴望。

（三）护理诊断

针对患者行为中的无效性反应或不完善的适应性反应提出护理诊断，以便采取护理措施。

1. 焦虑   与担心胎儿健康有关。

2. 舒适的改变   与卧床和药物反应有关。

3. 进食、如厕、沐浴和卫生自理缺陷   与卧床有关。

（四）护理目标与护理措施

针对以上三个护理诊断，分别制定目标和措施。

1. 诊断一   焦虑：与担心胎儿健康有关。

（1）目标：患者1周后说出心中的担心已减轻。

（2）护理措施：陪伴并鼓励患者说出心中的担忧和感受。刚入院时患者哭着述说，担心会失去孩子或生下不健全的孩子，责任护士握住患者的手，表示能充分理解她的心情。检测胎儿心率及子宫收缩状况，评估胎儿健康状况，及时告知正确信息，以增强信心。介绍保胎的有关知识和成功的例子。

2. 诊断二   舒适的改变：与卧床和药物反应有关。

（1）目标：①患者能主动描述具体的不适。②能运用减轻不适的技巧。

（2）护理措施：向患者说明卧床休息的重要性，尽量侧卧位有利于胎儿的血液供应。指导在床上做肢体关节的活动，提供枕头支持身体，提高舒适度。教会患者做头部和颈部按摩，学会放松技巧。鼓励听音乐、看有兴趣的报刊以分散注意力。指导饭后服用铁剂，以减轻胃肠道反应。监测心率和呼吸，并告知患者已及时向医生反映她的不适症状。

3. 诊断三   进食、如厕、沐浴和卫生自理缺陷：与卧床有关。

（1）目标：患者在家人的帮助下学会床上生活自理的技巧。

（2）护理措施：将水杯、便器等日常用品放在方便患者取用的位置。鼓励多饮水，进食动物蛋白、新鲜蔬菜和水果等富有营养的食物，纠正贫血，预防便秘和泌尿系感染。强调卧床的必要性，对患者的进步给予鼓励。将患者受长辈照顾的不安感受告之患者家属，鼓励患者说出感激之情，促进相互间的沟通。

（五）评价

1 周后子宫收缩减轻，B 超显示胎儿发育正常，但体重偏低。患者表示要多吃营养丰富的食物，增加两个胎儿的体重，有信心分娩两个健康的宝宝。患者已适应卧床休息，白天不需要家属陪伴，将日常用品放置床边，基本生活能自理。说明护理干预有效，基本达到护理目标。

第四节　纽曼的系统模式

贝蒂·纽曼（Betty Neuman）1924 年出生于美国俄亥俄州（Ohio）。1947 年毕业于俄亥俄州护士学校，1957 年获护理学学士学位，1966 年获加利福尼亚大学精神保健硕士学位，1985 年获西太平洋大学临床心理学博士学位。纽曼在精神保健护理领域开创了独特的护理教育和实践方法，为系统模式（system model）的发展奠定了基础。1972 年在美国《护理研究》杂志上首次公开发表自己的护理学说，1982 年正式出版《纽曼系统模式：在护理教育与实践中的应用》（The Neuman Systems Model：Application to Nursing Education and practice），系统地阐述了她的护理观点。该书于 1989 年、1995 年和 2002 年 3 次再版，理论得到不断完善与更新。

一、系统模式的内容

纽曼系统模式是一个以开放系统为基础构建的护理模式，主要论述了压力源对人的作用及如何帮助人应对压力源，以发展及维持最佳的健康状况。纽曼系统模式主要包括与环境互动的人、应激源和反应与预防措施三部分（图 4 - 3）。

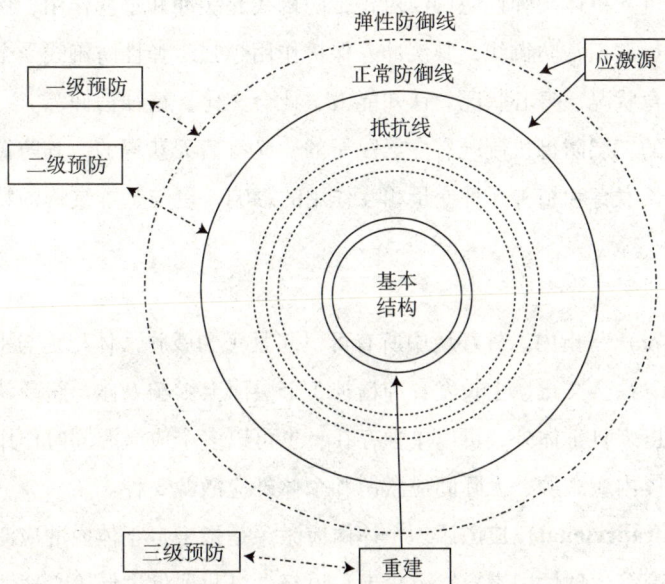

图 4 - 3　纽曼系统模式示意图

（一）人

人是与环境持续互动的开放系统，这个系统的结构可以用围绕着一个核心的一系列同心圆来表示。

1. 基本机构（basic structure）　基本机构又称能量源，位于核心区域。它由生物体共存的基本要素组成，包括基因类型、解剖结构、生理功能、认知能力、自我观念等。基本结构不断地进行新陈代谢，持续产生能量，供机体维持生命活动和生长发育的需要，以及适应环境和抵抗各种应激源侵袭的需要。当能量源储存大于需求时，个体系统保持稳定与平衡。

2. 抵抗线（lines of resistance）　抵抗线是机体最内层的防御力量，具有维持机体基本结构正常运转、维护生命的功能。抵抗线包括免疫功能、遗传特征、适应性生理机制和应对行为等。当来自外环境的应激源入侵到正常防御线的时候，抵抗线即被激活，做好抵抗应激源的准备。如果应激源突破正常防御线，则抵抗线会发挥作用，保护机体基本结构的完整和促进正常防御线的修复。一旦抵抗线被击穿，则机体的基本结构会遭到破坏，能量逐渐耗竭甚至死亡。

3. 正常防御线（normal line of defense）　正常防御线位于弹性防御线和抵抗线之间，是人的第二层防御力量。当应激源突破弹性防御线后，正常防御线会迅速做出一系列的调整和适应，以加强防御力量，保护抵抗线的完整，维持机体的稳定与健康。如果机体经过应对和调整后不能达到稳定状态，正常防御线被突破，机体就会发生应激反应，出现症状和体征。因此，维持正常防御线的完整是健康的标志。纽曼认为，个体的健康适应范围是动态变化的，正常防御线也具有一定的伸缩性，但与弹性防御线相比相对稳定，其变化的速度相对慢得多。当个体健康状况良好时，其正常防御线的适应范围就大，抗衡应激源的力量就强大；当个体健康状况下降时，其正常防御线的适应范围就小，抗衡应激源的力量也变弱小。

4. 弹性防御线（flexible lines of defense）　弹性防御线是一种动态易变的、位于机体最外层的防御力量。它首先接触应激源，阻止有害因素入侵，同时又允许对机体发展有利的因素穿过正常防御线，进入机体。弹性防御线对正常防御线起缓冲和过滤作用，保护正常防御线的完整。该防御线越远离正常防御线，其缓冲、保护作用越强。弹性防御线受个体的多种因素影响，例如，生长发育状况、身心状况、认知能力、社会文化、精神信仰等。

纽曼认为，人的三层防御机制既有先天赋予的，又有后天获得的。其防御强度受生理、心理、社会文化、生长发育和精神5种变量相互作用的影响，也与基本结构的特征、能量供应是否充足有关。

（二）应激源

应激源（stressor）是指内、外环境中所有可引起紧张和威胁人体稳定与平衡的因素。这些因素在生理、心理、社会文化、生长发育和精神5个层面上影响人体。纽曼认为，应激源可以来自于体内，也可以来自于体外；可以单独存在，也可以多个应激源同时作用于机体。纽曼将应激源具体分为个体内应激源、人际间应激源和个体外应激源3种。

1. 个体内（intrapersonal）应激源　个体内应激源是指来自于体内的应激源，如头痛、恶心、失眠、体温升高等生理性因素，以及焦虑、愤怒、自我评价过低等心理性因素。

2. 人际间（interpersonal）应激源　人际间应激源是指来自于人与人之间的应激源，如夫妻关系、家庭关系、邻里关系、同事关系、护患关系等人际间关系的紧张、不协调或沟通障碍。

3. 个体外（extrapersonal）应激源　个体外应激源是指来自于身体外的应激源，如气候变化、地理和社会文化环境变化、失业、经济困难等机体外因素。

当应激源过强，或几种因素综合作用时，就可以超过人的防御能力，突破正常防御线，破坏系统的稳定，出现症状和体征；进一步突破抵抗线，则损害机体的基本结构，威胁生命。纽曼还指出，应激源产生的作用是不确定的，因人而异，因时间、质量和数量的不同而不同。系统模式要求护士仔细评估特定的应激源对特定系统的意义。

（三）反应与预防措施

应激源穿透正常防御线，导致系统不稳定称为反应。针对个体应对应激源时所产生的反应强度，纽曼提出了三级预防措施。

1. 一级预防（primary prevention） 当应激源可疑存在，或应激源已经确定，弹性防御线正抵抗应激源的侵袭，但没有明显的应激反应出现时，护理应采取一级预防措施。一级预防措施主要是减少个体与应激源接触的可能性，或增强个体应对应激源的能力，增强弹性防御线的抵抗能力，保护正常防御线的完整，防止发生反应。

2. 二级预防（secondary prevention） 当正常防御线被应激源突破，发生反应和出现症状时，护理应采取二级预防措施。二级预防措施是一种治疗措施，主要是积极处理出现的症状，并增强抵抗线的防御能力，减轻反应和反应造成的危害。

3. 三级预防（tertiary prevention） 个体系统发生结构重组时系统的调整过程，是在实施二级预防后，病情基本稳定时采取的措施。主要强调帮助个体恢复及重建功能，减少后遗症，并防止压力源的进一步损害。

二、系统模式对护理学基本概念的论述

（一）人

纽曼认为，人是一个由生理、心理、社会文化、生长发育和精神五个相互关联的变量组成的综合体。其中，生理是指机体的结构和功能；心理是指心理过程和关系；社会文化是指社会和文化功能及其相互作用；生长发育是指生命的成长发展过程；精神是指信仰与信念。人是一个开放系统，不断与环境相互作用，并且发生持续的变化，并有抵御环境中各种应激源侵袭、维持系统稳定的能力。纽曼进一步将人的概念扩展到家庭、群体和社区。纽曼系统模式不仅适用于个体，也适用于家庭和社区。

（二）环境

纽曼认为，环境是所有影响人的内外因素的总和。纽曼将环境中能改变系统稳定的因素称为应激源（stressors）。应激源又分为个体内因素、人际间因素和个体外因素三种。个体内应激源与内环境相关，个体外应激源和人际间应激源构成人的外环境。

除了机体的内环境和外环境，纽曼还提出了自身环境的概念（created environment）。自身环境是指护理对象在面对环境中各种应激源时，自发地动员系统所有五个变量的力量以达到系统的完整和稳定。自身环境反映了护理对象的防御系统对应激源做出的反应。

（三）健康

纽曼认为，健康是系统的最佳稳定状态。当系统的需要得到满足时，系统的生理、心理、社会文化、生长发育和精神五个方面与系统整体相协调，机体处于最佳稳定状态，这种状态就是健康。反之，系统的需要得不到满足，则机体的健康水平下降。纽曼重视机体能量与健康的

关系，认为机体应对环境中的应激源时需要消耗能量。当机体产生和储存的能量多于消耗时，个体的完整性、稳定性增强，健康水平提高；当能量的产生与存储不能满足机体需要时，则完整性与稳定性减弱，健康水平下降。

（四）护理

纽曼认为，护理是一门独特的专业。护理应关注所有来自个体内、个体间、个体外的压力源，以及这些压力源所产生的反应。护理行为是以三级预防措施作为干预手段，帮助护理对象保存能量，有效应对应激源，减轻应激源造成的不良反应，维持和促进系统的稳定，或者重建和恢复系统的稳定。

三、系统模式在护理实践中的应用

纽曼将护理程序分成诊断、目标和结果三个步骤。

1. 护理诊断 在诊断阶段，护士运用评估手段收集资料，并进行分析，做出具体的护理诊断。

纽曼于1995年提出需从7个方面对护理对象进行系统的评估。①评估个体基本结构和能量源的状况及强度。②评估个体的防御能力，主要评估三条防御线的特征、潜在的反应和反应后重建的潜能。③确定和评价潜在的或现存的应激源。④评估护理对象与环境之间潜在的和/或现存的个体内部、人际间和个体外的互动，在评估时需考虑所有的五个变量。⑤评价护理对象既往、目前和将来的生命过程和应对方式对其系统稳定性的影响。⑥确定和评价有利于护理对象最佳健康状态的现有的和潜在的内部和外部资源。⑦确定和解决照顾者与护理对象之间的认识差异。最后通过综合所收集的资料，做出护理诊断并排序。

2. 护理目标 护理目标包括制定护理目标和选择干预方式两个方面，后者即选择不同层次的预防措施（表4-2）。

表4-2 三级预防的选择、目的与性质

类别	一级预防	二级预防	三级预防
应激源	潜在的或已存在的	明显的，已存在的	遗留的，可以明显也可以隐蔽
机体反应	可能发生但尚未发生	发生应激反应，出现症状和体征	遗留症状
干预目的	防止发生反应，维持和促进个体的稳定性和完整性	减轻反应的程度	巩固治疗效果，重新获得系统的稳定并维持尽可能高的健康水平
措施性质	预防性干预	治疗性干预	康复性干预

3. 护理结果 护理结果包括实施护理干预和评价是否达到预期目标。评价的内容包括个体防御能力的变化，应激源的本质，个体内部、人际间和个体外压力源的变化，个体应激反应的缓解程度等。根据评价结果决定结束护理程序或修订目标和措施。

【案例】张某，男，50岁，初中文化，工人，糖尿病史5年，不规则服药，血糖控制不稳定。右足背因蚊虫叮咬后感染，逐渐加重，溃烂1月余入院。其母有糖尿病史。查体：双下肢皮肤苍白，主诉有麻木。右足背创面8cm×7cm×2cm，有大量渗出，伴有恶臭。实验室检查：空腹血糖16.1mmol/L，餐后血糖18.1mmol/L，血酮体（-）。

患者平时喜好吃肉，不爱吃蔬菜和水果，认为糖尿病除不能吃甜食以外，其余食物可以随便吃。无运动习惯，认为上班很累，上班就是运动。工厂效益不好，医药费不能及时报销，同时担心病假时间长会失去工作。妻子是同厂的退休工人，有一个上高中的女儿，患者与家人沟通、互动关系良好，妻子和女儿每日都到医院探视。

（一）确定护理诊断

1. 评估

（1）基本结构　有糖尿病家族史，患糖尿病5年，血糖控制不稳定，有糖尿病足症状，已造成基本结构的改变。

（2）防御能力　防御能力的评估包括三方面：①弹性防御线：由于对糖尿病的认识不足，对患病事实的接受度差，不能坚持服药，认为药物的副作用大，对糖尿病饮食治疗、运动和足部护理的知识缺乏，导致弹性防御线被应激源穿透。②正常防御线：血糖高，下肢溃疡，出现症状和体征，说明系统的稳定性破坏，正常防御线被击穿。③抵抗防线：已被激活，保卫系统基本结构的完整性。

（3）应激源　①个体内应激源：生理方面有血糖升高，足背溃疡；心理方面有担心疾病预后、医疗费用负担及失去工作等的焦虑。②人际间应激源：目前未发现明显的人际间应激源。③个体外应激源：工厂不景气，医药费不能及时报销，可能失去工作。

（4）应对方式与可利用资源　与家人关系密切，遇事愿意与妻子商量。家人一直能给予关爱和支持，是恢复健康的可利用资源。患病后相信民间治疗糖尿病的饮食偏方，有时会延误糖尿病的正规治疗。

2. 诊断

（1）皮肤完整性受损　与血糖过高、不能正确处理伤口有关。

（2）知识缺乏　与缺乏糖尿病饮食、服药、皮肤护理、运动等相关知识。

（3）焦虑　与担心疾病预后、经济负担过重等有关。

（二）制定护理目标

该病例的应激源是明显的，已经突破弹性防御线，侵犯正常防御线，发生反应和出现症状，护理应采取二级预防措施。主要是积极处理出现的症状，并增强抵抗线的防御能力，减轻反应以及反应造成的危害。

1. 诊断一　皮肤完整性受损：与血糖过高、不能正确处理伤口有关。

（1）目标

①创面不继续扩大，并保持创面清洁。②1周后创面缩小，有新鲜肉芽组织生长。③出院前学会正确进行足部护理。

（2）措施　包括遵医嘱服用降糖药、加强饮食护理、控制血糖、清创换药、抬高患肢和指导患者进行足部护理的练习等措施。

2. 诊断二　知识缺乏：与缺乏糖尿病饮食、服药、皮肤护理、运动等相关知识。

（1）目标　①能与护士共同制定糖尿病护理计划。②能说出糖尿病服用降糖药，饮食治疗，运动，足部皮肤护理的目的、原则和注意事项。③能在行为方面有改变，达到自我照顾、控制血糖、预防并发症的目的。

（2）措施　①利用糖尿病健康教育手册，结合患者病情，与患者一起学习讨论糖尿病的

NOTE

病因、表现、治疗和护理措施，重点介绍药物治疗、饮食治疗、足部护理的具体方法和重要性。②与患者共同制定护理计划。

3. 诊断三　焦虑：与担心疾病预后、经济负担过重等有关。

（1）目标　情绪稳定，能平静地接受治疗和护理。

（2）措施　①多在床边陪伴，了解患者的期望和担忧，解释血糖控制后症状可以缓解，每次换药后及时向患者和家属反馈创面好转的信息，使其树立治愈疾病的信心。②鼓励和支持家属的陪伴。③向医生反映患者的担心，选用价廉效优的药物，以降低经济负担。

（三）评价护理结果

1 周后右足背创面缩小至 5cm×4cm×1cm，渗出减少，开始有新鲜肉芽组织生长。血糖控制在正常范围内。

住院期间与护士共同制定糖尿病护理计划，并能认真执行。能口述糖尿病日常食品交换方法和足部护理的注意事项。在得知即将出院时，能主动向护士索取糖尿病健康教育宣传材料，表示回家后要严格遵医嘱服药，遵守饮食治疗原则。

情绪平稳，对溃疡愈合、控制血糖、预防并发症有信心。

通过以上评价，得出患者基本达到护理目标。再进一步根据患者目前情况，制定出院后的健康教育计划，采用三级预防措施。目标是巩固治疗效果、重新获得系统的稳定和维持尽可能高的健康水平。

第五节　考克斯的健康行为互动模式

谢丽尔·考克斯（Cheryl Cox）1948 年出生于美国印第安纳州洛根斯波特市，1970 年毕业于田纳西州立大学，获护理学学士学位；1972 年获范德比尔特大学护理学硕士学位；1982 年获罗切斯特大学护理学博士学位。考克斯的主要研究方向是慢性疾病患者的健康与危险行为、健康行为转变的动机和影响。1982 年考克斯在《护理科学进展》（Advance in Nursing Science）杂志上发表了题为"健康行为互动模式：研究理论描述"的论文，正式提出健康行为互动模式。在其后的研究中她又不断完善和发展了该模式。健康行为互动模式主要用于系统地指导护理研究、促进护理干预的发展及应用。

一、健康行为互动模式的内容

考克斯的健康行为互动模式主要由三部分组成（图 4 - 4），即服务对象的独特性（client singularity）、服务对象与专业人员的互动（client - professional interaction）和服务对象的健康结果（client health outcomes）。

（一）服务对象的独特性

考克斯认为，服务对象的独特性是由背景因素、内在动机、认知评价和情感反应四个变量构成的。其中背景因素是相对静态的变量，而内在动机、认知评价和情感反应是动态变量，这三个变量与背景因素相比，更容易受专业人员干预的影响。

1. 背景因素（background variable）　背景因素是整个健康行为互动模式的基础，包括人

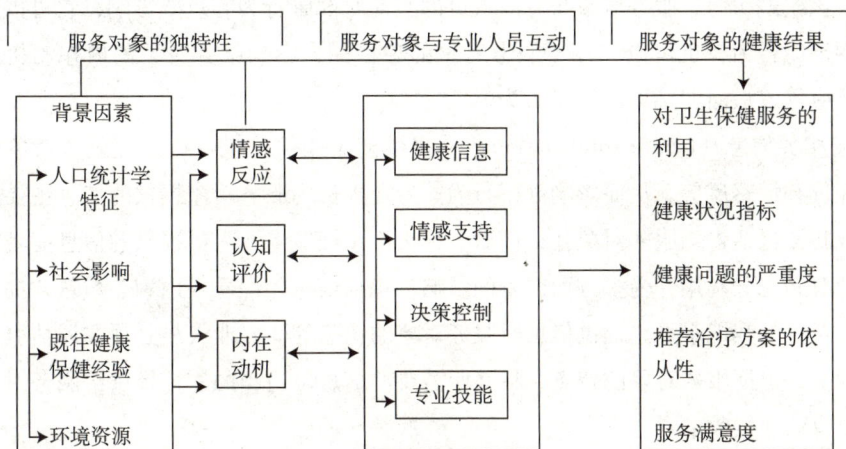

图 4-4　考克斯健康行为互动模式示意图

口统计学特征（性别、年龄、民族、婚姻、文化程度、职业、收入等）、社会影响（家人或同伴的影响、社会交往、风俗习惯、信仰等）、既往健康保健经验（个人生长发育状态、客观健康指标、病史等）和环境资源（卫生服务的可及性、医疗保障、个人资源等）。这些背景因素往往作为解释服务对象独特性中动态变量的先前变量，它们对健康行为的影响往往不是立即产生的，而是间接的，而且这些因素之间也是相互作用的。例如张某，55 岁，男，大学教师（人口统计学特征），患糖尿病 10 年，曾因糖尿病酮症酸中毒住院治疗（既往健康保健经验），家人很担心他血糖控制不好引起并发症（社会影响），他决定（内在动机）按时体检、控制饮食、健身等（健康相关行为）。

2. 认知评价（cognitive appraisal）　认知评价是指服务对象对目前健康状况、健康相关行为、与卫生保健服务提供者间关系特征等内容的感知。考克斯认知评价会影响服务对象的健康行为。例如，服务对象认为虽然目前自己没有病，但健康体检是预防疾病、维护自身健康的必要行为，这种认知评价促使他定期进行体检。考克斯还指出背景变量会直接影响服务对象的认知评价，例如文化程度、宗教信仰、年龄、患病经历等，但服务对象的认知评价不一定符合客观现实。如某些人因为文化水平低（人口统计学特征），对医学知识不了解，发现自己身边有的人一辈子吸烟但很健康，而有的人不吸烟却生病了（社会影响），因此他们认为"吸烟不会影响健康"（不符合客观现实的认知评价）。

3. 情感反应（affective response）　该模式中的情感反应主要体现在服务对象的情绪，常见的情绪有紧张、焦虑、恐惧、愤怒、忧郁、不确定感等。考克斯认为，情感反应和认知评价相互影响、相互作用，认知评价会引起情感反应，情感反应也会干扰认知评价，二者均会影响服务对象的健康行为。如对某些疾病（艾滋病、癌症等）的负性认知（不治之症、家族遗传等）会使其产生焦虑、恐惧等不良情绪反应，而这些不良情绪反过来干扰服务对象的认知活动，从而对其健康行为产生影响。

4. 内在动机（intrinsic motivation）　内在动机是指由个体的内在需要所引起的动机。该模式的内在动机是指服务对象追求健康的需要和动机。内在动机是健康行为互动模式的一个主要要素。它包括健康行为的选择、期望、能力需求和自我决策。

（二）服务对象与专业人员的互动

服务对象与专业人员的互动包括四个要素，即健康相关信息、情感支持、决策控制和专业技术能力。该模式认为，服务对象与专业人员的互动对健康行为有重要影响，它可以直接影响服务对象的健康行为，也可以作用于服务对象的独特性，影响服务对象的内在动机、认知评价、情感反应等，从而间接影响健康行为。

1. 健康相关信息（health information）　提供健康相关信息可以改变服务对象的内在动机、认知评价和情感反应，从而影响健康行为。专业人员为服务对象提供的信息主要是关于健康保健的威胁，包括告知服务对象什么该做，什么不该做。专业人员提供的信息能否被服务对象接受、理解和充分利用，受多方面因素的影响，包括信息的性质、内容、数量、提供信息的方式、服务对象的知识水平、提供信息时服务对象的状态等。专业人员必须在评估服务对象独特性的基础上，根据服务对象的特点，将其所需要的信息以适当的途径提供给服务对象，以使服务对象能有效地接收信息。

2. 情感支持（affective support）　情感支持是指专业人员对服务对象情感方面的照顾，主要包括情感激励和构建信赖的关系。考克斯认为，专业人员与服务对象互动过程中，若仅提供健康信息而没有情感支持，则可能对服务对象的情感反应和认知评价产生消极影响。考克斯还强调在给予情感支持时应维持服务对象的独特性，情感支持应适度，若忽视情感支持或情感支持过度，将会导致服务对象出现不满和退缩。

3. 决策控制（decisional control）　决策控制是指服务对象个人拥有的权利，参与自身健康行为的决策，以获得理想的结果。参与决策能增强服务对象正性的情感体验和内在动机，有利于其需要的满足和健康行为的建立。决策控制是与健康问题的认知、服务对象的动机状态、互动的信息、个体的独特性等因素相关的。如果服务对象缺乏健康相关信息，将会导致其对疾病认知评价不正确，决策控制将会受到限制。受服务对象独特性的影响，决策控制存在很大个体差异。专业人员应根据服务对象的独特性，给予其适当范围的决策控制。

4. 专业技术能力（professional technical competencies）　专业技术能力是指服务对象依赖专业人员的技术能力，如冷热疗法、皮下注射、静脉输液等。受服务对象独特性的影响，服务对象对专业技术能力的依赖程度各不相同。考克斯认为，专业技术能力与情感支持、决策控制等因素相互关联。例如，服务对象对专业技术能力需求越多，则对决策控制的需求越少，对情感支持的需求增加。

（三）服务对象的健康结果

健康结果的主要要素是健康行为的测量，包括五个方面。

1. 对卫生保健服务的利用　是指在利用卫生资源方面的健康促进行为。

2. 健康状况指标　包括主观、客观健康资料和实验室检查结果等。

3. 健康问题的严重度　包括疾病的发展和转归。

4. 推荐治疗方案的依从性　指服务对象按照专业人员提供的治疗方案采取促进健康结果行为的情况。

5. 服务满意度　不是行为指标，但对服务的满意度可以预示今后的健康行为。对服务满意度高的人，今后可能会更积极地利用卫生资源、对治疗方案的依从性高等。

健康结果受服务对象的独特性、服务对象与专业人员互动的影响，同时健康结果通过反馈也会影响到服务对象的独特性及服务对象与专业人员的互动。

二、健康行为互动模式对护理学基本概念的论述

（一）人

考克斯强调人的独特性和自主性。独特性主要体现在人具有不同的背景因素、内在动机、认知评价和情感反应。专业人员与服务对象的互动要以服务对象的独特性为基础。自主性体现在人具有参与自身健康行为决策的期望和能力。人有对健康行为进行决策的权利。

（二）健康

考克斯支持 WHO 的健康定义，即"健康不仅仅是没有疾病和身体缺陷，还要有完整的生理、心理状态和良好的社会适应能力"。

（三）环境

考克斯认为，环境是存在于人周围的所有因素。人与环境是相互影响、相互作用的。人利用环境满足自身的需要，环境也能影响人的各个方面。

（四）护理

考克斯认为，护理是与服务对象建立良好互动关系，提供基于服务对象独特性的干预措施，从而促进最佳健康结果的实现。护理人员应该认识到服务对象具有参与自身健康行为决策的愿望和能力，并且参与决策能够增强服务对象的自我效能，促进健康相关行为的建立和维持。护理人员应根据服务对象的独特性，给予其最大程度的决策控制。

三、健康行为互动模式在护理实践中的应用

该模式自提出以来，已经被越来越多的护理人员认识，目前已广泛应用于护理的各个领域，包括健康行为指导，如用于指导儿童的预防性健康行为、预防青少年的攻击性行为等；健康筛查，如妇女的宫颈癌筛查；临床护理实践指导，如癌症幸存患儿的健康促进、糖尿病患者的饮食控制、护理干预中变量的选择等。

以该模式作为指导护理实践的理论框架进行护理时，可按下述流程进行。

1. 对护理对象进行评估　根据健康行为互动模式的构成要素，对服务对象的独特性进行评估，必要时对服务对象的家属或照顾者进行评估。

2. 服务对象和专业人员的互动　包括与服务对象及家属建立关系、提供必要的健康信息、情感支持、服务对象和专业人员共同决策制定护理计划、提供专业技能满足服务对象的健康需求等。

3. 对于健康结果的评价　根据服务对象的个体临床特征选择适当的指标进行评价。

考克斯认为，每个个体都是独特的，在护理实践中，护理人员要善于抓住服务对象独特性的特点，激发其健康动机，运用该模式的中心互动环节，提高服务对象对自身健康的需求，促进最佳的健康结果。

【案例】赵某，男，62 岁，以"经常头痛、头晕 2 年，加重 3 天"主诉入院。经检查，诊断为原发性高血压。患者初中文化，农民，身高 175cm，体重 95kg。吸烟 30 年，2 天 1 包，喜饮酒，每日半斤白酒，饮食规律，每日三餐，喜食高脂肪饮食，不喜欢吃蔬菜、水果，口味偏咸，经常吃酱腌咸菜，睡眠良好。家庭收入中等，2011 年开始参加新型农村合作医疗。既往身体健康，从未参加过体检，不知自己患有高血压，未服用过降压药，自己和家人都不了解高血压的相关知识，家人认为定期体检没有意义，浪费钱。患者知道自己患有高血压后很紧张，因为邻居因高血压引发脑出血抢救无效死亡。患者非常想了解高血

的相关知识。

1. 对护理对象进行评估 对背景因素、内在动机、认知评价和情感反应四个方面进行评估。

（1）背景因素 初中文化，农民，家庭收入中等（人口统计学特征），参加新型农村合作医疗（环境资源），既往身体健康，从未参加过体检、未服用过降压药（既往卫生保健经验），家人认为定期体检没有意义，浪费钱，邻居因高血压引发脑出血抢救无效死亡（社会对服务对象的影响）。

（2）认知评价 患者缺乏对自身疾病及相关知识的认识（不知自己患有高血压，不良的生活方式、超重）。

（3）情感反应 紧张，担心疾病的预后。

（4）内在动机 非常想了解高血压的相关知识。

2. 服务对象和专业人员的互动 根据该患者的情况，运用该模式的中心互动环节，促进患者健康行为的建立。

（1）情感支持 首先与患者建立良好的护患关系，获得患者的信任，然后进行有效的沟通，消除患者的思想顾虑，降低患者的紧张度。

（2）健康相关信息 该患者文化水平低，护理人员在为患者提供高血压相关信息时，应做到简单易懂、深入浅出，贴近患者的生活。患者年龄大，农村人，接受信息较慢，护士提供信息时应做到反复强化，增强患者的记忆。

（3）决策控制 与患者一起讨论，制定适宜的个性化护理干预措施。

（4）专业技能 教会患者及家属测量血压的方法。

3. 对于健康结果的评价 根据该患者的特点，选择以下指标进行评价。

（1）对卫生保健服务的利用 能做到定期体检。

（2）健康问题的严重度 血压控制在正常范围内，未出现并发症。

（3）推荐治疗方案的依从性 患者能按照护理人员的要求，坚持每天测量血压，按时服用降压药，建立健康的生活方式，戒烟限酒、低盐、低脂肪饮食，增加蔬菜和水果的摄入量，控制体重等。

（4）服务满意度 对护理人员的工作非常满意。

通过评价，得出基于服务对象独特性的干预措施非常有效，帮助服务对象达到预期的健康结果。

思考题

1. 简要叙述纽曼系统模式的三级预防措施。

2. 根据考克斯的健康行为互动模式，简要说明服务对象的独特性由哪些要素构成。

3. 运用实例分析说明背景因素如何对健康行为产生影响。

4. 患者张某，女，48岁，4个月前丈夫去世。既往喜欢参加社交活动，自丈夫去世后很少与他人交往，吸烟，饮食不固定。其父死于冠心病。实验室检查：血脂增高。根据奥瑞姆自理理论分析该患者有哪些方面的自理需要？应选择什么护理系统？

5. 患者杨某，男，61岁，既往高血压病史7年，冠心病4年。今天与家人吵架后心绞痛发作入院。患者脾气急躁，与老伴常有摩擦。以罗伊适应模式对该患者进行评估，分析此时患者面临哪些刺激？

第五章　评判性思维与临床护理决策

随着人们对健康需求的不断增长，护士的角色发生了转变，要求护士除了具备一般的理论与技能外，还需具备多种能力，包括处理复杂临床问题的能力、与人有效合作的能力、独立获得信息的能力及评判性思维能力，其中评判性思维能力是护士获取其他各种能力的关键。

第一节　评判性思维

社会进步、卫生保健的快速变革和新技术的发展与运用，使护理工作范畴日益扩大，护理工作环境更加复杂，护士必须能够运用评判性思维做出满足患者需要的最佳护理决策。

一、概述

（一）定义

评判性思维（critical thinking）又称批判性思维，其概念源于哲学和教育学。早在 2400 年前，苏格拉底就曾对评判性思维进行解释和探究。20 世纪 30 年代，德国法兰克福学派的学者提出了"评判性思维"，并作为一种促进学习的方法被教育领域采纳。20 世纪 90 年代，评判性思维作为美国高等教育的重要组成部分而备受关注。

目前，无论是护理专业还是其他相关专业都还没有对评判性思维做出清晰一致的定义，许多专家从不同的角度提出了不同的观点。

沃森（Waston）和格拉泽（Glaser）1964 年提出，评判性思维是态度、知识和技能的综合体，包括质疑的态度，有效地进行推断、抽象、概括所应具备的知识，以及应用这些知识的能力。

美国哲学学会（American Philosophy Association，APA）1990 年用德尔菲法对来自文、理科领域的 46 名专家进行调查得出结论：评判性思维是一种有目的、自我调控的判断过程，这种判断是建立在对特定情景采用循证的、科学的方法进行分析、评价、推理、解释和说明的基础之上的。

阿尔法罗·勒菲芙（Alfaro‐Le Fevre）1995 年提出，护理中的评判性思维是一种有目的的思维能力，这种能力以科学的原理和方法作为基础，依据实际情况做出判断。

芭芭拉（Barbara）1999 年提出，护理中的评判性思维是收集资料，创造性地提出护理诊断和干预措施，是护理计划个体化和精确化的逻辑思维过程。

综合各种观点，评判性思维的概念有两种代表性观点。一种观点将评判性思维看作一种能力，认为评判性思维是个体对"做什么"的问题做出合理决策的能力。另一种观点将它看作一种思维，一种有目的性的对产生知识的过程、理论、方法、背景、证据和评价知识的标准等正确与否做出自我调节性判断的思维过程。将评判性思维定义为一种能力与定义为一种思维过

NOTE

程并不矛盾，区别在于审视的角度不同。

目前，国内的护理教育专家比较认可的评判性思维的定义为：评判性思维是运用已有的知识和经验，对问题及其解决问题的方法进行选择、识别、假设，在反思的基础上进行分析、推理，做出合理判断和正确取舍的高级思维方法与形式。

（二）评判性思维的组成

目前普遍认为智力因素、认知技能因素和情感态度因素是评判性思维的重要组成部分。护理学者认为，护理评判性思维并不是一般评判性思维，它是应用于临床护理情境中的评判性思维。护理中的评判性思维包括护士的专业知识、护理经验、态度、认知技能和判定标准5部分。

1. 专业知识 专业知识是护理评判性思维的前提和基础。护士的专业知识包括基础科学、人文科学和护理学的知识和理论。护士的专业知识基础越深厚和广博，就越能运用整体观念思考和分析患者以及其健康保健的需要，就有越高的评判性思维能力。在进行评判性思维时，所运用知识的正确性与结论的合理性是密切相关的。如果护士运用错误的信息或缺乏重要的资料就做出推理，就不可能得出合理的结论。

2. 护理经验 护士只有在护理患者的实践中才能发展其临床护理评判性思维能力。通过病情的观察、健康状况的评估，找出护理问题，制定有针对性的护理措施并给予实施。在这一系列的护理过程中，护士的经验水平对决策过程具有重要影响。有经验的护士可以在临床情境的诸多因素中直接关注主要健康问题，有效整合已有知识，并运用经验帮助推理，从而做出正确的护理诊断。经验较少的护士则运用生硬的规则和指南做出决策，且决策的正确性不高。

3. 认知技能 认知技能是评判性思维的核心。护士在临床实践中，需要评价患者病情信息的正确性、分析主要健康问题、推理解决问题的方法，此过程中需要运用认知技能。Paul 在1993 年提出的评判性思维认知技能有 8 项，包括评判性分析、归纳推理、演绎推理、做出正确的推论、鉴别事实、评估信息来源的可靠性、澄清概念和认可假设。

（1）**评判性分析** 评判性分析是鉴别陈述，要求针对某一具体情况或思想提出一系列问题，并对这些问题进行质疑和分析，以鉴别主要的信息和观点，弃去多余的信息和观点。评判性分析包含 4 个主要的评判性分析问题和 9 个评判性分析亚问题（表 5 - 1）。

表 5 - 1 评判性分析的主要问题

4 个主要的评判性分析问题	9 个的评判性分析亚问题
核心问题是什么	
潜在的假设是什么	
所得到的证据有效吗	1. 证据是老一套的吗
	2. 证据带有情感性或偏见吗
	3. 证据是否足够和有效
	4. 关键术语有清晰的定义吗
	5. 现有的资料有关联吗
	6. 问题得到正确识别了吗
结论可接受吗	1. 结论正确吗
	2. 结论适用吗
	3. 有无价值冲突

这些问题是用于判断观点的一系列标准，并不是每种情况都要用到所有的问题。护士应熟悉这些问题，以便在特定的情况下选择适当的问题。

（2）归纳推理　归纳推理是逻辑思维的基本方法之一。归纳是指从一系列的事实或科学观察中，通过现象概括出事物的本质特征，总结出一般规律，得出结论的思维方法。护士在临床实践中广泛地使用归纳法，例如，当观察到患者面色苍白、出冷汗、脉搏细数、血压下降、尿量减少、呼吸急促等临床表现时，可归纳这些症状，判断出患者出现了休克。

（3）演绎推理　演绎推理是逻辑思维的另一种基本方法。演绎是从一般引出个别。例如，护士学习了马斯洛人类需要层次理论，就可以运用该理论对具体患者的需要进行识别与分类，从而确定该患者是否存在呼吸、排泄、营养、安全、爱与归属、尊重等具体需要问题。

在临床实践中，面对复杂的临床情景，护士通过运用评判性分析、归纳推理与演绎推理等思维方法谨慎鉴别事实、评估信息来源的可靠性、澄清概念和认可假设，以帮助做出正确的临床护理决策。

4. 态度　积极的态度是在护理实践中进行评判性思维的动力。个体发展自信、独立思考、公正诚实、责任心、质疑与勇于探索、创造性、执著、谦逊的态度对评判性思维的形成很重要，这些态度相互联系，相互影响。

（1）自信　自信是一个人对完成某一任务或达到某一目标的能力感到有把握。自信不是骄傲自大或盲目的优越感。扎实的基础知识、丰富的临床护理经验和一定的认知技能是护士自信的源泉。

（2）独立思考　护士应发展独立思考的能力。当对同一个问题产生不同意见时，护士既不能毫无疑义地接受他人的观点，也不能不加思考地拒绝他人的观点，而是应该独立思考、全面考虑，做出合理推断。

（3）公正诚实　评判性思维要求应公正地处理问题，即应用同样的标准评价各种观点，而不是根据个人或群体的偏见和成见做出判断。护理实践需要诚实，即护士要用同样严格的检验标准来验证他人和自己的知识和观点。

（4）责任心　在护理工作中，护士应遵循护理实践标准，提供正确的、高质量的护理活动，并对所实施的护理措施的后果负责。

（5）质疑与勇于探索　要更深入地了解患者的病情，护士就应具有质疑和探究的态度，激发护士进一步评估临床情境，以获得更多有价值的信息。评判性思维要求护士乐于尝试用不同的方法去解决问题，勇于探索的精神能推动护理革新，是护理发展和进步的动力。

（6）创造性　创造性思维是一种能产生新思想或新产品的原创性思维。在护理实践中，创造性思维是指能发现原有标准和规范之外的具有开创性探索未知事物的高级复杂的思维。

（7）执著　评判性思维要求探索解决问题的有效方法。具有评判性思维的护士在寻找解决患者问题的有效解决方法时会显现出坚定和执著的精神。

（8）谦逊　在护理实践中，承认自身知识和技能的局限很重要。具有评判性思维的护士应承认自己有所不知，并努力获取新知识。

5. 判定标准　如何确定一个人的思维是否具有评判性，保罗（Paul）认为可用统一的标准来衡量。评判性思维标准是指确定决策和判断是否正确和合适的标准，包括智力标准和专业标准。

（1）智力标准　Paul 提出的评判性思维所通用的智力标准包括 14 项，即评判性思维应是

NOTE

有条理、精确、详尽、正确、有关联、可靠、一致、合理、深入、概括、完整、有意义、适当和公正。当护士面对临床情境、认真思考患者问题时，应使用诸如精确、正确、一致等标准，以确保决策的合理性和正确性。

（2）专业标准　评判性思维的专业标准是包括伦理标准、评价标准和专业职责标准。

1）伦理标准　伦理标准在护理实践中的反映通常就是护士所展示的尽责和人道精神。具有评判性思维的护士应运用7条常用的伦理原则指导临床护理决策，即自治、仁慈、公正、忠实、诚实、保密和责任心。自治是指每个人都有自我决定的权利，都有权根据自己的价值观和信念对方案进行推理，做出决策。仁慈是指乐于尊重他人利益和避免伤害他人的意向。公正是指公正地对待所有患者，并给予他们最好的护理服务。忠实是指遵守对患者的承诺，尽己所能实践承诺。诚实是指告知患者真实的情况。保密是指尊重患者的信息私密。责任心是指愿意对自己的行为结果负责。

2）评价标准　护士在运用评判性思维做出临床决策时还要用到评价标准，这些评价标准以护理标准为基准，由相关临床机构和专业组织发展而来，并被广泛认可。护士在日常工作中经常用到的评价标准有三类：第一类是症状评价标准，如护士在评价疼痛的特征时，要运用疼痛发作时间、持续时间、部位、严重程度、类型和伴随症状、促进因素、缓解因素等评价标准。第二类是治疗护理效果评价标准，如护士在评价药物治疗的效果时，要运用症状和体征的改变、有无副作用以及达到预期效果的程度等评价标准。第三类是对健康教育效果进行有效评价的标准，护士运用患者掌握所学知识的能力、实施所学技能的能力等标准来评价对患者健康教育的效果。

3）专业职责标准　护士必须要对自己的临床实践行为负责。护理实践中需要专业职责标准以确保向患者提供高质量的健康服务。护理的专业职责标准包括国家的政策法规、行业规范、部门规章和医院的制度等。

（三）评判性思维的特点

1. 评判性思维是一个主动思考过程　评判性思维的主体不是被动地、不加评判地接受外来刺激、他人的观点或"权威"的说法，而是对所面临的问题进行积极、主动的思考，运用自己的知识经验去分析、推理，做出自己的判断。

2. 评判性思维是一个独立思考过程　评判性思维不是人云亦云，随声附和，也不是自我思维的重新阐述，而是对自己和他人思维所做的有建设性的和独立的思考。

3. 评判性思维是一个提问过程　评判性思维实质上是一个质疑的过程，通过不断提出问题而产生新观点。提问本身就是一种评判形式。

4. 评判性思维是一个反思过程　评判性思维以创新为宗旨，是对思维的再思维。当自己或他人有了某种观点后，要反思事实存在与否、根据充分与否、解释合理与否。

5. 评判性思维是一个开放过程　在进行评判性思维的时候，个体应具有高度的开放性，愿意听取和采纳别人的不同观点，也能够将自己的观点与他人进行沟通。在这种开放性的信息交流过程中，正确、合理、明智的观点就会得以产生。

（四）评判性思维与创造性思维的关系

评判性思维与创造性思维既有区别又有联系。二者的共同点在于都需要突破惯性思维，超越常规解决问题。二者又有本质的区别，评判性思维是选择性地进行合理决策，侧重于进行归纳推理和演绎推理；创造性思维是创新思想的思维活动，是用新的方法解决问题的思维，目的是产生新颖的概念或精神产品，是发散思维和聚合思维的优化组合。

二、评判性思维的培养

评判性思维是护士面对复杂情况时做出适宜决策的重要工具。培养评判性思维，学习相应的知识与技巧，能够使护士更高效地解决护理实践中的问题，从而优化护理服务质量，促进护理专业向科学化的方向发展。

（一）培养评判性思维的步骤

评判性思维能力对高质量的护理实践十分重要，护士和护生均需发展这种能力。评判性思维应成为一种思维习惯，成为护士个性和品质的一部分。发展评判性思维需要经历五个思维步骤：明确思维的目的、掌握丰富的知识、思考可能存在的问题、寻找可利用的资源和严格的决策标准。

1. 明确思维的目的　明确思维的目的是进行评判性思维的第一步。临床护理实践中评判性思维的目的既可以是对一个具体的患者或特定的情境做出判断，也可以是就选择最好的护理措施做出决策。根据时间进行分类，评判性思维分为短期目的和长期目的。例如，在护理患有压疮的瘫痪患者时，思维的短期目标是思考怎样在住院期间治疗和护理患者的压疮，长期目标是考虑如何帮助患者出院后预防压疮。

2. 掌握丰富的知识　护士在评判性地思考特定的问题时要确保具有相关的知识。在思维一开始就判断自己所要运用的知识是否正确、完整。如果在知识错误、信息不准确或在缺乏重要资料的情况下进行推理就不可能得出合理的结论。在临床运用评判性思维时，收集资料应全面、具体，对所涉及问题的相关环境应有所了解，掌握具体护理干预措施的理论根据、方法和利弊。护士平时应注意学习和查阅资料，在临床实践中不断积累和丰富自己的知识经验。

3. 思考可能存在的问题　第三步是思考并鉴别可能存在的问题。在运用评判性思维时，护士应学会鉴别可能导致不合理决策的潜在问题。常见的问题包括按未经验证或错误的假设进行推理；接受未经证实的观点，采用有争议的方法，存在过于严重的风险；由偏见误导自己的思维，以及非逻辑的推理。例如，护士根据个人的习惯或未经证实的经验就匆忙做出普遍性的推论，从而导致错误的判断。

4. 寻找可利用的资源　适时寻求并运用可利用的资源是发展评判性思维的第四步。理智地认识自身的不足，学会寻求帮助，以进行弥补很重要。有评判性思维的护士知道自己需要什么样的帮助，知道应寻求哪些资源来协助判断和推理，还知道如何去寻求帮助。可利用的资源主要包括有经验的同事、教科书、专业参考书、专业文献资料、学术机构或医院的政策和程序规范、专业团体等。

5. 严格的决策标准　在最后做出判断或决策时，护士必须要用一定的标准来选择备选方案，比较优劣，得出最佳护理方案。同时对所选择最佳护理方案的效果进行评价。护士的护理行为与患者的生命和健康息息相关，因此观察病情必须细致，进行评判性思维必须严谨，选择护理方案必须审慎。

NOTE

（二）培养评判性思维的策略

1. 营造培养评判性思维的环境

（1）树立评判性思维教育理念　建立培养评判性思维创新人才和未来人才的理念，以及评判性思维教学理念，潜移默化地影响参与者用质疑的态度、评判性思维的技巧和方法进行学习和实践，使评判性思维得到训练。

（2）营造支持评判性思维的氛围　评判性思维发展需要自由、民主、开放的氛围，提供评判性思维的榜样，创造互动的机会，为护士提供自己发现、思考的机会，引发不同观点，促进评判性思维发展。

2. 培养评判性思维的方法

（1）训练提问技巧　通过反复训练提问技巧，不断提出和回答评判性问题，增加对新领域的认知，提高评判性思维能力。在临床实践中，护士应注意多提能够促进评判性思维的问题，以助于在不同临床情境下进行评判性思维。

1）期望达到的目标是什么　护士应明确护理目标，即护理活动应达到的结果。这有助于在采取护理措施和努力实现目标时，使所有思维指向同一目标，并使思维过程具有评判性。例如，对压疮患者实施护理，主要目标是恢复患者皮肤的完整性。

2）围绕目标应提出哪些问题　为了达到护理目标，护士需提出一些相关问题，然后采取必要的措施预防、控制或解决这些问题。例如，护理压疮患者时，需考虑患者的原发疾病、导致压疮的原因、高危因素和处理措施等。

3）具备怎样的工作环境　环境不同，评判性思维考虑的方法不同。例如，对急诊入院的截瘫患者和家庭病床的老年卧床患者实施压疮护理时，应考虑的问题、护理的措施等会根据环境变化而有所不同。

4）需要哪些知识　具备具体学科的理论知识对评判性思维的形成很有必要。例如，护士所掌握的压疮发生的原因、临床表现、处理原则和护理措施等知识是其运用评判性思维处理压疮的基础和前提。如果护士不具备相关知识，就无法对压疮患者进行有效护理。

5）有哪些可利用的资源　要识别有用的资源，如教科书、网络、专业文献、护理同事特别是资深护士、其他医务人员、临床指导手册、专业参考书等，护士可从这些资源中获取进行评判性思考所需要的信息和知识。

6）需要考虑哪些人的意见　要找到有效解决问题的方法、提供高效的护理服务就必须考虑卫生服务主要参与者的意见，如责任医生、康复治疗师或营养师等，还需听取患者本人及家属的意见。例如，制定一个家庭护理计划，应考虑患者本人、家庭成员和卫生保健队伍中其他主要成员的意见。

（2）综合多种教学方法教授评判性思维　改变传统讲座式为主的授课模式，倡导研讨、对话性的教学模式。常用的评判性思维教学方法有归纳性思维的教育模式教学法、案例教学法、反思性学习法、合作学习法等。

1）归纳性思维的教育模式教学法　归纳性思维的教育模式教学法于 20 世纪 60 年代由希尔达·塔巴（Hilda Taba）创建。归纳性思维的教育模式包括 3 个阶段：①由学习者对多种事物进行观察、比较、分析和分类。②教师通过技巧性提问，引导学习者进入分析推理、论证的思维过程。③由学习者报告其研究结果。在护理教育中，归纳性思维的教育模式教学法可以与

"护理程序"相结合，借助不同的临床实际情况，通过学生积极主动思维，培养学生观察、比较、分析、综合、推理、假设和论证的能力。

2）案例教学法 起源于 20 世纪 20 年代，是一种以案例为基础的教学法（case - based teaching）。案例教学法的步骤为准备案例，小组讨论准备，小组集中讨论，总结。案例教法学广泛用于护理教育和临床护理实践，如专科护理课程教学、临床护理教学查房、疑难病例讨论等，目的是使护士主动参与学习，发展其评判性倾听能力，促进多向思维。

3）反思性学习法 美国护理学者博伊德（Boyd）和菲尔斯（Fales）于 20 世纪 80 年代将反思性学习策略引入护理教育。反思学习的基本阶段为反省、评判、察觉问题、界定问题、确定对策、实践验证、总结提高。在临床护理实践中护士应经常进行反思，记反思日记，具体内容包括患者的健康问题及其依据；与患者沟通的方法和技巧，效果如何；自己的情感和态度发生了什么变化；产生了什么新观点或疑问等。反思既能使护士明了运用评判性思维处理临床问题的情况，也能通过自我反思展现自己的认知和思维活动过程，审视自己所采用的思维技巧和价值取向，促进评判性思维能力的发展。

4）合作学习法 20 世纪 70 年代初兴起于美国，由罗杰·约翰逊（Roger Johonson）和大卫·约翰逊（David Johonson）倡导，用于教导特定知识、学习特殊技能和一些研究。合作学习的学习方式主要有问题式合作学习、讨论式合作学习、学科式合作学习等。在护理实践中护士彼此通过协调的活动，互教互学，知识不断生成、不断建构，从而培养合作精神、创新精神，并在合作与竞争过程中逐步完善人格，养成良好的心理素质。

培养评判性思维的教学方法与单纯传授知识的教学方法具有明显的区别（表 5 - 2）。

表 5 - 2 单纯传授知识的教学方法与培养评判性思维的教学方法的区别

类别	单纯传授知识的教学方法	培养评判性思维的教学方法
教师与学生的作用	教师的作用是向学生传递信息。学生的作用是接收、存储信息，并且按照这些信息行动	教师的作用是引导和鼓励学生进行有益的质疑。学生进行主动的质疑、探寻与评价信息
知识与学生的关系	学生理解和记忆知识	知识和技能成为质疑、探究和推断的对象
教学方法	灌输、讲授、教条式教学	讨论、探索、引导式教学
教学特点	学生被动听讲，缺乏主动思考	主动学习，提供可能的空间，让个体进行独立的判断与选择
学生与教师的关系	教师是知识的占有者和传授者，学生绝对相信教师的权威，不容置疑	协作、平等，教师亦是一个学习者，与学生一起探讨问题，做到教学相长
提问的意义	不提问的学生是好学生，表示理解学习的内容	不提问表明学生未完全进入学习状态
关注的重点	教师讲授知识点的数量，教学方法是否精益求精，学生从教学和课本中接受了多少知识	学生提出了多少为什么，学生是否在学习过程中有大量参与和自由表达的机会，学生质疑和评判了多少
教学目的	教会学生对知识的理解和记忆，教会思考为什么	培养学生的评判意识与能力，教会如何思考
教学结果	思维单一、刻板、缺乏个性，对新事物反应迟钝，创新能力差	思维灵活，具有主动学习能力，创新能力强

在临床实践中护士应注意与同事讨论沟通，交流护理体会和经验，在交流中学习和提高。应注意平时的积累，虚心求教，保留资料，积极思考，在护理患者后进行总结和反思，以助于评判性思维能力的提高。

（三）发展评判性思维的注意点

形成评判性思维并不容易，需要护士在护理实践过程中多学习、多实践、多总结。只有付出努力，才能形成评判性思维。发展评判性思维应注意 4 个方面的问题。

1. 注重自我评估 护士应首先知晓自身的思维风格和思维能力，经常思考自己的护理知识和相关知识是否充足、准确；是否具有评判性分析、归纳推理、演绎推理等评判性思维技巧；是否具备质疑、公正、谦虚、勇敢和执著等评判性思维的"态度"；哪些"态度"具备的少或完全不具备；还需培养哪些"态度"；这种评估也可由同伴或群体进行。之后根据自身的特点，有针对性地培养评判性思维。

2. 接纳不一致和不确定 人们往往倾向于接纳与自己观点相一致的信息，而忽视与自己观点相矛盾的证据。一名优秀的护士应有意识地培养对不同意见的宽容态度，并进行延迟判断。延迟判断是指在一段时间内容纳不确定性。例如，如果一个问题很复杂或信息不全面、证据不充分，不可能很快地解决问题，就需要延迟判断。直到实施了系统评估、收集了足够资料、对问题有了全面评估后，才能运用评判性思维进行判断。

3. 积极参加各种学术活动 评判性思维是一个复杂的思维过程，评判性思维的培养和发展有赖于临床护理实践。积极参加各种学术活动，以及病例讨论有助于评判性思维的培养。在病例讨论过程中，医护人员的治疗和护理见解可以促使人积极思考，促使评判性思维能力的提高。

4. 营造评判性思维环境 评判性思维的建立需要一个自由、平等、民主、和谐的氛围，营造评判性思维环境对专业护理和护理教育都至关重要。尤其是从事管理工作的护士和护理学校的教师都要特别注意营建评判性思维氛围，鼓励护士、护生在做出结论前检验证据，全面审慎思考，避免"群体思维"，即不假思索地服从群体意愿的倾向。

三、评判性思维在护理中的应用

（一）护士确立评判性思维的意义

1. 有利于护理学科的发展 护理学科的发展要依靠护士的创新能力。要创新，就要善于发现问题，善于对现有的护理理论和实践提出质疑，发现其中的不合理因素，从而进一步探索和改革。护士确立评判性思维有利于提高创新能力，促进护理学科的发展。

2. 有利于提高临床护理质量 随着护士角色和功能范围的扩展，以及护士在临床实践中独立性的增加，护理工作的多样性与复杂性也愈来愈凸显。为了确保护理实践的安全性和有效性，护士必须能够有效处理纷繁复杂的信息，具备求实的质疑精神和缜密的分析推理能力，对患者的病情和健康问题做出合理的判断，为患者提供个性化、高质量的护理服务。

3. 有助于护士的自身发展 我们正处在信息快速增长的时代，时代的发展要求护士必须有选择性地获取和处理信息，成为有头脑的学习者。发展评判性思维能力，用评判的眼光对众多的信息和知识进行辨别、评价与选择，能够使护士获取最有价值的信息，促进自身专业素养的提高。

（二）护理实践中的评判性思维

1. 临床护理中的评判性思维　护理程序作为解决护理问题的科学方法，为护士的思维提供了一个结构框架。但护理程序常常是按照固有模式进行的，忽略了创造性和反思性思维。人是生理、心理、社会的综合体，在实施护理程序的过程中，护士应根据患者的个体特性，运用评判性思维对患者的健康问题及其所产生的身心反应进行周密的思考和分析。例如，患者需要吸氧，具有评判性思维的护士会主动思考导致该患者缺氧的原因是什么？缺氧的严重程度如何？吸氧浓度是多少？应选用何种吸氧设备？需采用什么吸氧方式？通过准确评估、合理判断和正确实施，达到有效给氧的目的。

护理程序的各个阶段均需应用评判性思维，护理程序的实施过程是评判性思维在护理实践中的具体体现，而评判性思维在护理实践中的应用又必须以护理程序为基础。

2. 护理管理中的评判性思维　护理管理者的重要职责之一是做出决策。正确的决策是有效管理的重要保障。在护理管理过程中，管理者应运用评判性思维对传统的管理思想、方法进行质疑，对各种复杂的现象、事物与人群进行分析、判断，以进行合理决策，提高管理效率。

3. 护理科研中的评判性思维　护理科研本身就是对护理现象的探索和研究过程，它源于对现存各种观点、方法、现象、常规等的好奇或质疑，并在此基础上进行调查或实验，以充分的证据得出新观点和新方法。护理科研要求研究者具有好奇心、评判精神及进行评判性思维的能力。

4. 护理教育中的评判性思维　现代护理教育除了传授护理学的基本知识、基本理论和基本技能外，更重要的是培养学生的综合能力。培养评判性思维能力是高等护理教育的一个重要培养目标。美国护理联盟于 1991 年将评判性思维作为评价护理学校教育质量的标准之一。评判性思维是护理实践的关键要素，只有重视培养护生的评判性思维能力，才能适应现代护理实践中日益呈现的整体性、独立性、复杂性和多样性的发展。

第二节　临床护理决策

在临床实践中，护士常常要面对复杂的临床现象、情景和问题，随时需要快速做出决策，促进或保持服务对象的健康。

一、概述

（一）定义

决策（decision making）是指对不确定的问题，借助一定的工具、技巧和方法进行分析，从众多备选方案中选定最优方案的过程。

临床护理决策（clinical nursing decision making）是指护士结合理论知识和实践经验对服务对象的护理问题作出判断的复杂过程，是护士对服务对象病情资料的意义、来源的评估，以及代表服务对象利益应采取的护理行为的判断。

（二）临床护理决策类型

根据决策问题的确定与否，临床护理决策可分为确定型临床护理决策、不确定型临床护理决策和风险型临床护理决策。

NOTE

1. 确定型临床护理决策　确定型临床护理决策是指在事件发生的结局已经完全确定的情况下护士所做出的决策。护士只需对不同方案的结果按一定的标准进行对比选择，选出最佳实施方案即可。确定型临床护理决策的条件：①存在一个明确的自然状态。②有明确的决策结局。③存在两个或两个以上行动方案，不同方案在该状态下的收益和损失可以计算。

2. 不确定型临床护理决策　不确定型临床护理决策是指在事件发生的结局不能肯定，相关事件的概率不能确定的情况下护士所做出的临床护理决策。不确定型临床护理决策的条件：①存在着两个或两个以上自然状态，每种自然状态下事件发生的概率不可以确定。②存在两个或两个以上行动方案，每种行动方案在不同自然状态下的收益和损失不可以计算。③每个行动方案对应多个不同的结果，且结果值出现的概率不能估算。

3. 风险型临床护理决策　风险型临床护理决策是指在事件发生的结局尚不能肯定，但其发生的概率可以估计或预测的情况下作出的临床护理决策。风险型临床护理决策的条件：①存在两个或两个以上自然状态，每种自然状态的概率经过估算和预测可以确定。②存在两个或两个以上行动方案，每种行动方案在不同自然状态下的收益和损失可以计算。③每个行动方案对应多个不同的结果，结果值出现的概率可以估算。

（三）临床护理决策的模式

根据决策主体的不同临床护理决策可分为服务对象决策模式、护士决策模式和共同决策模式。

1. 服务对象决策模式　服务对象决策模式是指由护士提供各种方案的优点和风险等相关信息，服务对象根据自身的经验及理解独立做出选择。

2. 护士决策模式　护士决策模式是指以护士为主导，护士单独或者与其他医务人员一起考虑收益和风险进而替服务对象做出选择，服务对象不参与决策过程。

3. 共同决策模式　共同决策模式是指护士向服务对象提供各种方案的优点和风险等相关的信息，服务对象提供自身的病情、生活方式和价值取向等，双方对各种方案进行讨论，结合实际情况做出最佳选择。

临床实践过程中这3种决策模式常相互融合，贯穿于临床决策的不同阶段，护士应根据每一个患者的具体情况及疾病的不同阶段采用不同的临床决策模式。

（四）临床护理决策的步骤

1. 明确决策问题　明确决策问题是合理决策、正确解决问题的关键。明确问题的重要前提条件是准确地收集实际资料。护士必须通过密切观察病情、有效沟通、运用相关资源等方法获得足够的信息，主动寻找和发现患者所面临的问题。

2. 陈述决策目标　决策目标是指在一定的环境和条件下，根据预测所希望得到的结果。只有明确了决策目标，才能避免决策失误。在护理实践过程中护士明确问题后，要对决策目标进行陈述，在陈述目标时应注意目标的针对性、具体性、可行性，同时要考虑目标应有具体的评价标准。

3. 选择决策方案　决策者围绕所要决策的问题和目标，寻找达到目标的各种备选方案，对各种备选方案进行评估，选择最佳方案。

（1）寻找备选方案　决策目标确定以后，寻找所有可能达到目标的备选方案。护士在拟订各种备选方案时，要做到充分研究信息资料，把握客观情况，为拟订方案提供丰富广泛的现实材料，可供选择的备选方案越多，解决的方法越完善。

（2）评价备选方案　按照目标的要求，护士应根据客观的原则，对每个备选方案所包含的结果和风险进行系统、全面、仔细的评价，做好科学预测，认真分析利弊，从中选择出若干个利多弊少的可行方案，供进一步评估和抉择。

（3）选择方案　决策者对各种备选方案进行总体权衡后，选择最佳的方案。在选择最佳方案时，一个有用的规则是使执行方案过程中可能出现的问题数量减少到最小，而执行方案对实现目标的贡献达到最大。

4. 决策方案实施　实施方案是临床护理决策的落脚点。护士要根据最佳方案解决问题，为实现决策目标制定重要措施并记录，以预防、减小或克服在实施过程中可能出现的问题。

5. 评价和反馈　在方案实施过程中或实施后，护士应对决策进行追踪，不断评价和反馈。一方面可以确定其效果及达到预期目标的程度；另一方面通过反馈可以发现决策执行的偏差，一旦决策与客观情况有不适应时，及时采取措施，进行必要的修改和调整。

（五）临床护理决策的影响因素

临床护理决策受到多种因素影响，决策者个体因素、患者因素、情景因素等方面是影响临床科学决策的主要因素。

1. 个体因素　临床护理决策的主体始终是人，决策的制定在很大程度上受到人的影响。如决策者的知识与经验、价值观、个性特征、个人对待风险的态度、与决策群体关系的融洽度等。

（1）知识与经验　知识与经验是临床护理决策的必备条件，是影响有效护理决策的重要因素。丰富的知识和经验可以提高护士临床护理决策的预见能力，娴熟的护理技术有助于正确实施护理措施。但是护士如果过于依赖以往经验而处理问题，有可能阻碍正确的临床护理决策，尤其在既往的决策经验与当前状况存在差异时。

（2）价值观　临床护理决策的形成，不仅要有丰富的医学知识，以及护士对患者和病情的充分了解，还与护士的价值观有关。在临床决策过程中，护士收集资料、判断信息的重要性，选择的决策方案都会受到自身价值观的影响。

（3）个性特征　护士的个性特征如自信、独立、思想方法、道德修养等都会影响临床护理决策。自信有利于提高护士独立判断和决策问题的能力，但过于自信容易疏忽与他人合作，对决策产生不利影响。

2. 环境因素　周围环境如物理环境、社会文化环境会影响临床护理决策。其影响是双重的，一方面环境影响护士的临床护理决策，如良好的人际关系有利于正确的临床护理决策的确定；另一方面护士对环境的习惯反应模式会影响临床护理决策。

3. 决策问题的性质

（1）决策问题的紧迫性　问题的紧迫性直接影响决策结果。当问题十分紧急的时候，快速解决问题比如何解决问题更重要。相反，当问题不是十分紧急的时候，决策者可以从容应对。护理工作的性质决定了护士必须快速进行决策，决策时间限制太紧，容易使护士在匆忙中做出不满意的决策。

（2）决策问题的重要性　当问题非常重要的时候，需要慎重决策。护理实践中，护士要决策的问题通常与人的健康问题和患者生命相关，有时需要决策的问题多，确定如何在同一时间解决更多的问题需要群策群力，慎重决策。

NOTE

（六）提高临床护理决策能力的策略

护士的临床护理决策能力可以通过学习过程得到培养、发展和提高。提高临床护理决策能力的策略包括提高评判性思维能力、提高循证护理能力等。

1. 提高评判性思维能力　评判性思维是临床决策的基础，临床决策是评判性思维的最终目的之一。评判性思维是一种独特的认知技能，是一种反思的能力。进行评判性思考的人，不会盲从或盲目相信权威。提高护士的评判性思维能力，能够提高护士在临床工作时发现患者存在及潜在的问题的能力、处理临床问题的能力，以及临床护理决策能力。临床护理决策的评判性思维可分解成10个步骤：①明确自己的价值观。②清楚基本情况。③明确主要问题。④收集新信息。⑤筛选并整合资料。⑥提出备选方案。⑦应用衡量标准。⑧质疑性地检测。⑨作出临床决策。⑩随环境变化而进行调整。

2. 提高循证护理能力　临床护理有很强的实践性和经验性，经验一直是临床护理决策中一个重要的参数。循证护理是一种以真实的科学证据为基础的护理实践，是慎重、准确和明智地应用当前最佳的临床证据，而不是护士的个人经验。训练循证护理能力，可以提高护士收集信息、分析问题的能力等，进而提高临床护理决策能力。

3. 其他　熟练掌握各项政策、法规和各项操作指南，夯实理论知识等都能帮助护士更好地胜任专业工作，提高临床护理决策能力。

二、临床护理决策在护理学中的应用

临床护理决策是护理临床实践的重要组成部分。临床护理决策在临床护理各领域如老年护理、慢性病护理等得到了充分利用。

1. 临床护理决策有利于护理学科的发展　随着医学科学技术的发展，高、新技术的应用，新问题不断涌现，面对这一复杂的情况，护士根据以往的经验和习惯进行护理是远远不够的。临床护理决策应用循证医学的理念和相关成果，借助决策论和概率论的方法，结合患者具体情况进行分析，以正确选择最佳护理方案。临床护理决策将传统经验决策、技术决策、专科决策过渡到科学决策，可促进护理向科学化方向发展。

2. 临床护理决策可增进患者安全　临床护理决策水平的高低已成为衡量护理服务质量的关键。决策正确，能较快地为患者解除痛苦；决策错误，可能会给患者带来一生的痛苦，甚至导致失去生命。临床需要研究的问题很多，建立临床护理决策思维，探讨正确决策形成，克服医疗护理中的混乱和有损患者健康的非理性行为，可以提高护理质量，增进患者安全。

3. 临床护理决策有助于护士的自身发展　临床护理决策是在充分收集和认识现有信息的基础上，通过科学的方法选择和实施方案的过程。护士通过临床护理决策实践，可以掌握临床护理决策的科学理念和方法，不断更新知识，从而促进护士自身发展。临床护理决策还可规范护理人员的执业行为。

思考题

1. 评判性思维对护理工作有哪些重要意义？
2. 结合实际，思考在日常学习与生活中应如何加强评判性思维能力的培养？
3. 临床护理工作中如何面对患者临床问题做出有效的决策？

第六章　护理程序

护理工作与人们的健康息息相关，面对人们各种复杂的健康问题，要想提供科学、有效的健康服务，需要一套科学的、系统的解决问题的方法。在现代医学模式和护理学发展到一定阶段后，在新的护理理论基础上产生了一种系统而科学地安排护理活动的工作方法，即护理程序（nursing process）。护理程序是护理专业独立性和科学性的体现，护理程序的开展，真正贯彻了"以患者为中心"的科学护理观，是医院、社区、家庭都适用的护理方法，为护理学向科学化、系统化方向发展奠定了理论基础，提高了护理健康服务质量，推动了护理学的科学发展。

第一节　概　述

程序（process）是做事情的先后顺序，是指一系列朝向某个特定目标的行动步骤，护理程序为临床护理工作提供了一个科学的程序和方法，是护士在为患者提供护理照顾时所应用的工作程序。护理程序可以使患者得到更加整体性、个体化的照顾，有利于护理专业向科学化、系统化方向发展。护理程序是护理过程中思考与行动的有机结合，是从护士的角度发现问题和解决问题，不仅可为临床护理工作提供系统而科学的工作方法，也是护士评估和解决患者健康问题时的科学的思维方式。

一、护理程序的概念与特点

（一）护理程序的概念
护理程序是一种有计划、系统而科学的护理工作方法，目的是确认和解决护理对象对现存或潜在健康问题的反应，同时也是一个综合、动态、决策和反馈性的思维及实践过程。

1. 综合　综合是指为解决护理对象的健康问题要综合运用多方面、多学科知识的护理方法，不仅包括医学及护理学方面的知识和技能，也包括心理学、社会学、教育学、管理学等多学科的知识和技能。

2. 动态　动态是指护理措施会随着护理对象不断发生的病情变化，即护理问题的不断发展变化而随时调整。

3. 决策　决策是指护士应针对护理对象的健康状况所提出的护理问题，决定采取哪些护理措施并制定出具体解决问题的方法。

4. 反馈　反馈是指实施原定护理程序的工作结果又作为新的信息反馈回来，作为判断原定护理程序正确与否和实施新的护理程序的依据。

NOTE

(二) 护理程序的特点

护理程序作为一种科学的护理工作方法，具有个体性、目标性、动态性、科学性、互动性和普遍性的特点。

1. 个体性　护士运用护理程序时，需充分考虑不同护理对象的个体特性，根据护理对象的生理、心理和社会需求计划和安排护理活动，充分体现以护理对象为中心的指导思想。护士应根据护理对象健康问题的不同，按其需要和生活规律安排不同的护理活动。

2. 目标性　护士运用护理程序时，必须确定所要达到的具体目标，并全面计划和组织护理活动，最主要的目的是解决护理对象的健康问题，满足护理对象生理、心理、社会等方面的整体需要，使其达到最佳健康状态。

3. 动态性　护士运用护理程序时，需根据护理对象不断发生的病情变化，即护理问题的不断变化，随时修改护理计划并采取相应的护理措施。

4. 科学性　护理程序是在吸收多学科理论成果的基础上、在一定的理论指导下所形成的一种科学的工作方法。护理程序中不仅体现了现代护理学的理论观点，也涉及系统理论、需要层次理论、沟通理论、压力与适应理论等相关理论。

5. 互动性　护士运用护理程序时，不仅要随时与护理对象交流，建立友好、相互信任的关系，使其愿意参与确认问题、制定和评价护理计划，而且必须与护理对象的家属、医生及其他医务人员进行交流和协作。

6. 普遍性　无论护理对象是个人、家庭还是社区，无论护理工作场所是医院、家庭病房、社区诊所还是其他保健康复机构，护士都可灵活地运用护理程序。

二、护理程序的理论基础

护理程序以多种理论为基础，其中包括系统论、信息论、控制论等，并以心理学、行为学等护理相关学科的理论和现代护理理念为指导。这些理论相互联系、相互支持，共同为护理程序提供理论支持，并且在护理程序实施的过程中发挥指导作用。

(一) 系统论

系统论是由美籍奥地利学者贝塔朗菲 (L. V. Bettalanffy, 1901—1972 年) 于 1947 年提出的。系统论构成了护理程序的基本框架。系统根据其与环境联系的密切程度分为闭合系统和开放系统，护理程序作为一个开放系统，通过输入、输出和反馈保持与环境的协调、平衡并维持自身的稳定。该系统输入的是护理对象的健康状况、护士的知识与技能水平、医疗设施等，经评估、诊断、计划和实施等系统的处理与转换过程，输出实施护理计划后护理对象的健康状况。最后评价预期健康目标实现的程度，并进行信息反馈。若护理对象的健康状况已达到预期目标，护理程序终止；若目标尚未达到，则需要重新收集资料，修改护理计划并实施，直至达到预期的健康目标 (图 6 - 1)。

(二) 信息论

信息论是由美国学者香农 (C. E. Shannon, 1916—2001 年) 于 1948 年创立的。信息论是研究信息的特点、性质和度量的方法，是研究信息的获取、传输、贮存、处理和交换的一般规律的科学。护理程序是一种科学地解决问题的方法，同样也是一个获取、传输、贮存、处理和交换信息的过程。信息论可用于护理程序的各阶段，赋予护士与护理对象交流能力和技巧，从

输入 ────────→ 护理系统 ────────→ 输出

评估、诊断、计划、实施

（护理对象健康状况、护士的知识与技能水平、医疗设施等）

（护理后的护理对象的健康状况）

评价

反馈

护理对象未达到健康目标，修订计划，继续护理程序

护理对象已达到健康目标，停止护理程序

反馈

反馈

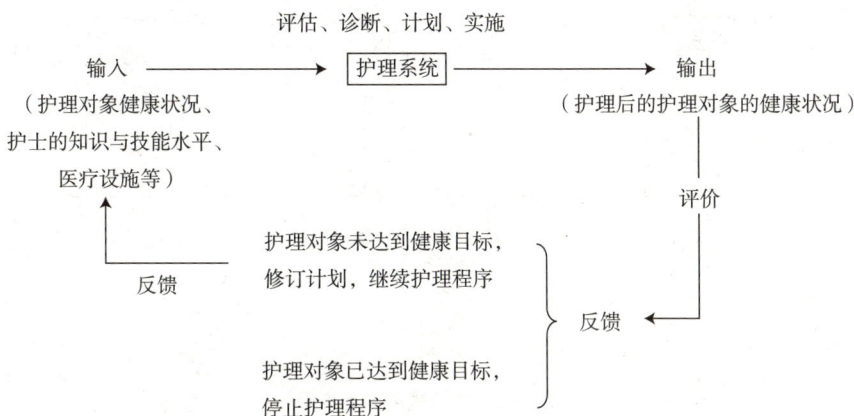

图 6-1　护理程序是一个开放系统

而使护士及时了解真实的信息，以实施正确的护理，确保程序的最佳运行。信息论在护理程序中具有非常重要的意义，是护理程序的理论基础之一。

（三）控制论

控制论是由美国数学家维纳（N. Wiener，1894—1964 年）于 1948 年首先提出来的。控制论是一门研究机器、生命社会中控制和通讯的一般规律的科学，是研究动态系统在不断变化的环境条件下如何保持平衡状态或稳定状态的科学。将控制论原理引用到护理程序中，即护理对象将信息传递给护士，护士进行分析处理得出护理诊断后向护理对象输出干预信息，护理对象向护士再反馈信息，护士了解奏效程度后调整和控制下一步信息输出。如此多次反复，直至护理对象的健康问题消除，并且康复。

（四）其他理论

临床运用护理程序过程时，还需引用其他一些理论和方法，如人类需要层次理论、压力与适应理论、问题解决理论、评判性思维等。人类需要层次理论可用于收集或整理护理对象的资料，并按照需要层次排列护理诊断的顺序，确定护理的重点。压力与适应理论可帮助护士观察和预测护理对象的生理和心理反应，并依此制定护理计划，采取护理措施减轻护理对象的压力，提高护理对象的适应能力。问题解决理论为护理程序奠定了方法论基础，护士首先应明确护理对象的健康问题，制定与问题相关的目标，最后寻求解决问题的最佳方案和评价效果。评判性思维是用于护理领域的一种新的思维方法，可用于护理程序的每一个环节。护士通过运用逻辑推理、疑问态度、自主思维等方法为护理对象提供多层面的护理，以提高整体护理质量。循证护理和护理程序是相辅相成的关系，在护理程序中应注重评估、诊断阶段的证据收集，计划、实施阶段的证据运用，评价阶段的证据再评价，为护理对象提供高质量的服务，恢复和增进其健康。循证护理充实了护理程序的内涵，护理程序为循证护理提供了广泛的应用平台。

三、护理程序的基本步骤

护理程序由评估、诊断、计划、实施和评价五个步骤组成。这五个步骤并不是孤立的，而是相互联系、相互影响，重叠、循环往复，有序进行的（图 6-2）。

1. 护理评估　护理评估是护理程序的第一步，是运用科学的方法和途径系统地、动态地、连续地收集有关护理对象健康状况的相关资料，并对收集的资料进行整理、核实、分析、记录

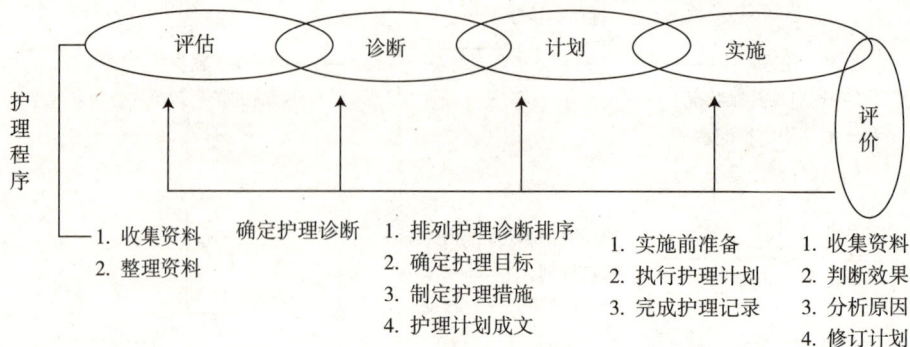

图 6-2   护理程序基本步骤

的过程。

2. 护理诊断   护理诊断是指通过分析，将资料归类、得出判断、提出有关护理对象的生活、心理、社会方面的健康问题，以护理的专业性语言——护理诊断的形式加以描述和说明。

3. 护理计划   护理计划是指针对提出的护理诊断，科学、规范地制定计划，包括排列护理诊断的次序，确定预期目标，制定相应的护理措施，并且将其成文。

4. 护理实施   护理实施是落实护理计划的具体护理活动，是护士每天按照护理计划的要求，有组织、有步骤地为护理对象提供具体的护理措施，并将护理措施动态记录下来的过程。

5. 护理评价   护理评价是评价护理活动的成效，即将护理对象健康变化情况与预期目标进行比较，确定达标程度并分析原因，决定是否修改护理计划，继续或终止护理程序。评价过程也是不断收集新资料的过程，判断是否有新的问题产生。

护理程序虽然看似五个各自独立的步骤，实际上五个步骤是相互联系、相互依赖的，是一个循环往复的过程。例如，当患者入院后，护士应对其生理、心理、社会等方面的状况和功能进行评估，即收集这些方面的有关资料，根据这些资料判断其存在哪些护理问题，即做出护理诊断，围绕护理诊断制定护理计划，之后实施计划中制定的护理措施，并对执行后的效果及护理对象的反应进行评价。

护理程序的任何一个步骤出现问题都会影响其他步骤的有效进行。例如，在评估阶段，如果护理对象的资料收集不准确或不全面，所确定的护理诊断就无法体现护理对象的真实问题，制定的护理计划会因此而出现偏差。

评价看似是护理程序的最后一步，事实上贯穿于护理程序的各个步骤。它不仅仅是对预期目标是否实现和实现的程度做出评价，更需要根据护理对象的具体情况对评估所收集的资料是否全面准确、护理诊断是否科学合理、计划的制定是否有针对性、实施过程是否存在问题等进行评价，以便及时对护理活动进行修正和调整，确保护理对象得到高质量的整体护理服务。

四、护理程序对护理工作的意义

1. 对护理对象的意义   应用护理程序强调以护理对象为中心，从简单的生活护理到心理、社会护理，为护理对象提供更系统、更全面、个体化和高质量的健康照顾。护理对象也可通过参与健康护理活动增进维护自身健康的意识和技能，提高对护理目标的责任感，真正享受到高水平的护理服务。

2. 对护士的意义　护理程序使护理工作摆脱了被动、盲目执行医嘱的局面，可以培养护士发现问题、解决问题的能力，通过不断反馈提高自身的业务水平。护理程序要求护士不断与护理对象、家属及其他医务人员接触与交流，促进了护士人际沟通和交往能力的提高。

第二节　护理评估

护理评估（nursing assessment）是护理程序的第一步，是指系统而有计划地收集护理对象生理、心理、社会、精神和文化等方面的资料，并加以整理和分析，以正确提出护理对象的健康问题，继而制定预期目标与护理措施，为护理活动提供可靠依据。

一、概述

护理评估是护士有目的、有计划、系统地收集护理对象的资料并对资料加以整理的过程。评估的主要目的是建立护理对象现存或潜在的健康问题的基础资料。护理评估是护理过程的基础与核心部分，评估时收集的资料是否可靠、全面将直接影响护理诊断、护理计划的准确性。

护理评估是一个连续进行的动态过程，评估应随着护理对象病情变化动态进行，以便及时发现问题、解决问题。一般而言，护理对象入院时需对其进行全面、系统的综合评估。此后，护士应利用每次与护理对象接触的机会随时收集有关护理对象的反应和病情变化的资料，以便及时发现问题，修改和补充护理计划。护理评估贯穿于护理工作的始终，贯穿于护理程序的全过程。

二、护理评估的方法

护理评估的方法包括交谈、观察、体格检查和查阅。

1. 交谈　交谈通常是获得护理对象第一手资料，也是最重要的资料来源方法。护理评估中的交谈是有目的、有计划的交流或谈话。

（1）交谈的目的　①有效地收集与护理对象健康相关的资料和信息。②为护理对象提供有关病情、检查、治疗、康复的信息，以及心理支持和社会支持系统的资料，对其进行有针对性的健康教育和心理咨询。③建立和发展良好的护患关系，促进护患关系的和谐。

（2）交谈的分类　一般交谈分为正式交谈和非正式交谈两种。正式交谈是指事先通知护理对象，与护理对象进行的有计划的交谈。例如，收集新入院患者的健康状况资料，出院前的健康指导等。非正式交谈是指护士日常工作中与护理对象进行的随意而自然的交谈。此时护理对象可能感到是一种闲谈，但这样的谈话往往使护理对象及家属感到亲切、放松而愿意说出内心的真实想法和感受，有利于护士了解与护理对象病情相关的一些隐性资料，常用来评价和解决问题。

如果护理对象因生理或心理等特殊状况无法进行交谈时，护士应与护理对象的亲朋好友及其他医务人员进行交谈，以获取护理对象的相关资料。要想全面收集护理对象的健康状况资料，护士要熟练掌握沟通技巧（见第九章）。

2. 观察　观察是指护士借助多种感觉器官，以及必要的仪器设备，以获得护理对象有关

NOTE

生理、心理、精神、社会、文化等方面的健康信息，并对这些信息加以分析，做出判断的方法。护士与护理对象的初次见面就意味着观察的开始，如观察护理对象的外貌、体位、步态、个人卫生、精神状况和反应等。护士在体检和交谈的同时进行观察并收集资料，有经验的护士在为护理对象提供护理服务时也注意观察。如协助患者床上擦浴时观察皮肤的颜色，巡视输液时观察呼吸情况等。观察不仅是收集健康资料的过程，也是评判性思维在临床上灵活运用的过程。如护士观察到患者脸色发红，就应运用评判性思维分析原因，联想到是否与体温、活动、室温、血压等有关，并进一步做出护理决策。护士的观察能力作为一种技能，与其所具备的专业理论知识、评估技能和临床经验密切相关，只有在护理实践中不断培养才能得到提高。

3. 体格检查　体格检查是指护士系统地运用望、触、叩、听等检查手段或借助一些辅助器具对护理对象的生命体征和各个系统进行检查，有目的地收集资料的方法。护士应掌握一定的体检技能，能够为护理对象进行身体评估，以及时了解护理对象的病情变化，发现护理对象潜在的健康问题。护理体检不同于医生所做的体格检查，护士应将重点放在护理评估中出现问题的地方，收集与确定护理诊断、制定护理计划等有关的护理对象身体状况方面的资料，目的是获得支持或排除某项护理诊断的依据。例如，一位脑血栓肢体活动障碍患者，护士应着重检查患者肢体活动、感觉和肌肉张力等情况，不必像医生一样进行整个神经系统的检查。

4. 查阅　查阅包括查阅护理对象的医疗病历（包括门诊病历、既往住院病历、现住院病历）、护理病历、各种检查报告资料及相关文献等。在与护理对象进行交谈和护理体检前，查阅病历收集有关资料，了解护理对象的健康问题，不仅可以使交谈和护理体检时有所侧重，还可避免重复询问使护理对象产生压力和厌烦感。

三、护理评估的内容

护理评估包括收集资料、整理资料、分析资料和记录资料四部分。

（一）收集资料

收集资料是一个收集有关护理对象健康状态信息的过程，是护理程序的开端，护理程序的所有步骤均建立在资料的收集基础上。收集资料是关键的一步，若收集的资料不完全或不准确，会导致诊断不准确、计划有误、措施不当甚至有害。收集资料必须从整体护理理念出发，资料不仅要涉及护理对象的身体状况，还应包括心理、社会、文化、经济等方面。

1. 收集资料的目的

（1）为正确提出护理诊断提供依据。

（2）为制定护理计划提供依据。

（3）为评价护理效果提供依据。

（4）为护理科研积累资料。

（5）为其他医务人员提供有益信息。

2. 资料的来源

（1）**护理对象本人**　护理对象本人是资料的主要来源，护理对象本人提供的资料是其他途径所无法获得的。只要护理对象本人意识清醒、精神稳定、又非婴幼儿就可以作为收集资料的主要来源。护士在收集资料时，应注意妨碍资料收集的因素并采取适当的措施以获取有效资料。例如，护理对象有语言困难，不能用普通话或护患之间容易听懂的语言进行交谈时，护士就需用简单易懂的语言让护理对象明白，可能的话，可请翻译协助交谈。

（2）护理对象的亲属或关系密切的人员　包括护理对象的配偶、子女、朋友、邻居、保姆甚至义工等，他们所提供的间接资料往往能补充和证实护理对象提供的直接资料。尤其是在护理对象无法提供资料时，如语言障碍、意识不清、智力不全、精神障碍的患者，以及婴幼儿等，护士就需从护理对象的亲属及有关人员处获得资料，而且此时他们是主要的资料来源，护士应在患者的病历上注明资料来源。

（3）其他医务人员　当护理对象寻求健康帮助时，无论住院与否都必须与各类医务人员接触，如医生、理疗师、营养师、检验人员及其他护士等。护士可从与患者接触过的医务人员处获取重要的健康资料。

（4）病历和各种检查报告　目前和既往的病历、既往健康检查记录、儿童预防接种记录，以及各种实验室检查和诊断性检查报告等，均是护理对象现在和既往健康状况资料的来源。护士通过阅读病历和各种检查报告可了解护理对象的基本资料（职业、信仰、婚姻状况等），及时掌握护理对象病情的动态变化，监测护理对象对护理措施的反应。

3. 资料的内容

（1）一般资料　包括姓名、性别、出生日期、出生地、民族、信仰、婚姻状况、家庭成员及职业等。

（2）现在健康状况　包括本次发病情况，目前主要的健康资料即护理对象主要的不适主诉，包括目前的治疗、用药情况，近期进行各种检查的结果，以及目前的饮食、营养、睡眠、排泄、自理、活动等日常生活形态等。

（3）既往健康状况　包括患病史、创伤史、住院史、手术史、过敏史、预防接种史、传染病史，以及既往日常生活形态、烟酒嗜好等。女性护理对象还应了解月经史和婚育史。

（4）家族史　有无家族遗传性疾病，家族其他成员是否患有与护理对象类似的疾病。

（5）护理体检的检查结果　如身高、体重、体态、生命体征、精神和营养状况，身体各系统的阳性体征等。

（6）实验室及其他检查结果　查看护理对象最近各种检查的报告和数据，以了解其病情变化。

（7）护理对象的心理状况　包括护理对象对疾病的认知和态度、康复的信心、病后精神状况、行为和情绪变化、人格类型、应激事件和应对能力等。

（8）社会文化状况　包括工作或学习情况、宗教信仰、价值观、医疗保险待遇、经济状况、医疗条件，家庭成员对护理对象的态度和对疾病的了解，以及社会支持系统状况等。

4. 资料的种类

（1）根据资料的来源分类　可分为主观资料和客观资料两大类。

1）主观资料　主观资料是护理对象对健康问题的主观描述。由于主观资料是护理对象本身所经历的、感觉的、想到的，主要由本人描述，如"我今天感到很不安""伤口剧烈疼痛""皮肤瘙痒""我夜间睡眠很不好""我感觉全身无力"等都是主观资料。主观资料可反映护理对象的知觉、感受、情感、价值观、信仰、态度、对个人健康状态的认识和生活状况的感知等。由患者家属及对患者有重要影响的人提供的资料是基于看法而非事实，这种资料亦为主观资料，例如"他今天好像比较高兴"（患者妻子陈述）。

2）客观资料   客观资料是护士通过观察、体格检查，以及借助医疗仪器和实验室检查所获得的资料。这种资料可以被他人看到、听到、闻到、感觉到，包括阳性体征、辅助检查结果，以及护理对象的行为表现等，如"患者全身大汗""患者表情紧张""血压180/120mmHg""手术切口渗血""肺部湿啰音""X线检查提示肺部有阴影"等都是客观资料。客观资料是可以通过观察或测量得到的，是客观存在的事实，可以用来证实主观资料的真实性。

主、客观资料都是提出护理诊断的重要依据，护士收集资料时，两种资料需同时收集，并将两方面的资料加以比较，相互证实资料的准确性和真实性。

（2）根据资料的时间分类   可分为既往资料和现时资料。

1）既往资料   既往资料是指与护理对象过去健康状况有关的资料，包括既往病史、治疗史、过敏史等。

2）现时资料   现时资料是指与护理对象现在发生疾病有关的状况。如现在的体温、脉搏、呼吸、血压、饮食、排便和睡眠状况等。

护士收集资料时，需将既往资料和现时资料结合起来分析。例如，一个38岁的患者，现在的血压是120/80mmHg，表面上看在正常范围，但如果这位患者过去10年的血压均为85/50mmHg左右，那么现在的血压就有重要的临床意义，应特别注意。

（二）整理资料

整理资料是将收集到的资料进行核实、分类、分析和记录的过程。

1. 核实资料   核实资料是指对一些不清楚或有疑点的资料重新调查、确认，补充新资料，以保证所收集到的资料真实、准确。核实资料十分重要，未经核实的资料会存在错误、偏差或相互矛盾，易导致错误的护理计划。

（1）核实资料的完整性   全面检查所收集的资料，避免某些方面出现遗漏。

（2）核实主观资料   主观资料是护理对象的主诉，核实主观资料并不是对护理对象不信任，而是由于其感知有时会出现偏差，需要用客观资料对主观资料进行核实。如产妇认为"我的乳汁分泌很正常"，而护士通过观察发现，其婴儿经常因饥饿而哭闹，证明产妇的乳汁并不充足。

（3）澄清含糊的资料   如患者主诉"腹痛"，护士就要确定腹痛的部位、性质、持续时间、诱发因素和缓解方式等。

（4）核实可疑的非正常值   如心电监护仪显示患者心率为120次/分，而患者并无心慌不适，这时护士应检查心电监护仪和听诊患者的心率。

2. 整理分类   经过资料收集，获得了大量护理对象的健康状况资料。由于资料内容纷繁复杂，涉及面广，需采用适当的方法进行分类整理，以便对资料进行分析和查找，并避免资料的遗漏。临床常用的整理分类方法有3种。

（1）根据基本需要层次论分类   即将收集到的资料按马斯洛的五个需要层次进行分类。

1）生理需要   如体温39℃、呼吸道阻塞、水肿、电解质紊乱、大小便失禁、腹痛、睡眠形态紊乱等。

2）安全需要   如对医院环境感到陌生和孤独无助，担心手术失败，对疾病预后的顾虑，对各种检查治疗产生恐惧，对医务人员的技术不信任，担心经济问题等。

3）爱与归属的需要   如患者想家、想孩子，孩子想妈妈，喜欢有人探望等。

4）尊重的需要 如由于外貌受损而不敢见人，怕被他人看不起，尊重护理对象的个人习惯、价值观、宗教信仰等。

5）自我实现的需要 担心住院影响工作或学习，以及失聪、失语、瘫痪、截肢等会影响患者实现理想等。

（2）根据功能型健康形态分类 即将收集到的资料按戈登（Marjory Gordon）的 11 个功能型健康形态分类。

1）健康感知 – 健康管理形态 指个体或家庭对健康的认识。

2）营养 – 代谢形态 指食物和液体的摄入情况。

3）排泄形态 指排便、排尿情况。

4）活动 – 运动形态 指日常活动能力、活动量和活动方式等。

5）睡眠 – 休息形态 指睡眠、休息、放松情况。

6）认知 – 感知形态 指个人的舒适感、对疾病的认识、感知能力。

7）自我认识 – 自我概念形态 指对自我的主观认识、自我评价。

8）角色 – 关系形态 指家庭关系、工作关系和社会关系等。

9）性 – 生殖形态 指性别的确认及女性的月经、生育情况。

10）应对 – 应激耐受形态 指对伤害、威胁或挑战等非常规性刺激的反应形态。

11）价值 – 信念形态 指信仰、信念和价值观等。

（3）根据护理诊断领域分类 即将收集到的资料按照北美护理诊断协会（North American Nursing Diagnosis Association，NANDA）分类法的 13 个护理诊断领域进行分类。该分类法是在戈登的 11 个功能型健康形态的基础上修订而成，并在 2000 年第 14 次 NANDA 会议上获得通过。

这 13 个护理诊断领域分别是促进健康、营养、排泄、活动/休息、感知/认知、自我感知、角色关系、性、应对/应激耐受性、生活准则、安全/防御、舒适、成长/发展（图 6-3）。

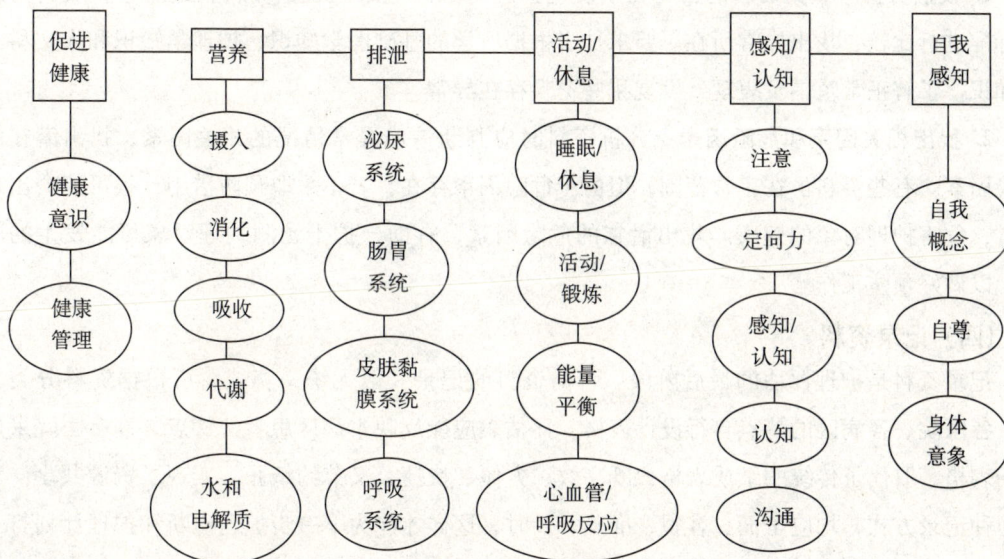

图 6-3（1） 分类法中领域和分级组成示意图

NOTE

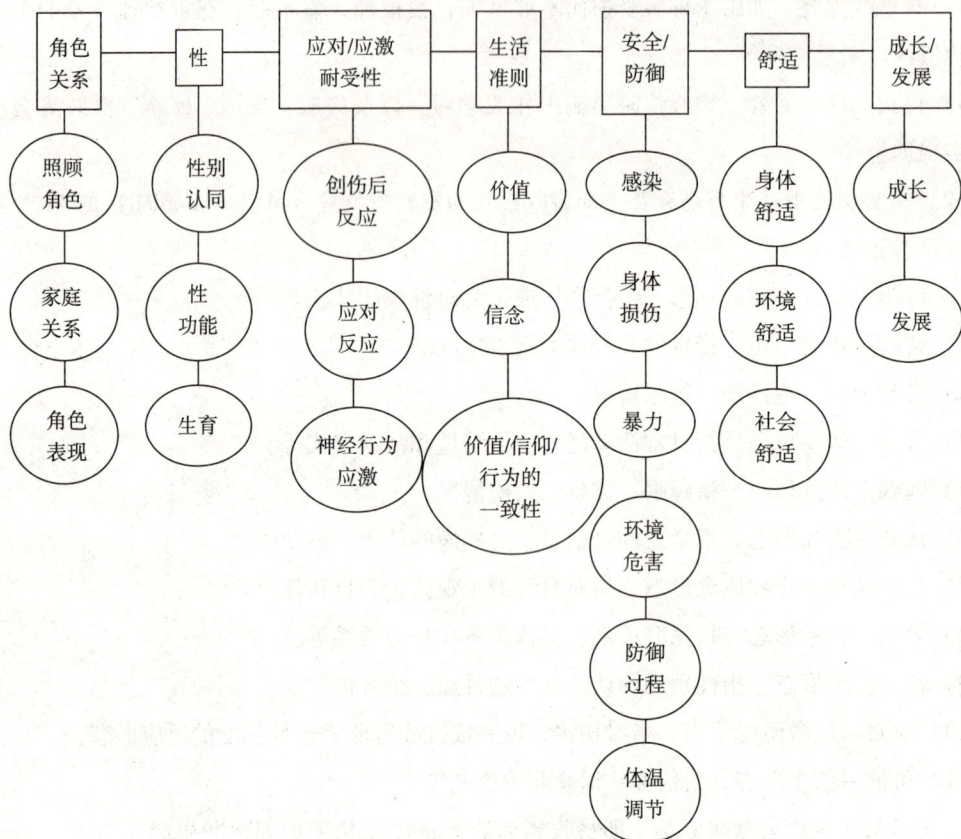

图6-3（2） 分类法中领域和分级组成示意图

（三）分析资料

分析资料是将资料收集、核实、组织后对其进行分析，找出异常，发现问题，为护理诊断做准备。

1. 找出异常 收集资料的目的在于发现护理对象的健康问题，资料收集后应将资料与正常标准进行比较，找出异常所在。要求护士根据所学的基础医学知识、护理学知识和人文科学等知识，了解正常范围及表现，发现哪些资料存在异常。

2. 找出相关因素和危险因素 分析资料时应判断造成异常情况的相关因素，找出潜在的危险因素。有些资料虽在正常范围，但由于危险因素存在，若不采取预防措施，很可能会出现异常，危害护理对象的健康。找出潜在的危险因素，有助于护士预测护理对象可能发生的问题，以做好预防工作。

（四）记录资料

记录资料是护理评估的最后阶段。目前资料的记录一般无统一格式，可根据资料分类方法，各医院、各病区的特点自行设计表格，评估表应能反映本病区患者的特点。许多医院采用电子表格，取代了传统的纸质表格，既高效、方便、快捷，又节约纸张，实现了资源共享。无论何种记录方式，均应全面、客观、准确、及时，这样才能为下一步护理诊断和护理计划打下良好基础。

第三节　护理诊断

护理诊断（nursing diagnosis）是护理程序的第二步，是护士在评估的基础上运用评判性思维对所收集的健康资料进行分析，做出判断，从而确定护理对象的健康问题及引起健康问题的原因。

一、概述

（一）护理诊断的概念

目前护理诊断的定义是 NANDA 在 1990 年第 9 次会议上提出并通过的定义，即护理诊断是关于个人、家庭、社区对现存的或潜在的健康问题或生命过程所产生的反应的一种临床判断，是护士为达到护理的预期结果而选择护理措施的基础，这些预期结果应是护理职责范围能够达到的（NANDA 2012－2014 护理诊断项目表共 216 项见附录）。

从护理诊断的定义可以看出：① 护理诊断描述的是人类的健康问题或生命过程的反应，而非护理需要和护理措施。②护理诊断涉及与人的生命有关的生理、心理、社会文化、发展和精神等各个方面的问题。③护理诊断所描述的人类健康问题，必须在护理工作范围之内，是能够通过护理职能缓解或解决的问题。④护理诊断所描述的人类健康问题，不仅包括已经存在的问题，还包括潜在的和可能的问题。

（二）使用护理诊断的目的与意义

1. 有利于临床护理质量的提高　护理诊断为护士有针对性地制订护理计划提供了依据，便于护士有目的、有计划地为护理对象提供高质量的护理，体现了护理以人的健康为中心的护理理念。护理诊断使用统一的术语，有利于护理经验的总结和交流，进一步提高临床护理质量。

2. 有利于护理学科的发展　护理诊断发展了专业术语，强调了护理的整体性，不但包括生理反应，还包括心理、社会、发展、精神等方面的反应，提供了护理知识体系的框架结构，为护理学向科学性的方向发展奠定了基础。

3. 引导护理教育和研究向专业化方向发展　护理诊断可以提高护理教育和护理研究的条理化程度，将教学和研究的重点放在护理对象对健康问题的反应上，而不是放在疾病诊断、治疗方法等医疗问题上。

4. 促进护理信息管理现代化　护理诊断的统一命名便于护理信息的储存和提取，使应用计算机进行护理资料管理成为现实。

二、护理诊断的组成

NANDA 在其出版的《护理诊断手册》中提出，每一个护理诊断基本上由四部分组成，即诊断的名称、定义、诊断依据和相关因素或危险因素。

（一）名称

名称（label）即问题陈述部分，是对护理对象的健康状态或疾病产生反应的概括性描述，

NOTE

常用受损、增加、减少、无效、缺乏、紊乱、功能障碍、过多、增强的趋势等特定描述语，如"皮肤完整性受损""清理呼吸道无效""排尿障碍""有增强睡眠的趋势"等。

（二）定义

定义（definition）是对护理诊断的一种清晰、精确的描述，并以此与其他护理诊断相区别。NANDA 所批准使用的每个护理诊断名称都有相应的定义，用定义的方式确定每一个护理诊断的特性。因此，护士在使用诊断名称时，应首先仔细了解其定义的内涵。例如："气体交换受损"这个护理诊断的定义为：个体经受肺泡与微血管之间的气体（氧与二氧化碳）交换减低的状态。"便秘"这个护理诊断的定义为：个体处于一种正常排便习惯发生改变的状态，其特征为排便次数减少和（或）排出干、硬粪便。

（三）诊断依据

诊断依据（defining characteristics）是对护理诊断具体特征的详细阐述，是做出该诊断的临床判断标准。诊断依据常常是护理对象所具有的一组症状和体征以及相关病史等。对于潜在的护理诊断，其诊断依据则是原因本身（危险因素）。

诊断依据根据其在特定诊断中的重要程度分为主要依据和次要依据。

1. 主要依据　主要依据是指形成某一特定诊断所应具有的一组症状和体征及有关病史，是诊断成立的必要条件。

2. 次要依据　次要依据是指在形成诊断时，多数情况下会出现的症状、体征及病史，对诊断的形成起支持作用，是诊断成立的辅助条件。

例如，"便秘"的主要依据是"粪便干硬，每周排大便不到 3 次"；次要依据是"肠鸣音减少，自述肛门部有压力和胀满感，排大便时极度费力并感到疼痛，可触到肠内嵌塞粪块，并感觉不能排空"。护士在做出某个护理诊断时，一定要参照诊断依据。

（四）相关因素或危险因素

相关因素（related factors）是指使护理诊断成立和维持的原因或情境。现存的护理诊断有相关因素，潜在的护理诊断则为危险因素（risk factors）。相关因素和危险因素可以来自五个方面。

1. 疾病方面　疾病方面指与病理、生理改变有关的因素。如"体温过高"的相关因素可能是炎症、脱水、排汗能力下降或不能排汗。

2. 治疗方面　治疗方面指与治疗措施有关的因素（用药、手术创伤等）。如化疗患者头发脱落，可以导致患者出现"自我形象紊乱"。

3. 心理方面　心理方面指与患者的心理状况有关的因素。如"营养失调：低于机体需要量"，可能是患者处于较严重的抑郁状态致使长期不能摄入、消化或吸收营养所造成的。

4. 情境方面　情境方面指涉及环境、有关人员、生活经历、生活习惯、角色等方面的因素。如"便秘"可能是患者液体量摄入不足、饮食结构不合理或缺乏活动，以及日常生活规律有变化等造成的。

5. 发展方面　发展方面指在生长发育或成熟过程中与年龄有关的因素，包括认知、生理、心理、社会、情感的发展状况，比单纯年龄因素所包含的内容更广泛。

一般情况下，一个护理诊断的相关因素或危险因素往往不只来自一个方面，可以涉及多个方面，明确诊断的相关因素和危险因素对有针对性地制定解决问题的措施是十分必要的。

三、护理诊断的陈述方式与分类

（一）护理诊断的陈述方式

护理诊断的陈述主要有健康问题（P）、原因（E）、症状和体征（S）三个基本要素。

P——健康问题（Problem），是应用简单的术语说明个体的健康问题，即护理诊断的名称。

E——原因（Etiology），是对引起问题的相关因素或危险因素的描述，以"与……有关"的词语陈述。

S——症状和体征（Symptoms and Signs），是健康问题的具体表现，也包括实验室和仪器检查结果。

（二）护理诊断的分类

护理诊断分为现存的、潜在的和健康的护理诊断三种类型。

1. 现存的护理诊断　现存的护理诊断是指护理对象正感到的不适或存在的反应。患者主要症状和体征的存在是确定现存的护理诊断的重要依据。

现存的护理诊断用三部分陈述，即 PES 公式，具有 P、E、S 三个部分，如一患者呕吐、腹泻、大汗 3 天，目前皮肤干燥、尿少，就提出现存的护理诊断。

<u>体液不足</u>：<u>皮肤干燥、尿少</u>：<u>与液体丢失过多有关</u>

　　　P　　　　　　　S　　　　　　　　　　　E

目前，临床上趋向于将护理诊断三部分陈述简化为两部分，即 P + E，而省略 S。

例如：<u>皮肤完整性受损</u>：<u>与局部组织长期受压有关</u>

　　　　　P　　　　　　　　　　　　E

2. 潜在的护理诊断　潜在的护理诊断是指护理对象目前尚未发生问题，但因为有危险因素存在，若不进行预防处理就可能会发生的问题。潜在的护理诊断用"有……的危险"进行描述，它要求护士具有预见性，观察和预防是护理干预的重点。

潜在的护理诊断用两部分陈述，即 PE 公式，因症状和体征目前尚未发生，所以只有护理诊断名称和相关因素，而没有临床表现。潜在的护理诊断没有 S，只有 P、E。如一肥胖患者长期卧床，虽然目前皮肤完好，但有一潜在的护理诊断。

<u>有皮肤完整性受损的危险</u>：<u>与肥胖长期卧床不活动有关</u>

　　　　　　P　　　　　　　　　　　　　E

3. 健康的护理诊断　健康的护理诊断是对个体、家庭或社区具有加强健康以达到更高水平潜能的临床判断。健康的护理诊断是护士在为健康人群提供护理时可以用到的护理诊断。

健康的护理诊断用一部分陈述，只有 P。

例如：<u>有增强精神健康的趋势</u>

　　　　　P

四、护理诊断与合作性问题和医疗诊断的区别

（一）合作性问题——潜在并发症

临床护理实践是一个不断变化的、复杂的过程，在临床工作中护士常遇到一些情况和面临一些患者问题，而这些情况和问题无法完全包含在 NANDA 认可的护理诊断中，但确实需要护

NOTE

理提供干预。为此，1983 年卡尔佩尼托（Lynda Juall Carpenito）提出了合作性问题（collabora-tive problem）这个概念。她把护士需要解决的问题分为两大类：一类是通过护士直接采取措施就可以解决的，属于护理诊断；另一类是要与其他医务人员尤其是医生共同合作解决的，这部分属于合作性问题。合作性问题有其固定的陈述方式，即"潜在并发症（potential complica-tion）：某某"。潜在并发症可简写为 PC，例如，"潜在并发症：电解质紊乱"，可简写成"PC：电解质紊乱"。

需要注意的是，并非所有的并发症都是合作性问题，有些可以通过护理措施预防和处理的并发症则属于护理诊断，如皮肤因长期受压而导致的"有皮肤完整性受损的危险"可通过护理措施预防或处理，即为护理诊断；对于术后患者的伤口"出血"，仅通过护理措施是无法预防的，这一问题属于合作性问题。关于合作性问题，一般情况下，护士的主要职责在于密切监测病情，发现有并发症的危险征兆或表现立即向医生汇报；准确、及时执行医嘱，配合采取辅助的护理措施。

（二）护理诊断与合作性问题的区别 （表 6 - 1）

表 6 - 1   护理诊断与合作性问题的区别

	护理诊断	合作性问题
职责范围	在护理职责范围内	护理、医疗共同干预
护理功能	独立性的护理功能，是护士独立采取措施能够解决的问题	合作性护理功能，护士的工作重点主要为监测
举例	活动无耐力：与心输出量减少有关	潜在并发症：充血性心力衰竭

（三）护理诊断与医疗诊断的区别 （表 6 - 2）

明确护理诊断与医疗诊断的区别十分重要，关系到如何确定各自的工作范畴和应负的法律责任。

表 6 - 2   护理诊断与医疗诊断的区别

	护理诊断	医疗诊断
临床判断对象	对个体、家庭、社会的健康问题或生命过程反应的一种临床判断	对个体病理生理变化的一种临床判断
描述的内容	描述的是个体对健康问题的反应	描述的是一种疾病
职责范围	在护理职责范围内进行	在医疗职责范围内进行
适应范围	适用于个体、家庭、社会的健康问题	适用于个体的疾病
决策者	护士	医生
数目	往往有多个	一般情况下只有一个
是否变化	随病程的变化而改变	一旦确诊则不会改变
举例	活动无耐力：与心输出量减少有关	心肌梗死

五、书写护理诊断的注意事项

（一）使用统一的护理诊断名称

书写护理诊断应使用 NANDA 认可的护理诊断名称，不可随意编造护理诊断。统一的护理诊断名称有利于护士之间的交流与探讨，有利于与国际接轨，有利于护理教学的规范。

（二）贯彻整体护理观念

一个护理诊断针对一个健康问题，在考虑护理对象存在的健康问题时要全面，应包括生理、心理、社会各方面。一个护理对象可有多个护理诊断，并随病情发展而变化。列出的护理诊断名称、诊断依据和相关因素或危险因素都应体现整体护理的理念。

（三）明确找出相关因素

相关因素往往是造成问题的最直接原因，也是护理计划中制定措施的关键。对于相关因素的陈述，应使用"与……有关"的陈述方式。

1. 相关因素应在护理职责范围内　相关因素应具体且有针对性，应是护理能够处理的因素，以便于制定具体的护理措施。如"清理呼吸道无效：与体弱、咳嗽无力有关"就比"清理呼吸道无效：与肺气肿伴感染有关"更为确切、更具针对性，因为体弱、咳嗽无力可以通过护理措施改善其咳嗽、咳痰的有效性，而感染则需要医生进行抗感染治疗，因而不属于护理的职责范围。

2. 同一护理诊断可以有不同的相关因素　同一护理诊断可因相关因素不同而具有不同的护理措施。如"清理呼吸道无效：与术后切口疼痛有关"和"清理呼吸道无效：与痰液黏稠有关"，这两个护理诊断虽然均为"清理呼吸道无效"的问题，但前者的护理措施是在如何保护切口、不加重疼痛的前提下将痰咳出，后者是如何使痰液稀释易于咳出。由此可见，只有相关因素正确，才能选择有效的护理措施。

3. 避免将相关因素与临床表现相混淆　确定相关因素时，要避免将相关因素与临床表现相混淆。如"睡眠形态紊乱：与醒后不易入睡有关"；"皮肤完整性受损：与骶尾部溃疡有关"都是不正确的，因为"醒后不易入睡"是"睡眠形态紊乱"的表现形式，"骶尾部溃疡"是"皮肤完整性受损"的表现形式，而非相关因素。

（四）护理诊断"知识缺乏"的陈述

"知识缺乏"在陈述上有其特殊之处，是针对护理对象具体缺乏的知识进行陈述，应为"知识缺乏：缺乏……方面的知识"，而不使用"与……有关"的陈述方式。如"知识缺乏：缺乏母乳喂养的知识"；"知识缺乏：缺乏糖尿病的防护知识"。

（五）护理诊断用词应恰当

书写护理诊断时，要避免使用易引起法律纠纷的词句。如"皮肤完整性受损：与护士未定时给患者翻身有关"；"有受伤的危险：与护士未加床档有关"。制定护理诊断是为了帮助护理对象，而非批评护理对象，要避免价值判断。如"卫生不良：与患者懒惰有关"；"社交障碍：与患者缺乏道德有关"。

第四节　护理计划

制定护理计划（nursing planning）是护理程序的第三步，护士为护理对象做出护理诊断后，就需根据护理诊断制定护理计划，通过护理计划使护理活动有组织、有系统地进行，以满足护理对象的需要，预防、减缓或消除健康问题。

一、概述

护理计划是护士在评估及诊断的基础上，综合运用医疗、护理、社会行为等科学知识，对护理对象的健康问题、护理目标和护士所要采取的护理措施的一种书面说明。其目的是要确定护理对象的护理重点，明确预期目标，提供护理评价标准，设计护理措施的实施方案。一个全面的、具体的护理计划能充分体现护理工作的组织性和科学性。

二、护理计划的步骤

制定护理计划包括排列护理诊断的优先顺序、制定预期目标、制定护理措施和护理计划成文四个步骤。

（一）排列护理诊断的优先顺序

一般情况下，护理对象存在多个护理问题（包括合作性问题），在实际工作中需要确定解决问题的优先顺序，因而需要对这些护理诊断和合作性问题进行排序，然后根据问题的轻、重、缓、急，合理地安排护理工作，以便护士有条不紊地采取护理行动。

1. 护理诊断的优先顺序分类　在对护理诊断进行排序时，要考虑护理诊断的紧迫性和重要性，将对护理对象生命和健康威胁最大的问题放在首位，其他的依次排列。一般根据对生命活动的影响程度将护理诊断分为首优问题、中优问题和次优问题3类。

（1）首优问题　首优问题是指直接威胁护理对象的生命，需要立即采取行动解决的问题。如昏迷患者的"清理呼吸道无效"，休克患者的"体液不足""心输出量减少"，小儿因各种原因导致的"体温过高"等问题，如果不及时采取措施，会直接威胁护理对象的生命。急危重患者在紧急状态下，常可能同时存在多个首优问题。

（2）中优问题　中优问题是指虽不直接威胁护理对象的生命，但也能导致其身体上的不健康或情绪上变化的问题。如"急性疼痛""体温过高""焦虑""睡眠形态紊乱"等。

（3）次优问题　次优问题是指个人在应对发展和生活变化时所遇到的问题，与此次发病不直接相关，同样需要护士给予帮助。这些问题并非不重要，而是指在安排护理工作时可以稍后考虑。如小儿惊厥的患儿可能同时存在"营养失调：高于机体需要量"的护理问题，它与此次发病没有直接的联系，在急性期护士会把这个问题列为次优问题，待患儿病情稳定，进入到恢复期后再进行处理。

2. 排列护理诊断时的注意事项

（1）按照人类需要层次理论进行排列　按照马斯洛（Maslow）的人类需要层次理论，生理需要未满足的问题首先解决，如与呼吸有关的"低效性呼吸形态"、与水有关的"体液不足""体液过多"，与排泄有关的"尿失禁""尿潴留"等。而各种生理需要中，应将对护理对象生命构成危险的生理需要作为首优问题，如对氧气的需要优先于对水的需要，对水的需要优先于对食物的需要等。

（2）注重护理对象的主观感受　因为护理对象对自己的需求，特别是较高层次的需求最清楚，也最具发言权，所以排序时在参照基本需要层次的同时，应考虑护理对象的需求，尊重其选择。在与治疗、护理方案不冲突的情况下，使护患双方对护理诊断的排列顺序能达成共识。

（3）分析和判断护理诊断之间的关系　决定诊断的先后顺序时，应分析护理诊断之间是否存在相互关系，以及相互关系的性质，以便先解决问题产生的原因，再解决问题的后果，即如果问题 A 是构成问题 B 的相关因素，则应先解决问题 A。如一位术前患者存在"焦虑：与即将接受手术有关"和"知识缺乏：缺乏预防术后并发症的知识"。也许护士认为缺乏有关知识易导致术后出现尿潴留、坠积性肺炎等并发症，故把"知识缺乏"放在首位，但实际上患者处于焦虑状态时往往无法耐心听护士针对知识缺乏而进行的健康教育，健康教育的效果不一定理想。在这两个诊断之间，可以认为焦虑是知识缺乏的相关因素之一，故此时护士应先采取措施降低患者的焦虑情绪，然后针对知识缺乏进行有关教育就较为可行了。

（4）护理诊断顺序的可变性　护理诊断的先后顺序并不是固定不变的，是随着疾病的进展、病情及患者反应的变化而发生变化的。如在心肌梗死急性期"活动无耐力"的护理诊断与"急性疼痛""心输出量减少""恐惧""潜在并发症：室颤"等严重威胁患者生命的问题相比只能列入中优的护理诊断，但随着病情的好转，患者度过急性期后，如何恢复活动耐力、尽早活动以减少并发症就成为护理的重点，此时"活动无耐力"就由中优问题变成首优问题。

（5）"潜在的护理诊断"和"潜在并发症"排序　这两类问题虽然目前没有发生，但并不是不重要，有时它们常常被列为首优问题而需立即采取措施或密切监测。如接受化疗的白血病患者，白细胞被破坏至极低水平，出现"有感染的危险"；甲状腺术后患者有"潜在并发症：出血"问题。尽管这些问题尚未出现，但一旦出现就可能危及生命，需要护士立即采取措施或密切监测，应列为首优问题。

（6）科学地安排和解决护理问题　对于护理诊断的排序，并不是前一个护理问题完全解决之后才能解决下一个护理问题。在临床工作中，护士可以安排同时解决几个问题，但护理重点和主要精力还应放在需优先解决的问题上。

（二）制定预期目标

预期目标是护理计划中很重要的一部分，每一个护理诊断都要有相应的目标。设置目标可以明确护理工作的方向，指导护士为达到目标中期望的结果去设计护理措施，并且可以用目标作为评价标准对护理效果进行评价。

1. 目标的含义　目标是护士期望护理对象接受护理后在功能、认知、行为和情感（或感觉）方面的改变。

（1）功能改变　如"活动无耐力：与长期卧床有关"；目标：1 周后患者能下床行走 200m 而不出现心慌、气短、头晕等表现。"有感染的危险：与服用免疫抑制剂有关"；目标：住院期间患者不发生感染。

（2）认知改变　如"知识缺乏：缺乏预防胰腺炎复发的知识"；目标：2 日内患者能够复述出引起胰腺炎再发的两个因素。"营养失调：高于机体需要量：与饮食结构不合理有关"；目标：2 日内患者能够说出自己喜爱的食物中哪些是高脂饮食。

（3）行为改变　如"体液过多：与心功能不全导致体循环瘀血有关"；目标：3 日后患者能自觉摄入低盐饮食。"知识缺乏：缺乏护理人工肛门的知识和技能"；目标：7 日后患者能够自己护理人工肛门。

（4）情感（或感觉）改变　如"焦虑：与心绞痛反复多次发作有关"；目标：4 日后患者自诉不安、担心的情绪减轻。又如"疼痛：与手术创伤有关"；目标：1 日后患者自诉疼痛减

NOTE

轻或感到疼痛持续的时间缩短。

每一个护理诊断可同时包括功能、认知、行为、情感（或感觉）方面的多个目标。如"便秘：与痔疮致排便疼痛有关"，目标可以为患者能够：①说出导致便秘的相关因素。②学会减轻排便时疼痛的方法。③自诉在排便时疼痛减轻。④每1~2天排便1次。

2. 目标的种类　根据实现目标所需的时间长短可将目标分为短期目标和长期目标。

（1）短期目标（short - term goals）　又称近期目标，是指在相对较短的时间内（几小时或几天，通常少于1周）要达到的目标，适合于住院时间较短、病情变化快者。如"3天后，患者能在他人搀扶下行走10m""24小时后患者学会注射胰岛素"等。

（2）长期目标（long - term goals）　又称远期目标，是指需要相对较长时间（数周、数月）才能实现的目标。它需要护士针对一个长期存在的问题采取连续的护理措施，常用于出院患者和患有慢性疾患住家庭病床或康复机构的患者。如接受化疗的白血病患者，存在"有感染的危险"的护理诊断，其目标是"化疗期间患者不发生感染"。为达到这个目标需要护士严格做好预防感染工作，而且整个化疗期间要连续做好这些工作才能保证目标实现，这个目标即为长期目标。

长期目标往往需要制定一系列短期目标才能更好地实现，一系列短期目标的实现不仅可以使护士分清各阶段的工作任务，也可因短期目标的逐步实现而增加护理对象达到长期目标的信心。如"营养失调：高于机体需要量"的护理对象，长期目标是半年内体重下降12kg，这一目标需要一系列相同的"每月体重减轻2kg"的短期目标来实现。

3. 目标的陈述方式　目标的陈述包括主语、谓语、行为标准和状语（时间状语和条件状语）。

（1）主语　目标是期望护理对象所能发生的改变，因此目标的主语应是护理对象，包括患者、孕妇、产妇等。主语也可以是患者的生理功能或患者机体的一部分，如患者的脉搏、皮肤、体重等。虽然有时在目标陈述中会省略主语，但句子的逻辑主语一定是护理对象。

（2）谓语　谓语指护理对象将要完成的动作，也就是行为动词，指患者做什么、学什么，必须是可观察得到的行为，如说明、演示、走、喝、告诉、解释、陈述等。

（3）行为标准　行为标准即行动后所要达到的程度，这个标准可以是时间、速度、距离、数量等。

（4）状语

1）条件状语　条件状语指主语完成某行动时所处的条件状况，用以说明行为改变的时间、地点、方式或范围，如在护士的帮助下、在学习之后、借助拐杖等。条件状语不一定在每个目标中都出现。

2）时间状语　时间状语限定护理对象应在何时达到目标中陈述的结果，即何时对目标进行评价，如3天内、4小时、出院前等。时间状语可以督促护士有计划地帮助患者尽快达到目标。

举例

例1　　住院期间　　患者的皮肤　　保持　　完整、无破损
　　　　时间状语　　　主语　　　　谓语　　行为标准

例2　　　出院前　　　　患者　　　学会　　　自我血糖监测
　　　　　时间状语　　　主语　　　谓语　　　行为标准
例3　　　1周后　　　　患者　　　在他人搀扶下　　　行走　　　50m
　　　　　时间状语　　　主语　　　条件状语　　　　谓语　　　行为标准

4. 书写护理目标时的注意事项

（1）目标应以护理对象为中心　目标陈述的是护理对象的行为，而不是描述护士的行为或护士采取的护理措施。因此，目标的主语应是护理对象，也可以是护理对象的生理功能或患者机体的一部分。陈述开始避免用"使患者""让患者""允许患者"等语句，因为这种陈述方式是指希望护士实现什么，而不是患者做什么。如"出院前教患者用血糖仪测血糖"就应改为"出院前患者学会用血糖仪测血糖"。

（2）目标要有明确的针对性　一个目标只能针对一个护理诊断，当目标达到后，该问题应得到解决或预防。一个预期目标中只能出现一个行为动词，否则不便于工作结束时的评价。例如，"2天内患者能实施有效的咳嗽并每天饮水1500mL"。假如2天内患者只做到了每天饮水1500mL而并未能实施有效的咳嗽，则很难评价目标是否完成。类似情况可分别设置几个预期目标，以保证每个目标中只有一个行为动词。

（3）目标应切实可行　目标不仅要考虑临床的实际条件、护士的专业能力，还要考虑护理对象的身体心理状况、智力水平、既往经历和经济条件等。如让没有能力购买血糖仪的患者"出院前学会用血糖仪测血糖"是不可行的；再如"1周后患者用拐杖能在台阶上行走10m"对于腿严重弯曲的老年人就不现实。

（4）目标应具体可评价　行为标准应尽量具体，避免使用"增加""了解""正常"等含糊、不明确的词句。如不应使用"心率正常""食欲增强""活动适量"等作为预期效果，应加上行为标准使之量化，应写成"2天内患者心率维持在70～90次/分""3天后患者能吃完医院配制的标准膳食""术后3天患者能每天下床活动3次，每次半小时"。

（5）目标不应超出护理范畴　目标应是护理范畴内通过护理措施可以达到的。如护理问题是"体温过高：与肺部感染有关"，目标是"3天内患者体温降至正常"。这并非通过护理措施所能达到的，它超出了护理的工作范畴，故可以将目标改为"发热期间患者主诉舒适感增加"。

（6）目标应由护士和护理对象共同制定　应让护理对象参与目标的制定，这样可使护理对象认识到自己的健康不仅是医务人员的责任，也是护理对象自身的责任，使其主观上愿意积极配合护士，这样护患双方共同努力以保证目标的实现。

（7）关于潜在并发症的目标　潜在并发症是合作性问题，护士的主要责任在于监测并发症的发生及发展，而仅仅通过护理措施往往无法阻止其发生。如"潜在并发症：出血"目标不能是"住院期间患者不发生出血"，而应该是"护士及时发现出血的发生并配合抢救"。

（三）制定护理措施

护理措施描述的是护士为帮助护理对象达到预定目标所需采取的具体方法。护理措施的制定是以护理诊断所陈述的相关因素为基础、结合评估所获得的护理对象的具体情况，运用专业知识和经验做出决策的过程。

1. 护理措施的类型　护理措施可分为独立的护理措施、合作性的护理措施和依赖性护理措施 3 种类型。

（1）独立的护理措施　独立的护理措施指不依赖医生的医嘱，护士能够独立提出和采取的措施。如护士协助患者日常生活护理、皮肤护理、检查及手术前后的指导、提供健康教育和咨询、提供心理支持等。如患者长期卧床有导致"皮肤完整性受损的危险"，护士采取定时为患者翻身、按摩皮肤、使用皮肤保护贴等措施，以预防压疮的发生。

（2）合作性的护理措施　合作性的护理措施是指护士与其他医务人员相互合作采取的措施。如患者出现"营养失调：高于机体需要量"的问题时，护士为帮助患者恢复理想体重应与营养师或运动医学专家协商、讨论并听取他们的意见和建议，根据具体情况制定护理措施。

（3）依赖性护理措施　依赖性护理措施只是护士执行医嘱的措施，给药、输液、诊断、治疗、膳食等均为医生开具处方或监管的范围。如"遵医嘱给药""记录 24 小时出入水量"等。

2. 制定护理措施时的注意事项

（1）护理措施应有针对性　制定护理措施的目的是为了达到预定的目标，否则即使护理措施没有错误，也无法促使目标实现。如肺炎患者有"清理呼吸道无效"的问题，目标是患者能顺利咳出痰液，如果措施是如何教患者预防肺炎就不合适。

（2）护理措施应切实可行　制定护理措施时不仅要考虑护理对象的年龄、性别、健康状况、认知情况，以及护理对象自己对改变目前状况的愿望及要求等，还要考虑医院病房现有的条件、设施、设备等是否能实施护理措施，以及病房是否有足够的护士，护士的知识与技术水平是否能胜任等。

（3）护理措施应与其他医务人员一致　制定护理措施时应参阅医嘱和有关病历记录，意见不同时应与医生或其他保健人员一起协商，达成共识。如果护理措施与医疗计划相互矛盾，容易使患者不知所措，并产生不信任感。

（4）护理措施应具体、有指导性　具体的护理措施才能使护士和护理对象均能准确、容易地执行。例如，护理措施为连续监测生命体征，应注明间隔多长时间测量和观察 1 次，不能只笼统地描述为"定时测量生命体征"。

（5）护理措施应有科学依据　护理措施的依据来自于自然科学、行为科学、人文科学的知识，护士应运用最新最佳的科学证据，结合个人技能、临床经验及护理对象的实际情况，选择并制定恰当的护理措施，禁止将没有科学依据的措施应用于患者。

（6）护理措施应保证患者的安全　护士为护理对象提供护理过程中，应始终把护理对象的安全放在首要位置。例如，协助冠心病患者下地活动应循序渐进，逐渐增加活动的时间和强度，避免过度活动造成患者不能耐受而发生危险。

（7）鼓励护理对象参与制定　在制定护理措施的过程中允许护理对象或家属参与，使其乐于接受与配合护理活动，以保证护理措施达到最佳效果。

（四）护理计划成文

护理计划成文是将护理诊断、预期目标、护理措施以一定的格式记录下来。因不同的医院有各自具体的条件和要求，不同的科室、病房有各自的特点，护理计划的书写格式多种多样。但无论采用何种成文格式，只要能够真实反映护理对象的情况和问题，能够促进护理工作、方便使用就行。

1. 个体化的护理计划　针对护理对象的具体情况，做出个体化的护理诊断、目标和措施（表6-3）。

表6-3　护理计划表

科别　循环内科　　病室　12　　床号　4　　姓名　张松　　住院号　00762

开始日期	护理诊断	护理目标	护理措施	效果评价	停止日期	签名
15-6-22	营养失调：高于机体需要量：肥胖：与摄入量过多有关	1. 1周内体重下0.5~1kg	1. 控制每日摄入量在6.8MJ内 2. 鼓励户外散步，每日至少0.5小时 3. 进行1次合理饮食的健康教育	体重下降0.5kg	6~29	钱芳
		2. 10日内会制定低脂肪食谱	1. 每日指导患者制定食谱1次 2. 告知患者哪些食物属于低脂食物	能独立制定低脂肪食谱	6~30	钱芳

这种护理计划是护士根据患者的具体资料制定的个体化方案，在制定过程中护士要不断运用所学的知识积极思考，其缺点是需要花费较多时间书写。这种方式对于专业知识不够丰富的护士来说不易掌握，更多地用于护理教学。

2. 采用标准护理计划的方式　为了缩短书写时间，减轻护士的工作负担，护理专家针对常见病和多发病的常见护理诊断，制定了相应的护理目标和护理措施，并用统一的形式书写，形成了标准护理计划（表6-4）。护理具体患者时，护士可以此为标准，勾画出与患者有关的护理诊断、预期目标和护理措施，注明日期并签名。

表6-4　循环内科标准护理计划表

护理诊断	预期目标	护理措施
1. 体液过多：与右心室充盈增加，静脉淤血有关	患者水肿部位皮肤完整、无感染	1. 记录24小时尿量或出入量，急性期需每小时记录 2. 教会患者计算和记录液体出入量，指导其每日液体入量=前1天出量+500mL 3. 指导患者每日摄盐2~3g（即相当于可乐瓶盖1半），进食低钠饮食（含钠多的食物除咸味食品外，还包括发面食品、罐头食品、熟食和含味精的食物等） 4. 遵嘱给予利尿剂，注意观察利尿治疗的副作用，如乏力、低血钾、低血钠、肌痉挛、低血容量、体位性低血压、代谢性碱中毒，并指导患者遵医嘱补钾 5. 肢体水肿者，抬高患肢促进静脉回流 6. 避免刺激水肿部位皮肤，保持皮肤完整性的措施（如床单清洁、干燥。避免患者的手抓破皮肤，变换体位时避免推、拖、拉而擦破皮肤）
2. 活动无耐力：与心排出量下降，氧供需失调有关	患者活动时心率、血压正常，无不适感	1. 评估和记录患者对所有活动的耐受水平，患者活动过程中有无心悸、气急、头晕、大汗以及疼痛等出现 2. 制定合适的活动计划，包括活动量与范围 3. 在患者活动耐力范围内，鼓励患者自理 4. 日常用品置于患者容易取放的位置 5. 指导患者正确掌握活动与休息的界限，以出现气急、头晕、胸痛或P、R较活动前加快10%作为停止活动的指征 6. 提供并指导患者使用便于活动又保证安全的设施，如床档、扶手、拐杖等 7. 活动耐力增强时及时鼓励

续表

护理诊断	预期目标	护理措施
3. 知识缺乏：缺乏控制高血压的知识	1. 患者、家属能复述高血压的标准 2. 患者、家属能复述高血压常见诱因及其预防方法 3. 患者、家属能复述所用降压药的用法、剂量、作用、副作用	1. 评估患者和家属对控制高血压相关知识的了解程度 2. 讲解高血压的标准、控制高血压的重要性 3. 讲解高血压的诱因 4. 指导患者掌握高血压诱因的预防方法 （1）情绪控制方法 （2）适当运动量与方式 （3）高血压饮食 （4）超重者控制体重方法 （5）劳逸结合、防止过度脑力劳动 （6）保证足够睡眠 5. 教会患者及其家属测量血压的方法 6. 指导患者遵医嘱服药，讲解所用降压药的剂量、用法、作用、副作用与储存方法，说明擅自停药和加大或减少剂量的危害性，必要时提供详细的药物书面材料 7. 指导患者和家属正确识别需要就诊的症状、体征
……	……	……

这种护理计划单克服了第一种的不足，不仅减少了护士的书写时间，减轻了工作负担，又能便利、快捷和较为全面地做出书面护理计划，较适合临床实际。由于标准化护理计划并非针对某个具体护理对象而制定，易导致护士只顾按标准施护，而忽视患者的个性化护理。

临床工作中，护士在做护理计划时不要照搬标准护理计划，而应以标准化护理计划为基本框架，先经过评判性思维做出判断后再对照标准护理计划。标准护理计划中未包括的内容，可在相应的位置补充患者特殊的护理诊断、原因、预期目标和护理措施，除去不适合患者的部分。这样既可发挥标准护理计划的优点，又可为护理对象提供个性化护理，制定的护理计划才构成一份完整的护理计划单。

第五节　护理实施

护理实施（nursing implementation）是护理程序的第四个步骤，有效的实施不但可以解决护理对象的健康问题，还可验证护理计划是否切实可行。

一、概述

护理实施是护士为达成预期结果而将计划中的内容付诸行动的过程，是落实护理计划的过程。实施护理措施不仅要求护士具备丰富的专业知识，还要具备熟练的操作技能和良好的人际沟通能力，这样才能保证护理计划协调进行，才能保证护理对象得到高质量的护理。

二、护理实施的步骤

护理实施包括实施前的准备、实施和实施后的记录三个步骤。

（一）实施前的准备

这一阶段要求护士思考与实施有关的几个问题，即解决问题的五个"W"。

1. 做什么（What）　包括回顾自己制定好的护理计划，保证计划的内容是合适的、科学的和安全的，与护理对象目前情况相符合，必要时检查和修改护理计划。然后，组织护理措施。虽然护理计划中的措施对应着各自的护理诊断，但在实施时，由于护士每 1 次接触护理对象可能要同时解决几个问题，即执行不同护理诊断所对应的多个措施，因此，应将准备给护理对象实施的干预措施组织起来，从而提高工作效率。如护士早晨来到某患者床旁的护理工作内容和顺序分别对应于不同的护理诊断，可统一安排为评估昨晚睡眠情况（睡眠形态紊乱）、协助患者翻身并查看受压部位皮肤（有皮肤完整性受损的危险）、给患者做雾化吸入（清理呼吸道无效）、记录患者 24 小时尿量（体液过多）。

2. 谁去做（Who）　确定某些护理措施是由护工做还是由辅助护士做。如果是护士，由哪一层次或级别的护士做，是一个护士做还是多个护士做。如护士要为处于昏迷状态、体型肥胖的患者更换体位时，或者当患者病情加重或需要特殊治疗、护理时，就需要其他人员的帮助。

3. 怎样做（How）　即实施时将使用什么技术或技巧，如果需用到技术操作或仪器操作，则应将操作步骤回顾一下。若护士对某项知识或技能不熟悉，必须查阅资料或请教他人，以弥补自己该方面的不足。此外，实施过程中如果遇到比较棘手的问题，如患者情绪不佳、无法合作，或者实施中出现意外，需用到沟通技巧，还需要考虑在沟通中可能会出现哪些问题，如何应对。

4. 何时做（When）　即选择执行护理措施的时机。护士应根据患者的情况、医疗配合等多方面因素选择执行护理措施的时机。如有关患者健康教育应选择在患者情绪稳定、身体状况良好且与其他医疗或护理措施无冲突时进行，有关患者饮食指导的教育可安排在家属探视时进行效果更好。

5. 在何地（Where）　确定实施护理措施的场所十分必要，对于涉及护理对象隐私的操作或谈话，应注意选择较隐蔽且不被干扰的场所。

（二）实施

此阶段是护士运用操作技术、沟通技巧、观察能力、合作能力和应变能力去执行护理措施的过程。护理学是一门实践性的应用学科，护士在实施护理措施的过程中不仅使护理问题得以解决，也使护士自身的能力不断提高，积累实践经验，并有利于护士和护理对象之间建立良好的护患关系。

实施的内容主要包括 6 个方面。

1. 将所计划的护理活动加以组织落实。

2. 执行医嘱，保持医疗与护理的有机结合。

3. 解答患者及家属咨询的问题。

4. 及时评价实施的质量、效果，观察病情，处理突发急症。

5. 继续收集资料，及时、准确地完成护理记录，不断补充和修正护理计划。

6. 与其他医务人员保持良好的关系，做好交班工作。

（三）实施后的记录

1. 记录的意义　护士对其所执行的护理措施及执行过程中观察到的问题进行记录是一项很重要的工作。其意义在于：可以描述护理对象接受护理照顾期间的全部经过；有利于其他医务人员了解该护理对象的情况；可作为护理质量评价的一个内容；可为以后的护理工作提供资

NOTE

料和经验；是护士辛勤工作的最好证明。

2. 记录的要求

（1）护理记录要及时、准确、可靠地反映护理对象的健康问题及其进展状况。

（2）描述要简明扼要、重点突出，体现动态性和连续性。

（3）记录要客观具体，避免使用含糊、不明确的词句，以免引起歧义。

3. 记录的方式　记录可采用文字描述、填表或在相应项目上打"√"的方式。目前各地没有统一规定，比较常用的是采用 PIO 的方式记录护理活动。它是一种既科学又能体现护理程序的记录法（表 6-5）。

（1）P（problem，问题）　P 是指护理诊断/合作性问题。应注意记录提出问题的日期和时间。

（2）I（intervention，措施）　I 是针对护理对象出现的问题所进行的护理活动，记录中应遵循"做了什么就记什么"的原则。

（3）O（outcome，结果）　O 是对问题处理后按预期结果或病情观察规律进行评价反馈后的记录，并标明记录的日期和时间。

表 6-5 护理记录单（PIO 格式）

科别　外二　　　病室　14　　　床号　2　　　姓名　李某　　　住院号　009532

日期	时间	护理记录（PIO）	签名
15-7-15	8：00	P：知识缺乏：缺乏术前准备知识和术前知识	刘　艳
	8：00	I：①向患者讲解术前应练习在床上解大小便，并且应该戒烟，加强营养，防止感冒	
	10：00	②向患者讲解术前备皮、皮试及禁食的意义	刘　艳
	17：00	O：患者表示愿意配合各项检查和治疗，并且已能在床上解大小便	刘　艳
7-17	21：00	P：急性疼痛：患者自述切口疼痛难忍，且有痛苦面容：与手术创伤有关	张力华
	21：00	I：①检查患肢血运情况，用棉垫将患肢适当垫高 ②解释疼痛的原因及持续时间 ③遵医嘱，给患者肌内注射强痛定 100mg	
	22：00	O：患者安静入睡	张力华

三、护理实施的注意事项

1. 贯彻"整体"观念　护理活动的核心是整体的人，在实施护理措施时应尽可能满足护理对象的需要，全面考虑护理对象各个方面的情况，如信仰、价值观、年龄、健康状况和环境等。如进行饮食营养方面的指导和护理时，了解患者的习惯、信仰情况十分必要，否则可能会造成不良的影响。

2. 注重科学性　护理活动的实施应以科学知识和护理科研为基础，在制定和实施每一项护理措施过程中，必须以科学知识为依据。如患者习惯饭后服药，然而患者所服用的药物饭后吸收不佳，这时护士须向患者解释清楚原因，使之改变习惯。

3. 注重安全性　护理措施必须保证安全，预防并发症的发生。如为患者做口腔护理时，动作要轻柔，以免粗暴的动作损伤患者的口腔黏膜。

4. 注重灵活性　护士在实施计划时，不能只是机械地完成护理计划，应合理组织护理活动，而且要把病情观察和收集资料贯穿在实施过程中，根据病情灵活实施计划。

5. 不盲目执行医嘱　护士在执行医嘱时，应明确其意义，对有疑问的医嘱应在澄清后方可执行，若医嘱有明显错误可拒绝执行。

6. 鼓励护理对象参与　在实施过程中应注意与护理对象的交流和沟通，鼓励其积极、主动地参与护理活动，并适时给予教育、支持和安慰，因为护理对象对护理活动的理解和合作有助于提高护理活动的效率。

第六节　护理评价

护理评价（nursing evaluation）是护理程序的最后一步，护理评价可以验证护理效果，了解护理对象的行为和身心健康状况的改善是否达到预期目标，进而不断改进护理服务内容和方法，以达到提高护理质量的目的。

一、概述

（一）概念

护理评价是将护理对象的健康状态与护理计划中的预期目标进行比较，并对执行护理程序的效果、质量做出评定的过程。护理评价是护理程序的最后一步，但这不是护理程序的结束，通过评价发现新问题，做出新的诊断和计划，或对以往的方案进行修改，以使护理程序循环往复地进行下去。

（二）评价的方式与内容

1. 评价方式

（1）护士自我评价。

（2）护士长的检查评价。

（3）护理查房。

2. 评价内容

（1）**护理过程的评价**　是检查护士的护理活动过程是否符合护理程序的要求，如各种护理操作的过程、与护理对象的沟通情况、健康教育的组织开展过程等。

（2）**护理效果的评价**　为评价中最重要的部分。核心内容是评价护理对象的行为和身心健康状况的改善是否达到预期目标。

二、护理评价的步骤

护理评价包括收集资料、评价目标是否实现、分析原因和重审护理计划。

（一）收集资料

为评价预期目标是否达到，护士需收集有关护理对象目前健康状态的资料，资料涉及的内容应与评估所包含的内容一致。资料既有主观资料，又有客观资料，收集时要注意两者的统一性，并注意护理对象对护理活动的反应。

NOTE

（二）评价目标是否实现

护理计划中已详细阐明了护理对象的预期目标，这些预期目标是判断护理活动是否有效的标准。用目标陈述中所规定的期限，将护理对象目前的健康状况与目标中预期的状况进行比较，衡量目标实现与否。根据判断目标是否实现或实现的程度，可分为目标完全实现、目标部分实现和目标未实现 3 种情况。

如预期目标为"患者 1 周后能下床行走 50m"，1 周后的评价结果可能为：

患者 1 周后能下床行走 50m，无不适感——目标完全实现。

患者 1 周后能下床行走 20m，因体力不支未能坚持——目标部分实现。

患者 1 周后刚下床即感心慌，无法行走——目标未实现。

再如预定目标为"患者在住院期间不发生感染"，其结果有两种可能。

患者直至出院未发生感染——目标实现。

患者住院期间发生了感染——目标未实现。

（三）分析原因

如果目标部分实现或未实现，应探寻导致的原因，护士可从 5 个方面进行分析。

1. 所收集的资料是否准确、全面　评估是护理程序的第一步，其准确性会影响其他步骤的进行。如评估患者的睡眠情况时，护士只了解到患者的睡眠时间是每晚 4～5 小时，便认为患者有"睡眠形态紊乱"。实际情况是每天 4～5 小时的睡眠对这位患者来说已经足够，并不影响第 2 天的精神状态。护士因资料收集不全面而导致护理诊断不正确，所定的目标"患者每晚能连续睡眠 7～8 小时"也就难以实现了。

2. 分析护理诊断是否正确　如果护理诊断不正确，护理措施就不能解决患者目前的问题。导致护理诊断不正确的原因包括：①资料收集不够准确，出现偏差。②护士没有严格按照诊断依据判断患者是否存在问题。③寻找的相关因素不正确。④"潜在的护理诊断"和"潜在并发症"相混淆。

3. 制定目标是否正确　目标不科学、不切合实际，一方面超出了护理专业范围，另一方面超出了护理对象的能力和条件，导致无法实现目标。

4. 分析护理措施的设计是否恰当　如对"清理呼吸道无效：与痰液黏稠有关"这一诊断，目标是"痰液顺利咳出"，但如果措施中没有雾化吸入这一重要措施，则目标很难达到。

5. 执行是否有效　如果计划很全面，但未有效执行，则只能是纸上谈兵。原因是多方面的，比如可能由于护理对象主观上对计划的拒绝，或客观因素使患者无法配合，或病情出现变化，或不具备实施计划所需要的客观条件等。

（四）重审护理计划

评价的目的是及时发现问题，不断对护理计划进行修订。调整护理计划有 4 种方式。

1. 停止　目标全部实现的护理诊断，即护理对象的问题已解决，这时应停止该诊断，同时包括停止其相应的措施。

2. 修订　针对目标部分实现和未实现的护理诊断，应重新收集资料，分析造成效果不佳的原因，找出症结所在，然后对护理诊断、目标、措施中不恰当的地方加以修改。

3. 删除　针对不存在或判断错误的护理诊断，经评估收集资料，若分析或实践验证不存在，应予以删除。

4. 增加 评价本身是一个再评估的过程，所得到的资料如表明护理对象出现了新的护理问题或以前未发现的护理诊断，应将这一诊断及时加入护理计划。

三、护理评价与护理程序中其他步骤的关系

护理程序的五个步骤间相互联系、相互依赖、相互影响，是一个循环往复的过程，每个步骤的顺利实施都有赖于上一步骤的正确进行。其中，评价是十分重要的部分，它相当于开放系统中的反馈。评价虽是护理程序的最后一步，但并不是到最后才能评价，事实上从收集资料开始就需要进行评价。评价贯穿于护理程序的各个步骤。在评估阶段，要评价昨天与今天的资料有无改变，不同途径收集的资料之间有无矛盾。在诊断阶段，护士要评价自己所做出的诊断是否有足够的支持资料。在计划阶段，要评价所收集的资料是否足以支持目标的确定，护理措施是否具有科学依据和足够的支持资料。在实施阶段，护士仍需评价护理对象，以确定计划是否适合护理对象的需要。无论在哪一阶段，只要发现新情况，之后各步骤都需要重新评价和修改。这样新的一轮护理程序又开始了。

随着医学模式的转变，护理工作的内容和范畴在不断扩展，护士在卫生保健领域的责任越来越大，护士的角色在不断增加。护理程序作为一种科学的工作方法和指导框架，无论对个人、家庭、社区护理，还是对护理临床实践、护理管理、护理教育、护理科研等都起到了积极的作用。这就要求护士必须学习和应用护理程序这一系统而科学的工作方法，全方位地关照人类的健康，为护理对象提供更系统、更全面、个体化、高质量的健康照顾与服务。

思考题

1. 何谓护理程序？护理程序的基本步骤有哪些？
2. 简述护理诊断的组成部分和陈述方式。
3. 如何区别护理诊断与合作性问题及医疗诊断？

NOTE

第七章　循证护理与临床路径

　　随着循证医学研究的深入，循证护理的理念不断发展。目前，在临床护理实践中，护士以直觉和经验为基础的行为和习惯已有所改变，越来越多的医疗单位和护理人员，结合患者需求，将循证护理的理念和方法用于护理实践，大大提高了护理实践水平，促进了护理学科的发展。循证护理意识与能力已成为护理核心能力的重要组成部分，成为当代国际护理教育与护理研究的热点。临床路径和循证护理两者目标一致、相辅相成，是互相促进、协调发展的关系。循证护理为临床路径提供思路和指导，充实了临床路径的内涵，保证了临床路径的科学、规范、安全、高效运行；临床路径是循证护理的直接体现，为循证护理的应用提供了坚实的基础和广阔的平台。将两者结合应用，对进一步提高工作效率和护理质量，提高医院竞争力，促进护理学发展具有十分重要的意义。

第一节　循证护理

　　随着现代护理科学研究的不断深入，一种以真实可靠的科学证据为基础的护理实践——循证护理（evidence - based nursing，EBN）正在展开。循证护理既是一种新的思维方式，又是在这种思维方式的指导下为临床研究和护理实践提供科学指导的工作方法。

一、概述

（一）循证护理的定义

　　循证护理是20世纪90年代受循证医学的影响而产生的护理理念，是循证医学的分支，是由以经验为基础的传统护理向以科学为依据的现代护理的转变。循证护理，即"遵循证据的护理"，可以定义为护理人员在计划其护理活动过程中，审慎地、明确地、明智地应用当前所获得的最好研究依据与其临床经验及患者愿望相结合，作为临床决策依据的过程。循证护理是在临床实践过程中，将科研结论与临床经验和患者需求相结合，获取证据，进行临床决策的过程。循证护理强调证据，也考虑临床经验，重视患者需求，旨在以患者为中心的基础上，为护理对象提供更科学、更有效的护理实践，提高护理质量，节约卫生资源。

（二）循证护理的发展

　　"循证"就是围绕某一临床具体问题对全球范围内所有的相关文献进行系统评价，将系统归纳的信息和知识传达给临床专业人员。1991年加拿大学者Guyatt最先使用循证医学（evidence - based medicine，EBM）这一术语。1992年加拿大Devid Sackett等对循证医学的概念进行了整理和完善，其核心思想是审慎地、明确地、明智地应用当代最佳证据，对患者的医疗做出决策。在早期，循证医学的概念主要是针对临床治疗决策需要遵循研究的证据。随着循证医学的发展，人们逐渐意识到循证的理念和方法不仅可以应用到医学领域，还可以应用到其他卫生保健领域，包括药学、心理学、医学教育学和护理领域等。

在英国流行病学家 Cochrane 的努力下，1993 年英国成立了 Cochrane 协作网，对医学文献进行系统评价。目前，此中心已发展了包括中国 Cochrane 中心在内的 13 个国家的 5 万多人。另一全球性的循证实践中心为 JBI 协作网，总部为澳大利亚的阿德莱德大学，主要活跃于护理与临床医学相关的学科领域，是目前全球最大的推广循证护理的机构。Campbell 协作网于 2000 年成立，着重为政策制定者、服务提供者、教育者及学生提供社会和教育政策，以及实践效果方面的证据。

循证护理是受循证医学的影响而产生的护理理念。循证护理在国际护理领域的发展非常迅速，目前已形成多个国际型的循证护理协作网。全球最早的循证护理中心是成立于 1996 年的英国 York 大学循证护理中心。该中心主要进行循证护理的教育和培训，并收集社区服务和健康促进方面的证据。此外有加拿大 McMaster 大学循证护理中心、加拿大安大略注册护士协会的最佳实践中心（BPSO）和美国 Minnesota 大学循证护理中心等。

我国的循证护理发展也十分迅速。1996 年，Joanna Briggs 在我国香港和台湾地区建立了分中心。大陆地区的首个循证护理中心是成立于 2004 年的上海复旦大学 Joanna Briggs 循证护理合作中心。该中心致力于在中国大陆地区推广循证护理实践，进行证据合成、传播和应用，翻译并传播国外循证护理系统评价和最佳证据报道，以推动我国临床护理实践的发展。除此之外，目前中国大陆地区已有北京大学、北京中医药大学等分中心。护理学科发展迅速，近年来开展了以患者为中心的整体护理，用评判性思维寻求最佳护理行为，实施全面护理质量改进程序，以最低的成本提供最优质的护理服务等，这些都极大地促进了循证护理的发展。为了适应护理发展的需要，护理人员学习和掌握循证护理的观念和方法势在必行。循证护理应从学校教育入手，培养学生在临床工作中理解、应用、实践循证护理的能力。

（三）循证护理的基本要素

循证护理的基本要素包括三项：获得最新、最佳的护理研究证据；充分运用护理人员丰富的临床经验和实践技能；充分考虑患者的需求。

1. 获得最新、最佳的研究证据 循证护理注重培养基于研究的护理实践能力，打破"教科书是完全正确的、标准的"传统观念，以及护士以直觉和经验为基础的行为和习惯，树立科学求实的现代护理理念。

在循证护理中，证据需要经过严格界定和评价。通过对各种途径收集到相关研究结果进行研究质量的评价和质量筛查，对证据的科学性、有效性、经济性和可行性等进行严格评价，以获得适用于临床具体某个问题的最佳临床证据。

2. 充分运用护理人员丰富的临床经验和实践技能 临床护士不仅需要学习如何收集证据，还要学习如何将证据用于实践。循证护理需要护理人员凭借自身丰富的临床实践经历和经验提炼出具体的护理问题，同时结合患者的需求和喜好、干预的益处和危害、患者具体的健康情况等，为患者和家属提供合适的信息，以及最适于患者健康的护理干预。

护理人员是护理实践的主体，也是循证护理的主体。对循证问题的敏感性及证据的筛选等，护理人员丰富的临床经验尤为重要。搜寻和评价研究质量的知识和技能、开展相关研究的

NOTE

理论和方法均是护理人员进行循证护理实践的基本知识和技能。

3. 充分考虑患者的需求 护理实践需要"以患者为中心"。在实践过程中，需重视患者的个体性和整体性。搜寻到的证据和证据质量的评价均是基于统计的结果。因此，循证护理并非简单地将研究结果直接"搬来"用于临床实践，而是要结合患者的个体特征，充分考虑患者的需求，实施最适宜"此"或"此类"患者的科学、有效的护理干预活动，以达到提高护理服务、改善患者预后和健康状况的目标。

二、循证护理在护理学中的应用

（一）循证护理的实践程序和过程

循证护理的实践程序包括证据综合、证据传播和证据应用三个连续的程序。

1. 证据综合 此阶段包含三个核心环节。

（1）确定健康问题 在临床护理过程中，应首先根据临床经验及通过动态搜集症状和体征，并结合患者及家属的需求，提出急需解决的健康问题。

（2）系统的文献查询 根据所提出的健康问题进行系统的文献查询。文献检索的范围应尽可能广泛，以寻找来源于研究领域里科学、经济、准确的最佳实证。可作为实证的有循证医疗中心和权威组织提供的文献系统评价、一般的系统评价、国家护理临床指南、高质量的临床研究报告、护理专家的意见等。证据也分为不同的级别，根据研究的类型和方法，证据的分级大致为来自严谨的随机对照实验的系统评价可信度级别最高；设计良好的非随机对照试验性研究次之；设计良好的队列研究或病例对照研究居后；专家的经验级别相对最低。

（3）严格证据评价 对证据的科学性、有效性、可行性、适宜性、临床意义进行严格评价，并进行汇总。此过程也叫作系统评价过程。

2. 证据传播 是通过各种途径传播证据，并将所获得的证据推荐给临床实践机构和专业人员。此阶段的核心环节即为证据传播。

3. 证据应用 是基于证据的护理质量持续改进的过程，包含两个核心环节。

（1）引用并应用证据 将证据与本病的病理生理知识、以往的护理经验、患者及家属的个体需求相结合，制定出恰当的护理计划，提出护理措施。

（2）评价证据应用后的效果 循证护理是一个动态发展的过程，在执行护理计划的过程中，应动态监测并评价新证据应用后的护理效果，不断改进，形成动态循环，不断提高护理质量。

循证护理实践可归纳为三个阶段：证据综合、证据传播和证据应用；六个核心环节：①确定健康问题。②系统的文献查询。③严格证据评价。④证据传播。⑤引用并应用证据。⑥评价证据应用后的效果。实际上，在临床实践过程中六个核心环节是循环往复的，护理人员可从任何一个环节入手，但通常是"找出临床实践中最不确定或者怀疑的问题"，如：我们为什么要这么做？这么做有什么样的好处？有什么样的弊端？是否还有更好的方法？在众多方法中，哪种方法才是最好的方法？目前的这种方法对改善患者的预后，提高患者的健康水平是否有效？然后进入相应的阶段和环节。

以留置导尿患者更换导尿管的时间研究为例。

（1）确定健康问题 临床中对长期留置导尿的患者，护理常规要求每周更换 1 次导尿管。

但有文献报道，频繁更换导尿管不仅增加患者躯体上的痛苦，增加尿路感染的机会，还会造成医疗资源浪费，增加护理人员的劳动强度。目前使用的硅胶导尿管由于对尿路的刺激性较小，可每月更换 1 次。在临床实践中，护士需研究到底是遵守护理常规每周更换 1 次导尿管，还是按文献建议每月更换 1 次导尿管，哪种方法对患者更有利。

（2）系统的文献查询　查找证据支持，根据循证问题进行系统文献检索。文献检索结果显示，一般硅胶导尿管使用 3~4 周才可能发生硬化现象。导尿管发生堵塞的时间存在较大的个体差异，其中患者尿液的 pH 值为重要因素。美国疾病控制中心推荐的实践原则是尽量减少更换导尿管的次数，以避免尿路感染，增加患者痛苦。

（3）严格证据评价　对初步纳入的各项研究进行严格评价，包括设计的严谨性、结果的准确性和有效性等，形成关于导尿管更换时间的系统评价。

（4）传播证据　通过各种途径和媒介，如发表论文、学术会议交流、组织培训、开展讲座、网络普及等方式将系统评价的结果传播给临床的医护人员。

（5）引用并应用证据　结合临床经验和患者的实际情况，制定最佳方案：临床更换导尿管的间隔时间一般为 4 周或更长，对尿液易发生导管堵塞的患者可两周更换 1 次，以减少发生尿路感染的机会，减少卫生资源的浪费，减轻护理人员的工作量。

（6）评价证据　应用后的效果在留置导尿的过程中应让患者注意调整饮食结构，动态监测尿液的 pH 值，根据尿液 pH 值的变化决定更换导尿管的最佳间隔时间，并密切监测尿路感染的发生情况。在结果得到确认后，通过在实践中收集资料，进一步研究证实此实践的合理性和适用性。根据动态评估结果，改善流程，同时完善系统与组织环境。

（二）《循证临床实践指南》

临床实践指南是通过系统研究产生，帮助医护人员和患者针对特定的临床问题来制定恰当的医疗卫生服务决策的有关陈述和建议。指南的制定均是基于现存的最佳的证据，对证据进行系统的收集、评价和整合的过程。通常临床实践指南是针对一个临床决策进行方方面面的信息提取和整合，并结合临床实际，形成准确并清晰可用的建议指导。所以，一个循证临床实践指南是在基于证据，充分考虑专家意见、资源、患者需求以及可行性的前提下，对临床医疗护理实践给出非常明确的建议。

在《循证临床实践指南》中通常会表明某一具体建议的推荐等级，通过划分不同的等级，指南的使用者可以了解不同的干预效果的把握度和信心有多大。结论明确的高等级证据，通常会被临床医护人员接纳为指导性建议。

《循证临床实践指南》会定期更新。一方面需要不断更新现有的证据，另一个方面需要监测临床实践指南使用后的效果如何，了解使用过程中出现的问题，以便于后期不断地修改和完善，以更适于临床实践工作的需要。

近 20 年来，《循证临床实践指南》在国际范围内迅速开发、推广。很多国家的临床实践指南可以免费浏览，如美国国家指南交换中心（NGC，National Guidelines Clearinghouse）、加拿大安大略省注册护士协会护理最佳实践指南项目（Registered Nurses Association of Ontario：RNAO Nursing Best practice Guidelines）。其中 RNAO 的部分最佳实践指南已经被翻译成中文。但因不同地区的经济水平、人群差异、医疗卫生资源和条件的差异等，指南的引入需要结合我国的临床实际，对原指南进行动态评估，以发展本土化的临床实践指南，以指导医疗护理实践，提高

NOTE

医疗护理服务水平，改善患者的健康状况。

（三）循证护理在中医护理中的应用

循证护理在西方国家得到广泛的发展和推广。中医护理是我国传统医学的重要组成部分，与西方护理相比，中医护理具有悠久的历史，传承有很多中医特色的护理技术。西方护理以西方医学为基础，发展迅速，理论体系完整，学科建设也趋于成熟，护理趋向专业化。中医护理基于中医理论，强调从宏观上揭示人体生命活动的规律，重视从辨证、整体化、宏观、自然疗法等角度对患者进行护理，正逐步走向科学化和专业化。

传统的中医药护理是典型的经验行为，从长期的医疗实践中积累临床经验，虽在临床实践中有些措施具有良好成效，但其科学性、可靠性和重复性常常受到他人质疑，在这样的背景下，将循证护理引入传统的中医药护理具有重要意义。在继承中医护理特色和精华的前提之下，引入循证护理的理念和方法，使特色的中医护理技术更具有科学性、可行性和有效性，使中医护理能在全球卫生保健领域发挥更大的效用。

（四）循证护理的意义

循证护理是一种观念和工作方法，开展循证护理对于促进护理学科的发展和促进卫生资源的有效利用有重要的意义。

1. 促进护理学科的发展　循证护理理念融入现代护理是护理学科发展的需要，循证护理对于临床护理、护理管理、护理教育、护理研究和护理理论都有着深远的影响。

（1）循证护理促进临床护理实践的科学性和有效性　目前，许多护理手段还停留在约定俗成的习惯与经验阶段，缺乏科学证据，甚至存在错误的观念和方法。循证护理的核心是遵循证据，要求在严格的科学证据的基础上开展临床护理工作，以科学的方式促使经验向理论升华。要求护理人员要有循证意识，不仅注重护理技术的提高，更应通过客观证据发现并提出患者现存的和潜在的健康问题，利用循证护理的现有成果，积极开展循证护理的应用研究，为患者健康服务提供最佳的"证据"，从而提高临床护理质量。

（2）循证护理使护理管理发生变革　21世纪的医院，无论组织、经营、服务方法和范围均发生了重大变革，传统的、经验式的护理管理远远不能满足服务对象和时代的要求。循证护理注重以"实证为依据"的科学管理，管理者要接受循证护理继续教育，进行循证护理理论、信息、方法、科研、教育等学科的系统学习，用证据指导临床护理管理实践。循证护理的开展还要求护理管理者重视护理信息资源的建设，鼓励广大护理人员积极开展护理研究，促进研究成果的交流与推广。

（3）循证护理使现代护理教育面临新挑战　在护理教学过程中应注重培养学生以证据为核心的科学护理观念及临床思维方法、加强主动研究性学习能力和解决问题能力，将传授护理实践中的临床经验与临床证据结合起来，培养护生在临床护理实践中进行循证护理的能力。循证护理要求护士具备一定的文献检索能力，以及一定程度的医学统计学、专业外语、计算机与网络知识，现代护理教育应注重循证护理能力的培养和相关课程的开设。

（4）循证护理将护理研究和护理实践有机结合　通过护理研究寻找最佳证据，做出科学的临床决策是循证护理的关键。循证护理将护理研究和护理实践有机结合起来，使护理真正成为一门以研究为基础的学科。循证护理以护理研究为依据，为临床实践制定指南，改变了临床护士以经验和直觉为主的习惯和行为。

（5）循证护理充实、丰富并促进现代护理理论的成熟与发展 护理学是以自己独特的理论体系与模式作为护理实践的基础和指导思想。循证护理是现代护理领域新兴发展的临床护理模式，具有广阔的外延，所提供的实证是科研结果、专家经验和患者意见的综合体，具有较强的系统性、连续性和动态性，并注重终末质量评审，为临床确认和解决健康问题奠定了扎实的理论基础，丰富并促进了现代护理理论的发展。

2. 顺应了医疗卫生领域有效利用卫生资源的趋势 当今社会，人口的老龄化问题日益突出，疾病谱发生转变，人们对卫生保健的需求日益增加。由于卫生资源有限、护理人员短缺，人们期待高效率、高质量的卫生保健服务。循证护理将科学与技术结合起来，为成本－效益核算提供依据，要求医护人员在制定医护方案与实施时考虑医疗成本，控制医疗费用的过快增长，促进有限医疗资源的合理利用，具有重要的卫生经济学价值。

（五）循证护理的前景展望

循证护理的实施虽然是从临床实践中某一微观的专题开始，但开展循证护理是一项从观念更新到实践方式改革的系统工程。循证护理强调从临床问题出发，审慎地、明确地、明智地应用最新、最佳证据，并将科学证据与临床经验、患者的需求相结合，获取证据，并根据获得的证据制定临床护理决策计划，为患者提供科学的、经济的、有效的、高质量的护理服务。循证护理的广泛开展将带来护理服务质量的提高。

循证护理在发展的过程中还需要解决和确认一些问题：①循证护理的概念有待反思和公认，苏格兰茨莫斯大学 Rolfe 认为目前的循证护理缺乏护理角度的定义。②将随机对照试验作为金标准，忽视了护理学科领域证据的多元性。③应当对实证的基础概念进行反思，所谓"实证"应是事件发生后的理解和判定，而不应在事先计划时起决定性作用。④评价实证的最佳证据还应包括成本因素。

要促进循证护理在我国快速发展，首先必须获得行政管理层和决策机构的认同和支持。其次必须广泛加强与国外循证实践机构的合作和联系，获取最新的信息和技术支持，建立互惠互助的网络。同时，还应加强与国内循证医学机构的联系，通过医护人员在循证实践上的合作，形成多学科团队，用共同的程序和方法开展循证护理实践。

循证护理是近 10 年护理领域中兴起的新观点、新思维。这种观念与思维同整体护理一样，应渗透到护理的各个领域。一些医学专家预言，未来 20 年，临床医学的发展将以循证医学的发展为趋势。我们也可预言，循证护理已成为护理发展的一大热点和焦点，需要广大护理同仁共同努力，在临床护理工作中勇于实践、不断探索，促进循证护理在我国蓬勃、快速发展。

第二节　临床路径

在临床实践中，以患者为中心的整体护理工作模式要求护理人员既要遵循循证护理的工作思路，为临床护理实践提供工作指导，也要依据临床路径，为临床护理实践提供工作方法，临床路径和循证护理两者目标一致、相辅相成。作为一种具体的工作方法（或工作模式），临床路径在体现以人为本的思想、实施整体护理的同时，降低医疗成本，高质量、高效率地完成医

NOTE

疗护理服务，更好地满足患者需求，促进护理事业的发展。

一、概述

（一）临床路径的定义

临床路径（Clinical pathway）是针对某一疾病建立一套标准化的治疗模式与治疗程序，是一个有关临床治疗的综合模式，以循证医学证据和指南为指导促进疾病管理的方法，最终起到规范医疗行为、减少变异、降低成本、提高质量的作用。相对于指南来说，其内容更简洁、易读，适用于多学科、多部门具体操作，是针对特定疾病的诊疗流程，注重治疗过程中各专科间的协同性、注重治疗的结果、注重时间性。

（二）临床路径的起源与发展

在美国，临床路径的概念起源于工业领域的"关键路径法（Critical Pathsmethod，CPM）"，是用以控制产品生产过程中的关键阶段。企业质量控制强调的是通过质量的持续改进以达到提高企业产品的质量，企业产品质量保证的过程就是排除造成产品质量偏离标准的因素，以此消除不合格产品。

20世纪80年代，美国的医疗费用逐年上涨，引起了政府部门的高度重视。政府为了降低医疗费用增长，提高卫生资源的利用率，正式采用以诊断相关分类为付款基础的定额预付款制（DRGs-PPS），即同一病种的患者在接受医疗服务时均按同一标准支付医疗费用，与实际服务成本无关。在这种情况下，医院只有提高营运效率，改善医疗服务质量，降低医疗成本，才能在激烈的市场竞争中立于不败之地。新英格兰医学中心是公认的美国最早采用临床路径概念并且在临床上应用的医院。该模式受到美国医学界的重视，被大多数美国医院效仿并不断发展，逐渐成为临床服务中用来控制医疗费用和保证医疗服务质量的重要手段。20世纪90年代，临床路径迅速在英国、澳大利亚等发达国家推行，被视为医学临床实践的重大变革之一。随后，新加坡、中国等国家也相继实施了临床路径。我国于2009年下半年组织制订并颁发了《临床路径管理指导原则（试行）》《临床路径管理试点工作方案》，最终确定了23个省（市）110家医院作为卫生部临床路径管理试点单位。

（三）临床路径的四个要素

1. 针对一种疾病制定的治疗护理流程，通常选择国际疾病分类码（International Classification of Diseases，ICD）对应的各种疾病或手术等，整合同一类疾病群所有相关检验、诊断与治疗，并依不同年龄、并发症风险等定出给付标准。

2. 综合多学科医学知识的过程，这些学科包括临床、护理、检验、药剂、麻醉、营养、康复、心理及管理，甚至有时包括法律和伦理等方面内容。

3. 依据住院的时间流程，结合治疗过程中的效果，规定检查治疗的项目、顺序和时限。

4. 建立一套标准化诊疗护理模式，规范医疗行为，减少变异，降低成本，提高护理质量。

在临床路径的实际应用中，要不断遵循疾病指南、循证医学的进展以调整临床路径的实施细则，使之符合医学科学的发展，从而提供给患者最新的治疗手段与最优化的治疗方案。

（四）临床路径的重要意义

临床路径是相对于传统路径而实施的，传统路径即是每位医师的个人路径，不同地区、不同医院、不同治疗组或者不同医师个人针对某一疾病可能采用的不同治疗方案。采用临床路径后，可以避免传统路径的随意性，提高治疗准确性及疾病预后的可评估性等。临床路径通过设立并制定针对某个可预测治疗结果患者群体或者某项临床症状的特殊文件、教育方案、患者调查、焦点问题探讨、标准化规范等规范医疗行为，提高医疗执行效果，降低成本，提高质量。除此之外，其重要意义在于加强学科、医护和部门之间的交流；保证医疗护理活动的精细化、标准化、程序化；减少治疗过程的随意性；提高医院资源的管理和利用；加强临床治疗的风险控制；促进护理质量提高；缩短住院周期，降低费用，减轻患者经济负担；为无相关经验人员提供教育机会；提高患者及家属参与治疗过程的主动性，提高健康教育的效果及服务满意度。

二、临床路径在护理学中的应用

（一）临床护理路径的制定

临床护理路径是一个有关临床治疗护理的综合模式，是针对某个可预测治疗结果的患者群体或某项临床症状而设立的。该模式罗列了计划提供的治疗护理项目、相应的治疗结果，以及完成这些工作的进度表。临床护理路径的制定需遵循以下步骤。

1. 寻求医院的支持及参与，达成共识。

2. 确定适合标准化诊疗模式的疾病或症状。

3. 成立发展临床护理路径的多学科团队并展开教育培训。

4. 决定临床护理路径的形式，流程图、表格法等。

5. 记录目前的诊疗护理过程。

6. 研究目前针对该疾病的相关医疗护理行为，收集最新临床指南及相关文献。

7. 制定特定诊断的临床护理路径。通常包括环境介绍、入院护理评估、医嘱相关治疗和处置、生活护理、心理护理、健康教育、活动和体位、饮食、围术期护理等。

8. 制定推行与管理临床护理路径的过程。

9. 确定评价临床护理路径实施效果的指标体系，主要包括平均住院天数、平均住院费用、护理质量、患者并发症发生率、患者满意度等。

10. 建立收集数据的程序。

11. 教育培训相关护理人员和其他临床人员。

12. 实施临床护理路径。

13. 分析临床护理路径的效果。

14. 根据需要检查并修订临床护理路径。将路径实施后的结果与实施前的数据进行对照并分析，通过评价改进原有路径并使用改进后新的路径，使临床护理路径不断完善，更符合临床实际。

以甲状腺肿瘤手术为例，制定临床护理路径表格（表7-1）。

表7-1　甲状腺肿瘤的临床护理路径

时间	住院第1日	住院第2日	手术当日	术后第1~2日	出院日
护理处置	□环境人员介绍	□2~3小时巡视观察	送手术前 □T、P、R、BP	□1~2小时巡视观察 □T、P、R、BP	□2~3小时巡视观察 □切口敷料
	□住院须知	□完善相关检查 □胸部X线	□皮肤衣服准备	□切口敷料 □引流管	□医嘱相关治疗、处置执行及指导

NOTE

续表

时间	住院第1日	住院第2日	手术当日	术后第1～2日	出院日
	□生命体征、心电图	□颈部X线 □甲状腺超声	□术前用药	□并发症	□口服药物
	□体重	□医嘱相关治疗、处置执行及指导	□携带影像资料等	□医嘱相关治疗、处置执行及指导 □口服药物	□生活护理
	□协助更换病员服，做好个人卫生	□术前晚灌肠 □必要时用镇静、催眠药	□平车护送入手术室 术后回病房	□指导患者进行有效咳嗽、咳痰	□出院指导
	□2～3小时巡视	□了解术前相关检查结果，如有异常及时与医生沟通	□30分钟至1小时巡视观察		□出院流程指导
	□医嘱相关治疗、处置执行及指导	□相关手术准备及指导	□T、P、R、BP □切口敷料 □引流管	□疼痛护理	
	□指导患者掌握深呼吸、有效咳嗽的方法	□进行颈过伸体位训练 □进行深呼吸、有效咳嗽	□并发症等	□心理护理	
	□指导颈过伸体位的训练方法	□心理护理 □生活护理	□医嘱相关治疗、处置执行及指导 □氧气吸入 □切口砂袋压迫6小时 □床头备气管切开包	□生活护理	
	□指导基础代谢率测定的注意事项		□静脉输液 □留置导尿 □术后相关知识的宣教 □进行深呼吸、有效咳嗽咳痰		
活动体位	□病区内活动	□测基础代谢率后离床病区内活动	□术后去枕平卧6小时 □6小时后半卧位，可以床上翻身、活动双下肢 □无留置导尿者，可协助床上或离床排尿	□病室内活动	□病区内活动
饮食	□普食 □次日需空腹化验及检查，0:00以后禁食水	□各种化验及检查后可进普食 □术前1天晚20:00后禁食，0:00后禁饮水	□禁食水	□遵医嘱少量试验饮水 如无呛咳可进软食	□普食

（二）临床护理路径变异的分类与分析处理

临床护理路径的变异是指预期决定的临床护理路径在实施过程中有所变化的过程，也就是没有达到临床护理路径预期的目标。

1. 临床护理路径的变异分类

（1）患者相关的变异　变异的发生常常与患者的需求、个体差异、心理状态、病情的严重程度相关。例如，同样诊断为结肠癌的两例患者，一个有糖尿病，需要调整血糖后手术；另一个可以如期手术。

（2）与医务人员相关的变异　是指与医务人员的工作态度、技术水平、医患沟通技巧等相关的变异。如护理人员发生给药错误，造成后果，使患者偏离标准临床路径；或会诊医生外出致使会诊延期，使路径超出原定的时间表。

（3）与医院系统相关的变异　变异是因为医院系统的各个部门之间沟通、协调障碍，或者设备不足等问题产生的。如医技科室发出的检验结果未及时送到临床科室或者遗失，影响患者病情的诊断和评估，从而出现变异。

（4）出院计划因素相关变异　变异是因为等待转诊、家属照顾能力限制，或是因为经济因素等而致使患者不能按计划出院。

2. 变异的分析与处理

（1）发现并记录患者的变异问题　根据变异编码将变异分类，变异编码是将所发生的变异编排号码，以利于电脑操作和查找。

（2）讨论、分析与处理变异　让医务人员了解并思考变异原因，寻找解决、修正变异的方法。对于复杂而特殊的变异，主管医生应组织会诊和讨论；对一般的变异，临床护理路径小组人员（包括医生、护士、技师等）应定期召开讨论会，探讨变异原因，采取有效的处理措施。患者出院后，讨论总结变异问题和原因，制定有效的干预措施，防止再次发生，必要时修正临床护理路径表并将讨论结果和患者的变异报告表一并存档。

由于引起变异的原因很复杂，因而变异的种类也很多。在临床实践过程中，医务人员应针对变异的来源、类别、性质和变异过程，采取最有效的方法分析和处理变异。在分析变异的过程中，应特别强调运用护理程序的方法解决问题，将负性变异转变为正性变异。同时，医务人员在实施临床护理路径过程中应树立正确的变异观，即不论何种变异，临床护理路径团队成员都应认真分析，协同寻找解决的方法，只有这样，变异才不仅有利于疾病的康复，而且对于临床护理路径的修订也将具有重要的积极意义。

（三）临床护理路径制定与实施中须重视的问题

1. 决定合理的最短住院天数　对于临床护理路径的设计，适当的住院天数是必须被定义的，可利用病历检查及参考文献研究结果，再辅以关键路径法的方式，决定合理的最短住院天数。

2. 确立每日应执行的护理活动　应由临床推动小组的成员，邀请特定的临床医生、护士、药师、营养师、康复师、检验师等相关人员，通过流程分析与病历审查的方式，确定每日应执行的护理活动。

3. 实施临床护理路径必须制定变异记录单　在诊疗护理过程中，记录患者未依从制定的临床护理路径规定的执行项目和未依从的原因，注意分析路径本身、医护人员和患者三方面

NOTE

原因。

4. 制定患者教育手册或患者版临床护理路径表   可以提早让患者了解在整个住院期间每1天所有可能发生或即将会发生的事情，使患者认知其医疗过程，降低焦虑，增加与医疗人员间的合作程度。

（四）临床护理路径应用现状、 效果与评价

美国、英国、澳大利亚、日本、新加坡都有大量有关临床护理路径的文献报道，其中美国近60%的医院使用临床护理路径，病种已不局限于外科手术，而是从外科向内科、从急性病向慢性病、从西医向中医、从院内向社区医疗服务、从单纯临床管理向医院成本管理、质量管理扩展。

1. 病种宽泛，涵盖临床各科室   根据文献报道，我国各地医院纳入临床护理路径的病种已经涵盖了大部分需要住院治疗或手术的常见病和多发病，如普外科的胆囊手术、乳腺癌、胃癌和结肠癌、甲状腺腺瘤手术；骨科的膝关节镜手术、人工关置换术和部分腰椎间盘突出手术；心脏外科的风湿性心脏病、先天性心脏病、冠心病和普通胸科的心胸手术等。

2. 缩短了住院天数，降低了医疗费用   根据不同地区和医院的报道，实施临床护理路径后，患者住院天数下降30%左右，平均总医疗费用下降近10%。其主要原因是临床护理路径的医疗照顾模式是医生与各专业人员共同制定的，是现有条件下最佳、最适宜且最具成本效益的模式。由于住院天数的缩短，可以更有效地控制医疗成本，提升了经营绩效，达到了医院管理的目的。如北京某医院将胆囊切除术、肺炎、充血性心力衰竭3种疾病和阴道分娩纳入临床护理路径，使住院天数降低了24.68%～31.96%，平均住院费用下降了16.59%～58.31%。四川某大学医院对膝关节镜术和人工关节置换术患者应用临床护理路径管理，使住院天数明显缩短，医疗费用下降。

3. 规范医务人员行为，提升团队协作精神   制度会影响行为模式。临床护理路径设计和修改是由医生、护士、营养师、理疗师和麻醉师共同进行的。这些不同学科的专业人员共同讨论解决患者诊疗护理过程中的问题，排除了不同专业之间的障碍，也让各专业人员能够有充分的科学依据，明白自身的角色及其他专业在患者诊疗过程中所提供的服务，增进了各专业照顾提供者间的合作与沟通。同时，简化和规范了各种病史记录，还可成为新入岗位的专业人员培训的良好教材。临床护理路径的实施，使护士遵循既定的路径，减少了不必要的检查和用药，从而降低了医疗成本，使各组护士间的护理变异降低，也可减少患者在医疗过程中造成的变异。临床护理路径的规范工作流程能培养护士工作的主动性和依从性，增加护士与患者间的沟通，减少护士工作的随意性，变异也会减少。

4. 确保整体医疗质量，改善临床效果指标   从体现医疗质量的效果指标来看，临床护理路径的实施，有助于改善或稳定医疗质量。例如，平均住院日、术前平均住院日、住院患者院内感染发生率等明显下降；术后输血比率、手术并发症发生率、麻醉并发症发生率、14天再入院率、手术后48小时死亡率、手术切口感染率等无显著差异；而病史合格率、患者满意度等指标却有显著改善。

实行临床护理路径后医疗费用减少，但医疗质量并没有降低，仍然可以维持同样的水平甚至持续提高，充分达到成本效益的目标。因此，临床护理路径确保了以患者为中心的医疗照护理念的有效实施，可以为医院、患者和医护人员带来三赢。中医护理强调整体观念，辨证论

治，在临床护理路径中实施情志护理和饮食调护等中医特色的护理措施，不仅能促进患者康复，还能促进中医护理逐步标准化和流程化，在世界卫生保健领域发挥更多的效用。

（五）临床护理路径的发展与展望

临床护理路径作为一种新的质量、效益、医疗管理模式，它的实施必将给医院的可持续发展带来机遇和挑战。2001 年中国进入世贸组织后，经济全球化成为实施临床护理路径的催化剂。我国各医院相继引入临床护理路径的模式，经过多年的临床实践证明，其在降低医疗成本和提高医疗服务质量两个方面扮演着至关重要的角色。多年的经验让我们对临床护理路径未来的发展有了乐观的展望，临床护理路径必将在医院的组织架构下不断发展。

1. 实现多学科的全面合作　临床护理路径是跨学科的全方位的临床医疗工作管理模式，它首先需要构建一个涵盖多学科的领导小组，设计一份详实的流程计划书，包括患者生理、心理、社会、文化等各方面的需要，内容涉及医疗、护理、影像等各学科，因此，它具有连续性、合作性、全方位性的特点，无论临床护理路径方案的设计者还是评估者、管理者还是实践者，都应在整体观念的指导下实施整体照护计划，充分发挥团队精神，有效进行团队间的沟通，满足各层次需要，以整体的观点带动全面健康照顾的发展。

2. 临床护理路径的实施将推动流程优化管理　过去的医疗服务是片段的、经验性医疗照顾，而临床护理路径借鉴了制造业的流程优化理论。这种流程优化包括：①项目流程优化合理确定检查、诊断、治疗、护理及其他医疗服务项目及其实施流程。②网络流程的时序优化。③时间－成本优化。④工序流程衔接关系的优化。从入院到出院、从疾病预防到治疗、康复，涵盖健康教育、诊断、治疗、护理、康复指导等项目的连续性、针对性的医疗服务过程和系统管理。每个诊疗患者都有明确的健康服务项目内容、执行人、目标和时间节点。

3. 临床护理路径的深入开展必将依靠循证医学模式　临床护理路径的实施一定要以循证为基础，只有在充分循证的基础上制定标准，才能真正实现其成本和质量的二元化价值观。尽管中国的循证也刚刚起步，循证护理的发展相对更晚，但临床护理路径寻求的照护计划应是最高效的，或者说是用最适宜的成本，达到最合适的健康状态和患者最大化的利益。制定标准路径需要证据铺垫，进行诊疗护理干预需要证据保证，评估干预效果需要证据比对，设立时间节点需要证据支持，因此，临床护理路径的制定离不开循证医学，只有循证的照护才是最佳的医疗护理照护，只有循证的临床护理路径才是最佳的路径。循证医学与临床护理路径可谓相辅相成。

4. 健全的临床护理路径必须有健康教育作保证　临床护理路径是常见病多发病的诊治计划，其中包括了医疗目标、预期效果、具体措施、实施时间，这些都有利于患者及家庭对自身疾病的估计，对即将接受的任何诊疗措施或过程的了解，对知情同意的选择，以及对诊治疗效和预期结果的认知。因此临床护理路径也是健康教育内容的重要部分，是落实健康教育的真实记录，很多医疗机构还专门建立了临床护理路径"医疗版"和"患者版"，患者版适合于患者和家庭的遵循和使用。医疗版适合医务人员诊疗行为的规范和变异控制；医疗版还可以作为新员工的学习资料，促进新入岗位人员的培养，减少人为因素所导致的变异。

5. 临床护理路径的有效运行正逐渐融入医院的 HIS 系统　医保给付的单病种管理方式和临床护理路径的实施监督都需要信息支持。随着医院对 HIS 系统硬件的投入增加和软件的日渐成熟，逐渐将临床护理路径的流程与 HIS 系统进行有效的融合，使之能做到在不同诊断关联群

NOTE

（DRGs）类目下的临床护理路径的实时监控，运行数据的资源共享，变异人群资料的详尽分析，成本监控的严格管理，诊疗效果的及时评估，从而能够做到对临床护理路径的持续改进，进而达到管理式健康照顾（Managed Care）的目标。

国内外大量文献报道，临床护理路径能够以患者为中心指导医疗护理工作，可有力地促进健康的恢复，大大缩短平均住院日，减少住院费用。目前国内外大多数医院应用了临床护理路径，在日益重视医疗护理结果的今天，临床护理路径正作为以患者为中心的有效管理模式倍受医学界的关注。总之，临床护理路径的进一步深入发展，将会让患者既获得最大的利益，又承担最小的风险和最低的费用；让医疗护理工作既提升专业水平，又做到高成效、低成本，符合国家和人民的利益。

思考题

1. 什么是循证护理和临床路径??
2. 循证护理包含哪些阶段和哪些核心环节?
3. 结合实际，思考在临床工作中如何加强循证护理能力的培养?
4. 临床护理路径建立与实施中须重视哪些问题?
5. 举例说明证据在临床应用的步骤和问题。

第八章　文化与护理

当今时代，随着经济一体化、科学技术标准化的发展，以日益频繁的跨国界、跨民族文化交流为特征的多元文化社会体系日趋形成。因此，研究和学习多元文化护理，准确理解护理对象的各种行为，明确并满足不同文化背景护理对象的需要，以适应多元文化的发展及生物－心理－社会医学模式的转变，是对当今护理工作与时俱进的要求。

第一节　概　述

文化是一定历史、地域、经济、社会和政治的反映。人类社会生活的各个方面都可以归结为各种文化现象，包括社会化、社会互动、社会群体、社会制度、社会变迁等。

一、文化

文化现象联系着社会生活和社会运行的各个方面。例如，当在国外的公园里远远地看见一位老人在打太极拳，首先想到他可能是位中国人，因为太极拳是我们中国特有的，属于我国文化的一部分。在日本餐馆看到客人盘着腿坐在榻榻米上吃饭会想到日本文化；在印度，当看到人们用手抓着吃饭的时候，会感到一种陌生文化的冲击。因此，护士有必要了解有关文化的基本知识，进而理解文化与护理的关系，以便更好地对不同文化背景的患者提供护理服务。

（一）文化的概念

1. 文化（culture）　　文化一词源于拉丁语中的"cultura"，原意是对庄稼的耕作和家畜的驯养，20世纪后用于描述人的能力的发展。文化是一种社会现象，是人们长期创造形成的产物，同时又是一种历史现象，是社会历史的积淀物。美国文化人类学家、社会学家克鲁克洪指出：文化是无处不在的。确切地说，文化是指人类在社会历史发展过程中所创造的物质文明和精神文明的总和。它是某一特定群体在生活中形成的，并为其成员共有的生存方式的总和。其内涵极为丰富，包括一个国家或民族的历史、地理、风土人情、传统习俗、生活方式、文学艺术、行为规范、思维方式、价值观念等。

2. 文化现象　文化现象就是普遍存在的一种精神思想表现，一般包括人们活动的物质财富、精神产品和活动方式本身三个方面。这三个方面又可以称之为物质文化、精神文化和方式文化。物质文化是一个社会普遍存在的物质形态，如机器、工具、书籍、衣服、计算机等。精神文化指理论、观念、心理，以及与之相联系的科学、宗教、符号、文学、艺术、法律、道德等。方式文化包括生产方式、组织方式、生存方式、生活方式、行为方式、思维方式和社会遗传方式7个方面，是文化现象的核心和最基本的内容。

NOTE

3. 主流文化与亚文化　任何社会都有主流文化与亚文化之分。

（1）**主流文化**　主流文化是统治阶层和主流社会所倡导的文化，代表了社会的主要发展方向。

（2）**亚文化**　亚文化又称集体文化或副文化，指与主流文化相对应的非主流的、局部的文化现象。当社会某一群体既包括主流文化的某些特征，又包括一些其他群体所不具备的文化要素的生活方式时，这种群体文化被称为亚文化。

（3）**二者关系**　主流文化与亚文化两者之间的关系就像中国古代哲学所说的，世界万事万物都由阴阳两方面组成，社会的主流文化与亚文化也是社会文化的阴阳两个方面，二者是相辅相成、不可分离的。主流文化仅仅是一个社会文化的组成部分，代表了社会的一个侧面，而不能代表一个社会的全部。只有对一个社会的主流文化与亚文化进行全面的分析与了解，才会对这个社会有正确、全面的认识。亚文化是仅为社会上一部分成员所接受的或为某一社会群体所特有的文化，一般不与主流文化相抵触或对抗。亚文化可以围绕着职业种类发展而成，如医学或军事部门的亚文化；亚文化可能是基于种族或民族的差异，如中华民族文化是汉、满、蒙、回、维、藏等多种民族亚文化交融的结果；亚文化还可能是源于地区的差异，如中国的南北地区的文化差异。

（二）文化的构成

价值观、信念和信仰、习俗不但是构成文化的核心要素，而且与健康密切相关。人类学家将文化的构成用金字塔的形式表述出来，顶层是社会群体文化中的习俗，可视性最强，可以通过外在行为观察，最具体且易于表达；中层为信念与信仰；底层是社会群体的价值观。中层和底层的可视性都不强，深层又抽象，因而较难评估（图8-1）。

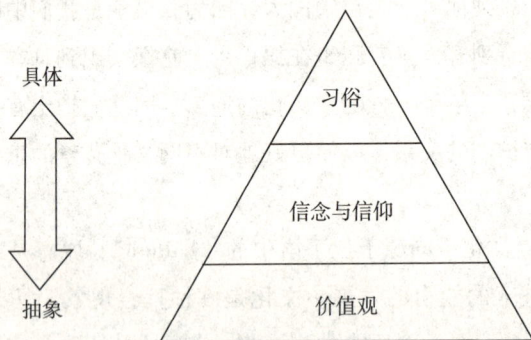

图8-1　文化构成塔

1. 价值观　价值观是关于事物的价值关系及其变化规律的观念体系，是人类意识的重要形式，用以指导人们的行为和思想，使之按照自己的客观需要而对不同事物采取不同原则、立场和行为取向。简单地说，它代表着一个人对周围事物的是非善恶和重要性的评价。价值观是在长期的社会化过程中逐步形成的，是通过后天的学习获得的，是信念、态度和行为的心理基础，并在人的社会生活中起着重要的作用。

2. 信念与信仰

（1）**信念**　信念是自己认为可以确信的看法，是个人在自身经历中积累起来的认识原则。信念主要有中心信念、权威信念和边缘信念3种。中心信念是牢固的根本性信念，是决定人们行动的基本准则。权威信念是由权威信息影响形成的信念，有较强的稳定性，但容易受时间推移而淡化。边缘信念是最容易改变的信念，是信念的初级形式。

（2）信仰 信仰是人们对某种事物或思想的极度尊崇与信服，并把它作为自己的精神寄托和行为准则。信仰的形成是一个长期的过程，是人们在接受外界信息的基础上，沿着认知、情感、意志、信念和行为的轨道持续发展而最终融合形成的。信念是信仰形成过程的终结和最高阶段，是认识的成熟阶段或感情化了的认识。

3. 习俗 习俗是指历代相传、积久而成的风尚。它是一个民族的人们在生产、居住、饮食、婚姻与家庭、医药、丧葬、节日、庆典等物质文化生活上的共同喜好及禁忌；是各民族政治、经济和文化生活的反映，并在一定程度上反映着各民族的生活方式、历史传统和心理情感；是民族特点的重要方面。与健康密切相关的习俗包括饮食、沟通方式、家庭及传统医药等。

（1）饮食 饮食的文化烙印最为明显，是诸多民族习俗中最难以改变、最顽强存在的一种习俗。每个国家、民族甚至地区都形成了有特色的饮食文化，而它的形成与经济、社会、宗教信仰、民族历史、心理及地理环境等分不开。饮食习俗主要表现在饮食禁忌、烹调方式、进食时间、主食差别、对饮食与健康关系的认识。

（2）沟通 人们通过沟通可以相互了解、传达信息、交流情感、增长见识。沟通的效果有时会受到不同文化环境的影响。不同的国家、民族、地区都有其特定的文化背景及其基础上的文化禁忌。如在中国，人们沟通的时候非常重视眼神的交流，认为这是一种礼貌；但是对于美洲印第安人来说，却被认为是一种不礼貌的行为。

（3）家庭 家庭是建立在婚姻、血缘或收养关系的基础上，密切合作、共同生活的小型群体。家庭功能影响着个体的身心健康、成长与发展，甚至对个体的健康观念与行为也存在很大的影响。研究表明，来自家庭成员的情感、物质、信息方面的有效支持可以缓解患者的焦虑、恐惧和抑郁等负面情绪，能增强其自尊与自信，从而主动配合医疗护理。全面了解个体的家庭有助于护士更好地评估个体的健康状况，找出影响其健康的因素，从而制定有针对性的护理计划。

（4）传统医药 在所有习俗中，传统医药与健康行为的关系是最为密切的，包括民间疗法等。这些方法为该民族的人们所信赖，简便易行。对各民族传统医药习俗的了解有助于护士在不违反医疗原则的条件下选择患者易于接受的护理措施。比如，中国的端午节正值仲夏，气温升高，病原微生物大量繁殖，各种疾病较易发生。在这个传统节日里，家家户户都有挂艾叶、菖蒲、食粽子、涂雄黄酒等习惯。据中医记载，艾叶有理气、利尿、解热、通经、祛痰、止血等功效，而人们把艾叶、菖蒲悬挂于门窗之上，确有杀菌、洁净空气、除湿避秽的作用。有的地方在端午节将雄黄酒少量涂在大人手、脚处，小孩脸、额上以避秽。雄黄性温、味辛，能燥湿、杀虫、解毒，临床上外用可治蛇虫咬伤、神经性皮炎等。此外中医学认为，粽子里的糯米能补中、益气、止泻；大枣可养胃健脾，补血安神；栗子能补脾强筋，健胃益肾。从这些例子我们可以了解到许多与健康有密切联系的传统医药习俗。

（三）文化的特征

文化是一个内涵丰富、外延广泛的复杂概念，分析其特征，才能领悟其内涵，把握其外延。

1. 超自然性 所谓"文化"就是"人化",这是《中国大百科全书·哲学卷》对文化言简意赅的定义,即"人类在社会实践中所获得的能力和创造的成果"。文化的第一要素在于它是对人的描述,只与人和人的活动有关,包括人类所创造的一切物质的和非物质的财富。也可以说,自然界本无文化,自从有了人类,凡经过人类"耕耘"的一切均属于文化范畴。它既源于古猿人改造自然的劳动实践中,又存在于现实人类活动系统中。人与原生自然客体之间的自然关系,只是纯粹的物理或生理关系,如看月亮、吃野果等,但若人在观赏月亮时联想到唐诗或在吃野果时讲究卫生,这种自然关系便有了文化的成分。

2. 超个人性 文化的超个人性在于个人虽然有接受和创造文化的能力,但是形成文化的力量却不是个人。文化是对一个群体或一类人的描述,它所体现的是人的群体本质、群体现象,或类的本质与类的现象。鲁滨孙即使脱离人类社会孤居荒岛,其固有的文化本质依然可以表现出来;一把原始人打制的石斧,即使放到高科技时代的今天,依然具有不同于天然石块的文化属性。因此,文化不是对个人的描述,仅仅体现出个人特征的现象不属于文化现象。

3. 地域性与超地域性 文化是人类历史的产物,伴随着人类社会的发展而发展。人类的出现首先是分地域的,并且互相隔绝。各个人群按照自己不同的方式创造自己的文化。文化在发生初期带有鲜明的地域特征,使得各个地域的文化相互区别。从火的使用到今天的微波炉就是一部人类的吃和服务于吃的工具进步史。但并不是所有的"吃"在任何时候、任何情况下都可冠以"文化"。像中国寻常百姓的家常饭、稀粥、咸菜之类,对中国人来说难以称作"饮食文化",因为它们已不能代表"文化",只有当某种饮食在国内具有独创性或价值性,譬如北京"全聚德"烤鸭才可称为"文化"。但如果换一个角度,稀粥、咸菜对于外国人来说就是中国的一种平民"饮食文化",因为它对异域文化来说依然具有某种典型代表性。文化超地域性有两层意思:第一,有些文化可以发生和存在于不同的地域,它不是某一特定地域的特定文化,而是诸多地域的共同性文化或人类性文化,即文化的人类性。例如我国美丽的城市丽江,被世人誉为"东方威尼斯""高原姑苏"。第二,有些文化首先只在某一特定的地域发生、发展和成熟,然后再被其他地域的人们所接纳、吸收和同化,最后成为人类共有的文化。这种文化在被其他的地域接受之前属于地域文化,而在之后便成为超地域文化或人类性文化。自然科学、技术、发明物等首先是地域文化,然后又由于具有超地域性的特性转而成为人类性文化。例如,我国文化遗产中的造纸、印刷术、火药、罗盘针等首先是地域性的,然后成为全人类所共有的一种超地域性文化。再如现代足球起源于英格兰,但它已经是全世界耳熟能详的一项体育运动了。

4. 时代性与超时代性 文化具有鲜明的时代特征。不同时代的文化之间有明显的差别,划分的依据是生产方式。生产方式的时代差别就是一种文化的时代差别,文化便由此留下了鲜明的"时代痕迹"。文化有原始文化、中世纪文化、现代文化,或是传统文化与现代文化等的时代性差别。在人类文明发端的初期,人类文化没有分工,物质生产几乎是人类文化活动的全部内容,当时最能代表人类"文化"的就是简陋的生产工具,于是有"石器文化""铁器文化"的概念。随着人类文化的不断进步,经过多次社会文化分工后,在物质生产部门和社会管理部门之外,出现了专门从事精神文化活动的部门和人员。"文化"就被用来指这些部门或者是纯粹的精神文化活动与现象。

同一民族文化中,各时代文化共同的东西可以看作是超越时代特征的文化,是这个民族的永恒性文化，这种文化与这个民族相随不离，即超时代性。例如，孔子创立的儒家学派经过了汉唐经学、宋明理学等发展阶段，其儒家思想的精神实质并未发生根本性变化，成为中华民族的道德意识、精神生活和传统习惯的准则。文化的超时代性还表现在有些具有鲜明时代痕迹的文化能够超越其产生的时代，而在新的时代和新时代文化共存，并构成新旧文化的冲突。

5. 文化的象征性　文化的象征性是指文化现象总是具有广泛的意义，其意义一般会超出文化现象直接所指的狭小范围。例如，白颜色本来只是一种颜色，但当人们把白颜色作为一种文化因素时，它便有了广泛的象征性，如白色象征着纯洁、白衣天使专指护士等。马可·波罗在他的传记中描述"看到黄色就会联想到中国"。在古代中国，黄色是天子专用的显贵颜色。因此，文化的象征性遍及社会生活的各个方面。人的社会化过程中一个很大部分就是学习文化象征性的过程。人类在创造客体，使之具有文化属性的同时，也使自身的文化素质不断提高。与此同时，人类还通过文化符号将这种创造过程与成就记录下来。

6. 文化的传递性　文化的传递性是指文化一经产生就会被世人模仿和利用。传递有两个方面：纵向传递和横向传递。纵向传递是将文化一代一代地传递下去；横向传递指在不同的地域、民族之间的传播。从历史来看，文化传递首先依赖于人类学习的能力，以及将知识传递给下一代的能力。在这个过程中，每一代人都会为所生活的时代增添一些新的内容，包括从所处社会吸收的文化、自己的创造，以及所接触的外来文化的影响。这个传递的过程有纵向的继承，也有横向的开拓。前者是与主流文化的"趋同"，后者是与主流文化的"离异"；前者起整合作用，后者起开拓作用，而以横向开拓尤其重要。对一门学科来说，横向开拓意味着外来文化的影响、对其他学科知识的利用和对原来不受重视的边缘文化的开发。不同文化之间的交流是人类文明发展的里程碑。

（四）文化的分类

文化是社会物质文明与精神文明的总和，具有纷繁复杂的种类。根据分类角度不同，文化可有不同的分类。

1. 根据文化现象的不同特点分类　可分为硬文化和软文化。

（1）硬文化　硬文化是指文化中看得见、摸得着的部分，如物质财富，是文化的物质外壳，即文化的表层结构。

（2）软文化　软文化是指活动方式与精神产品，是文化的深层结构。

在文化的冲突中，硬文化较易随着冲突而改变自身，易被外来文化理解和接受；软文化则不易在冲突中改变，尤其是软文化中的"心理积淀"部分最难改变，且不易被理解和接受。"心理积淀"部分之所以不易改变，主要原因在于"心理积淀"是文化结构中最深层的文化层面，它不仅仅是个人长期形成的心理习惯，更主要的是一个民族数代人积淀而成的心理习惯。由于这种积淀在人们心中形成了一定的观念定势、思维定势和价值标准定势，因此往往难以改变。例如，西方人较易接受中国人发明的火药和火药制造出来的鞭炮，但对于中国人用鞭炮驱鬼避邪的行为，即文化的心理内涵，则难以理解和接受。

2. 根据文化的固有性质及其与社会的关系不同分类　可分为专业文化和社会文化。

（1）专业文化　专业文化能充分体现人的创造性文化本质，且又以相对专业化、专门化形式存在，如自然科学、工艺技能、生产技术、体育竞技等文化活动及相应产品。

（2）社会文化　社会文化是在相应社会系统和社会关系中获得社会属性，是具有社会功

NOTE

能的文化现象、文化客体，包括获得社会属性、社会身份的文化人。

通常专业文化不直接涉及社会因素，不具有社会属性，能在社会系统中保持其纯文化属性。社会文化则不具有纯文化属性，几乎存在于社会各个环节。但在特定条件下两者可以相互转化。专业文化（如原子弹制造技术或科学技术专利）一旦变成社会政治行为或进入商品市场则自然成为社会文化，立即获得了社会属性。社会文化一旦撇开其社会功能而着眼于其专门规律或专业技能（如战争规律或军事技能），则其专业文化属性立刻彰显，其社会属性相应消退。

3. 根据文化的功能属性不同分类   可分为器物文化、制度文化、信息文化和人本文化。

（1）器物文化   器物文化是体现在人类物质生产和产品上的文化。

（2）制度文化   制度文化是体现在人类社会和文化结构规范中的文化。

（3）信息文化   信息文化是指人类自觉通过文化符号接收和传播信息的文化。动物对信息的接受只是一种本能行为，人类对信息的接受则体现了人类的自觉意识，体现了人类认知的能动性，因此是一种文化行为。人类还通过文化符号自觉地整理、制造、复制和传播信息，这种传播本身更体现了人类的文化本质。

（4）人本文化   人本文化是指人类直接维护、增强或显示把握自身生命、生命本质或本质力量的文化现象，包括对人类自然生命把握和维护的生理心理学、医学和医疗卫生，包括对人类本质把握的哲学和宗教，包括增强和显示自身智慧、知识、技能和体质力量的自然科学、社会科学、工程技术和体育，其典型形态就是人类肯定自身的审美文化及艺术。

（五）文化的功能

文化以一个统一的不可分割的社会整体存在，在社会功能中发挥着重要作用。

1. 文化是区分各社会体制或民族的标志   文化是一个社会物质文明与精神文明的总和，具有丰富的内涵。文化可以把握一个民族文化的主要脉搏，是一个民族文化的精髓。文化精髓是一个民族的精神信仰、道德取向、价值观念、思维方式等深层次的因素，是影响一个民族社会发展的内在动力。在不同国家、民族或群体之间，文化所表现出来的本质区别比肤色、地域、疆界等更加深刻和明显。例如，东西方文化在价值观方面表现出来的明显差异。中国人强调集体主义、集体成就，美国人则强调个人主义、个人成就。由于文化的差异，在中国，对于个人主义的解释是不顾他人利益的个人奋斗，自私自利。在西方文化里，个人主义是一种个人价值的体现，一种尊重个人隐私、不依赖他人的自我奋斗与自我独立，是一种对私有财产和个人权利的保护。

2. 文化系统规范了社会行为   文化集合解释着一个社会的全部价值观和规范体系，如风俗、道德、法律、价值观念等，使一个社会的行为规范、观念更为系统化、规范化。各民族的文化在长期发展过程中都形成了本民族不同的价值观念和是非标准。

3. 文化是社会团结的基础   文化使社会形成一个整体，社会上的各种文化机构都从不同侧面维持着社会的团结和安全。人类如同动物一样，都有弱肉强食的本性，而使本性改观的关键在于文化的教化。例如，教育机构培养着社会成员，使之更符合社会需要。

4. 文化塑造了个体   个体通过学习和接受文化掌握生活技能，培养完美的自我观念和社会角色，并传递社会文化。人类社会历史的全部文化并不完全被当时的社会形态所表现，也不可能完全由图书博物馆、历史遗迹所保存，它们以文化的方式被个体保存和传承，个人则从整个人类历史和文化中汲取营养，塑造成社会的人。人的社会性正是由于这种种文化因素交织的背景而呈现无限的本源生命力，没有人自身的历史成长，没有融入无限丰富的文化因素，就没有社会的人。

二、文化休克

当一个人从熟悉而固定的文化环境到另一个陌生的文化环境时，常常会产生由于态度、信仰差异而出现的危机与陌生感，这种现象被称为文化休克。

（一）文化休克的概念

文化休克（cultureshock）又译为文化震撼或文化震惊，1958 年由美国人类学家卡勒弗·奥博格（Kalervo Oberg）提出，是指生活在某一种文化环境中的人初次进入另一种不熟悉的文化环境，因失去自己熟悉的所有社会交流的符号与手段所产生的思想混乱与心理上的精神紧张综合征。例如，当一名护士突然出国学习，到了不同的民族、社会群体等新的文化环境中时，常常会在一段时间内出现迷失、疑惑、排斥甚至恐惧的感觉等文化休克现象。

（二）文化休克的原因

引起文化休克的主要因素是突然从一个熟悉的环境到了另一个陌生的环境。

1. 风俗习惯（customs） 不同文化背景的人，风俗习惯也不同，一旦改变了文化环境，就必须去适应新环境中的风俗习惯、风土人情。新环境中的饮食、服饰、居住、消费等生活方式、生活习惯可能与自身原有的文化环境不同，使得身处异乡的人难以适应，但又必须去了解和接受。例如，许多习惯以面食为主食的人到了以米饭为主食的地方难以适应。这种文化的差异会使人短时间内难以接受，出现文化休克。

2. 活动差异（mechanical difference） 每一个人都有自己规律的日常生活，当一个人的文化环境改变时，其日常生活、生活习惯都会受到影响，如新环境中的住宿、交通工具、作息制度、工作环境等会发生变化，需要人们花费时间和精力去适应新环境。在这种适应过程中，人们往往会产生受挫感，从而造成克服日常生活的改变而引起的文化休克。

3. 态度和信仰（attitudes and beliefs） 态度是人们在一定的社会文化环境中与他人长期相互作用而逐渐形成的对事物的评价和倾向。信仰是对某种主张或主义的极度信任，并以此作为自己行动的指南，其主要表现在宗教信仰上。受自身环境文化模式的影响，每个文化群体之间的态度、信仰、人生的价值和人的行为都是不同的。当一个人的文化环境突然改变时，其长时期形成的母文化价值观与异域文化中的一些价值观会产生矛盾和冲突，从而造成其行为的无所适从。

4. 沟通交流（communication） 沟通的发生通常会受到文化背景或某种情景的影响。不同的文化背景下，同样的内容可能会有不同的含义，脱离了文化背景来理解沟通的内容往往会产生误解。

（1）语言沟通 文化背景和文化观念的差异，如语种不同或方言土语等均可导致语言沟通障碍。例如，在中国，朋友见面后，径直询问彼此的年龄、工资是常见的事情，很少有人会拒绝回答，但如果遇上西方国家的人也询问同样的问题，对方可能非常生气，因为他们认为年龄和工资是个人隐私，从而导致沟通交流的中断。这就是文化观念差异所导致的语言沟通障碍。

NOTE

（2）**非语言性沟通** 非语言性沟通的形式有身体语言、空间效应、反应时间、类语言、环境等因素。不同文化背景下的非语言性沟通模式不完全相同，所代表的信息含义也不同。例如，印度人交谈中赞同对方意见时，不是点头而是摇头，不同意时则点头。在泰国，朋友相遇以双手合十致意，双手举得越高，表示尊敬的程度越深。非洲人则是见面时握手，对尊敬者要用左手握住右手的手腕，再用右手与对方握手；对特别亲近者先握一下他的手，继而握对方的手指，然后再紧握一下他的手。

5. 孤独（isolation）   在异域文化中，一个人丧失了自己在本文化环境中原有的社会角色，同时对新环境感到生疏，又与亲人、知心朋友分离或语言不通，孤独感便会油然而生，因而倍感孤单、无助，造成情绪不稳定，产生焦虑和对新环境的恐惧等情绪，出现文化休克。

造成个体文化休克的五个因素，使个体对变化必须做出适应和调整，当同时出现的原因越多、越强烈时，个体产生文化休克的强度越明显。如果单从文化的角度看，文化休克产生的根源主要在于原有文化模式的根深蒂固，当一个人面对新的文化形态时，如果他还以原有文化作为认识和评判现有一切现象与行为的标准，就必定会产生文化休克现象。但是如果从社会学的角度看，这只是一种文化表象而已，更为深刻的原因在于社会环境的巨大差异。狭义地理解，文化不过是一种标志性的符号，一种表达思想与实物的形式。它需要一种载体来创造与继承，而社会环境则是一个最为深刻和广博的载体，如果不是因为社会环境的巨大差异，这种文化休克的感觉可能就会轻许多。因为文化可以习得，社会环境却是无法复制的。

（三）文化休克的分期

当一个人离开熟悉的环境进入陌生的文化环境时，常常经历四期变化历程：兴奋期、意识期、转变期和接受期。"文化休克"的变化过程一般呈"U"形曲线（图8-2）。

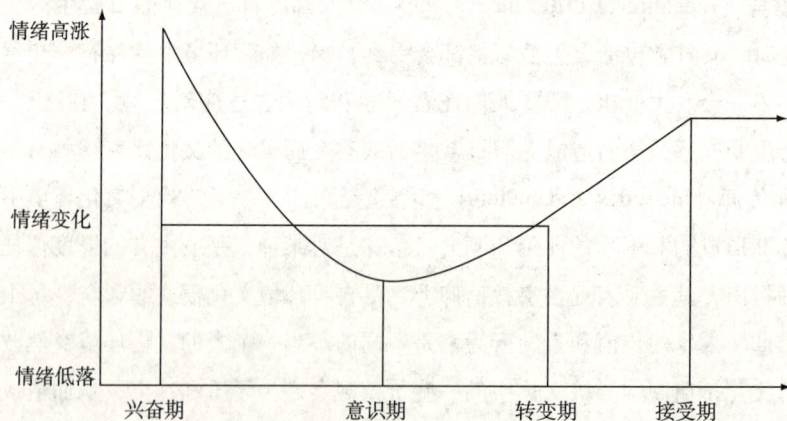

图8-2 文化休克过程图

1. 兴奋期（excitation period）   兴奋期也被称为"蜜月期"，指人们初到一个新的环境，由于新鲜感，心理上兴奋，情绪上亢奋和高涨，处于乐观的、兴奋的"蜜月"阶段。此阶段一般持续几个星期到半年的时间。人们常常在到达其他国家以前对异邦的工作与生活充满美好的憧憬，进入异国文化环境后，刚开始往往被新环境中的人文景观和意识形态所吸引，对一切事物感到新奇，对新环境中的人、景色、食物等感到满意，此时往往渴望了解新环境中的风俗习惯、语言行为等，希望能够顺利开展活动，并进行工作。虽然有些人在短期的异国逗留中都可能停留在此阶段，不会有文化休克，但若较长时间在异国文化环境中生活，很多人会进入第二阶段，即意识期。

2. 意识期（Consciousness period）　兴奋期过后，处在异邦文化中的"外乡人"由于生活方式、生活习惯等与原有文化的差异，会出现价值观的矛盾和冲突。加之人地两生、孤独少援和种种生活不便，原来认为是规范的良好的生活方式在异域文化中频频碰壁，还可能因不了解本土文化和习惯而被本地人嘲弄、伤害，兴奋感渐渐被失望、失落、烦恼和焦虑等情绪代替，继而感到迷惑和挫折，即进入意识期。此期一般持续几个星期到数月。在此阶段，面对心理上的沮丧和失落感，人们往往有两种表现：一种是敌意，在意识期，一些人常常看不起本地人，嘲笑所在的地区或国家，有的人还可能以损害个人和公有财产的方式发泄其敌意。另一种是回避，有些人可能回避与当地文化的接触，他们不仅不愿意讲、不愿意学习当地语言，也不愿意与当地人接触，而是喜欢在自己的"老乡"中消磨时间，甚至以酒解愁等。更为严重的，有人会由于心理压力太大而返回自己的家乡。此阶段是文化休克综合征中最严重也是最难渡过的一期。

3. 转变期（climacteric period）　经历了一段时间的沮丧和迷惑之后，"外乡人"开始学习新环境的文化模式，找到应对新文化环境的办法，采取一定的适应方式重塑自我，从而逐渐适应异域文化的环境，即进入转变期。在此阶段，个体通过与当地人的频繁接触，如参加日常活动、庆祝活动等，开始熟悉本地人的语言，逐渐了解、熟悉新环境中的"硬文化"和"软文化"，并与一些本地人建立深厚的友谊，其心理上的混乱、沮丧、孤独感、失落感逐渐减少，对发生的文化冲突不再认为是对自我的伤害，慢慢地解决了文化冲突问题。

4. 接受期（acceptance period）　随着文化冲突问题的解决，"外乡人"能与本地人和平相处，其沮丧、烦恼和焦虑等情绪完全消失，接受了本地的风俗习惯，基本上适应了新的文化环境。在此阶段，个体已完全接受新环境中的文化模式，建立起符合新文化环境要求的价值观念、审美意识等评判标准，认为新环境和以往的旧环境一样令人舒适和满意，在新环境中有安全感，一旦需要再次离开新环境回到旧环境，又会重新经历一次新的文化休克。我国许多早年移居国外的人都处于此阶段，如再重返故里反而会产生文化休克。

（四）文化休克的表现

个体在不同的文化休克阶段会有不同的表现，一般表现为焦虑、恐惧、沮丧和绝望。

1. 焦虑　焦虑是指个体对不确定威胁的一种模糊的不舒适的情绪反应。

（1）生理表现　表现为坐立不安，失眠，疲乏，声音发颤，手颤抖，出汗，面部紧张，瞳孔散大，眼神接触差，尿频，恶心和呕吐，特别动作增加（如反复洗手、喝水、进食、吸烟等），心率加快，呼吸频率加快，血压升高。

（2）情感表现　表现为不安，缺乏自信，警惕性增强，忧虑，持续增加的无助感，悔恨，过度兴奋，容易激动，爱发脾气，哭泣，自责和谴责他人，常注意过去而不关心现在和未来，害怕出现意料不到的后果。

（3）认知表现　表现为心神不定，思想不能集中，对周围环境缺乏注意，健忘或思维中断。

2. 恐惧　恐惧是指个体处于一种被证实的、有明确来源的惧怕感中。文化休克时，恐惧的主要表现是躲避、注意力和控制缺陷。个体自诉心神不安、恐慌，有哭泣、警惕、逃避的行为，冲动性行为和提问次数增加，疲乏、失眠、出汗、晕厥、夜间噩梦，尿频、尿急、腹泻、口腔或咽喉部干燥，面部发红或苍白，呼吸短而急促，血压升高等。

3. 沮丧 由于对陌生环境的不适应而产生的失望、悲伤等情感。

（1）生理表现 表现为胃肠功能衰退，出现食欲减退、体重下降、便秘等。

（2）情感表现 表现为忧愁、沮丧、哭泣、退缩、偏见或敌对等。

4. 绝望 绝望是指个体主观认为没有选择或选择有限，以至不能发挥自己的力量。文化休克时，绝望的主要表现是生理功能低下，表情淡漠，语言减少，感情冷漠，被动参加活动或拒绝参与活动，对以往的价值观失去评判能力。

（五）影响文化休克的因素

1. 年龄 儿童处于学习阶段且生活习惯尚未成型，其对生活方式改变适应较快，应对文化休克的困难较少，异常表现亦较轻。相反，年龄越大，原有的文化模式越根深蒂固，不会轻易放弃熟悉的文化模式而去学习新的文化模式。

2. 个人的健康状况 身心健康的人在应对文化冲突过程中，其应对能力强于身心衰弱的个体。

3. 以往应对生活改变的经历 以往生活变化较多、适应良好的人，应对文化休克时较生活缺乏变化的人困难要少，文化休克的症状亦较轻。

4. 应对类型 对外界变化做出一般性反应和易适应的个体与对外界变化容易做出特殊反应的个体比较，应对文化休克的能力越强，其异常表现也越轻。

（六）文化休克的预防

1. 提前熟悉新的文化环境 进入新环境之前，通过各种途径，充分了解、熟悉新环境中的各种文化模式，如所在地的风俗习惯、地理环境和人文知识等，预防文化冲突时突然产生强烈的文化休克，并有的放矢地针对新文化环境进行生活方式和生存技能模拟训练。

2. 主动接触新文化环境中的文化模式 进入新环境之后，应主动去理解新的文化模式。在两种不同的文化发生冲突时，如果能理解新环境中文化现象的主体，就会较快接受这一文化模式，打开社交圈子；应踊跃参加一些有益的社会活动，以开阔视野，学习如何处理人际关系。

3. 积极寻找有力的支持系统 在产生文化休克时，应积极寻求可靠、有力的支持系统。正规的支持系统包括有关的政府组织或团体，非正式的支持系统包括亲属、朋友和宗教团体。文化休克并不是一种疾病，而是一个学习的过程，一种复杂的个人体验。在此期间个体可能会产生不舒服甚至痛苦的感觉。对某一特定个体而言，即使所处环境相同，但时期不同也可造成不同的影响。对那些将要或已经处在异域文化中的人来说，社会环境是个体无法改变的，但文化调适却是自己可以做到的。这首先需要认识到任何一次重大的文化转换都可能产生巨大的压力与焦虑，但这种压力与焦虑却是一种正常的社会适应性结果。当一个人面临体验文化休克的时候，其不仅需要具有个人的自尊、真诚与信心，而且还需要保持健康的自我概念和重塑个人文化需求的良好愿望。从某种意义上说，即使是再严重的文化休克现象，也称得上是一种新的文化体验。

三、文化对护理的影响

文化是一定历史、地域、经济、社会和政治的综合反映。不同民族、不同文化背景产生不同的行为规范，导致不同的社会现象。护理学是以社会科学、自然科学等多领域的知识为理论基础的综合性应用学科。随着社会发展，护理学已逐步形成以人为中心，研究自然、社会、文化教育和心理等多种因素对人的健康的影响，从而逐步进行整体护理的学科。由于文化背景的差异，护理所存在的差异也是非常鲜明的。

1. 文化影响疾病的发生原因 文化中的价值观念、态度或生活方式可以直接或间接地影响某些疾病的发生。我国是一个幅员辽阔的多民族国家，由于社会、历史、交通、自然条件等因素的制约，不同地区经济、科技、医药等发展水平不同使疾病的发生原因不同。例如，藏族人喜嗜肉食，心脑血管病患病率较高；西北地区的人以酒交友、待客，不饮酒被认为是无礼行为，酒精成瘾和慢性酒精中毒性精神障碍的发病率高于其他地区；有些少数民族地区因近亲婚配，发育迟滞和精神分裂症等遗传病发病率较高。

2. 文化影响疾病的临床表现 不同文化背景的患者其疾病的临床表现方式亦不同。例如，个性长期受到压抑的人会尽量减少与节制自己的欲望和行为，不锋芒毕露，不标新立异，出现心理问题时往往不以心理症状表现，而是通过躯体症状来表现，并且否认自己的心理或情绪问题。"头疼、头晕、失眠、精神不振"是这类人出现心理问题时最常见的求医主诉，其最明显的生理特点是感觉过敏和容易疲劳，而且常常自行使用索米痛片、复方阿司匹林、麻黄素等药物作为消除疼痛的重要方法，继而又出现药物滥用的现象。

3. 文化影响患者对疾病的反应 不同文化背景的患者对同一种疾病、病程发展的不同阶段反应不同。性别、教育程度、家庭支持等文化背景会影响患者对疾病的反应。例如，确诊癌症后，女性患者比男性患者的反应更为积极。因为中国文化要求女性贤惠、宽容，所以当女性遭受癌症的打击时，能够承受由此产生的痛苦和压力，表现出情绪稳定和积极态度；而社会要求男性挑起家庭和社会的重担，面临癌症时，男性认为自己没有能力为家庭和社会工作，故易产生内疚和无用感，感到悲观和失望。

教育程度也会影响患者对疾病的反应。一般情况下，教育程度高的人患病后能够积极主动地寻找相关信息，了解疾病的原因、治疗和护理效果。教育程度低的人认为治疗和护理是医务人员的事情，与己无关。病情恶化时，抱怨医务人员，更换求医途径，开始寻找民间的偏方。有时还会由于认知错误导致情绪障碍，如子宫切除后的妇女，认为自己失去了女性的特征和价值，担心发胖，担心失去吸引力被丈夫抛弃，或认为不能再进行性生活，导致性欲降低和性冷淡。有时不仅是护理对象出现错误认识，护理对象的丈夫、周围的亲戚、朋友也会出现同样的认知错误。

4. 文化影响患者的就医方式 文化背景与就医方式有密切关系。个人遭遇生理上、心理上或精神上的问题，如何就医、寻找何种医疗系统、以何种方式诉说困难和问题、如何依靠家人或他人来获取支持、关心、帮助等一系列就医行为，常常受社会与文化的影响。譬如，我国某些少数民族信奉的宗教认为疾病是神鬼附身或被人诅咒，宗教观念影响着人们的求医行为，所以对患者的治疗首先请宗教领袖或巫医"念经""驱鬼"，乞求真主保佑使患者免除灾祸。当"念经"无效，病情严重时才送到医院求治。即使住院治疗期间也常常借故回家继续"念经""驱鬼"。另外，在中国传统文化背景影响下，中国人有"混合"或"综合"的习惯，就医方式是混合就医，如同时求医于几个医院，用药则是中药、西药、补药同时服用，药物治疗和气功治疗等同时应用。例如，彝族以十二生肖轮回记日，认为其与天地同存、与日月同辉并永世不灭，所以彝族人忌讳使用牛黄、蛇胆、虎骨等十二生肖中的动物作为药材。

5. 文化影响死亡现象的认识 死亡是生命的终结，而对生命终结的认识与社会文化密切相关。中西方文化对死亡的观点有很大的不同，表现在死亡心态和死亡行为两个方面，形成死亡心态文化和死亡行为文化。

（1）死亡心态文化 包括对待死亡的态度、临终时所关心的事情、对待自杀的态度、死亡价值观等。例如，在中国文化中死亡是一个忌讳的话题，人们一般采用回避的态度，很少主动谈论死亡。谈到亲人死亡时，人们往往用"走了"来代替"死了"这样一个客观事实。临床上，每当疾病发展到临终阶段，医护人员往往感到困惑，不知如何告知患者实际的病情。西方文化则采用相对较豁达的态度，面对罹患癌症等预后不好的疾病或疾病晚期病情不可逆转的结局，医生往往能直接告知患者病情。

（2）死亡行为文化 包括不同民族的临终关怀习俗、预立遗嘱行为、居丧习俗、埋葬方式，以及不同的丧礼、丧服制度与习俗等。

文化与护理之间的关系是互相存在的，伴随着文化的进步，护理也随之兴起，可以说，文化的进步促进和推动了护理的发展。无论临床护理还是社区护理，护理工作的对象均是具有不同文化背景的人群。当人群出现生理、心理或精神问题寻求帮助时，护理工作者要理解护理对象对健康、疾病的文化信仰和价值观念。不同民族、不同地域的人们都有自己独特的习惯模式、语言、家庭生活模式及对疾病的应对方式，只有结合他们的文化模式做出全面的护理评估，才能提供个体化的整体护理。

第二节 跨文化护理

人类发展至今，不是一种文化，而是多种文化影响着当今的人类社会。20世纪60年代伊始，世界性的多元文化研究在护理学领域得到很大进展，并形成多元文化护理学。多元文化护理学从不同的角度阐述不同文化背景的人对健康、疾病、治疗、护理、保健等方面的认识和需求。学习这些理论，可以帮助护理工作者全面评估护理对象的性别、种族、宗教、职业、经济、社会地位等文化背景因素，多角度、全方位地满足护理对象的生理、心理、精神和社会文化护理需求。

跨文化护理理论（trans – culture nursing theory）是由美国著名的护理理论学家迈德勒恩·莱宁格（Madeleine Leininger）在21世纪60年代首先提出的。莱宁格是美国著名的跨文化护理理论学家。她从20世纪50年代中期开始了自己的跨文化护理研究。当时她在"儿童指导之家"工作，与那里的儿童及其双亲接触，观察并了解到儿童中反复出现的行为差异是由不同文化背景造成的。这些经历及其后的系统性研究，使她成为获得人类学博士学位的第一位专业护士及理论学家。

经过莱宁格的努力，美国人类学学会于1968年批准成立了护理人类学分会。1974年美国成立了国家跨文化护理协会。此后，美国护士协会相继召开了多次跨文化护理与护理关怀专题研讨会，为人类护理关怀的发展和研究做出了重要贡献。

莱宁格通过演讲、撰书、咨询、教学等方式，使全球护理界广泛认识并开始应用跨文化护理理论和人类护理关怀理论。她相继编辑出版了多部专著，具有代表性的包括《护理与人类学：两个交织的世界》《跨文化护理：概念、理论和实践》《照顾：人类的基本需要》《关怀：护理与健康的本质》《文化照顾的多样性与普遍性》。

一、跨文化护理的目标与内容

（一）跨文化护理的目标

跨文化护理的目标是根据护理对象的社会环境和文化背景，了解护理对象的生活方式、信仰、道德、价值观和价值取向，向护理对象提供多层次、多体系、高水平和全方位的有效的护理。

（二）跨文化护理理论的内容

1. 跨文化护理　莱宁格认为，跨文化护理通过文化环境和文化来影响护理对象的心理，使其能处于一种良好的心理状态，以利于患者康复。跨文化护理根据护理对象的社会环境和文化背景，了解护理对象的生活方式、信仰、道德、价值观和价值取向，向护理对象提供多层次、多体系、高水平和全方位的有效的护理。

（1）文化关怀　文化关怀是指通过帮助性、支持性和促进性专业文化行为或决策，帮助特定文化中的人群维持其有利于健康、疾病康复及应对伤残或死亡的关怀价值和生活方式。

（2）文化关怀调适　文化关怀调适是指通过帮助性、支持性和促进性专业文化行为或决策，帮助特定文化人群或个体适应其他文化，或者在不同文化环境里与他人协作，从而对其健康产生有利的、有效的和积极的影响。

（3）文化关怀重建　文化关怀重建是指通过帮助性、支持性和促进性专业文化行为或决策，帮助护理对象改变其生活方式，或塑造一个全新的但有利于健康的生活行为。

2. 跨文化护理模式　莱宁格指出，以文化为基础的护理关怀是有效地促进和维持健康，从疾病和残疾中康复的关键因素。所有的文化关怀既包含专业关怀护理，又包含一般保健服务。护理作为一个跨文化关怀专业，能够为不同文化的个体或群体提供护理关怀。

莱宁格认为，人类无法与其所处的文化背景、社会结构相分离，并应用了微观、中观及宏观法探讨和研究关怀的本质、意义和属性。微观法指在小范围内研究特定文化中的个体；中观法介于微观和宏观之间，对某一特定文化中的一些复杂因素集中进行探讨；宏观法研究各种不同文化间的文化跨越现象。莱宁格将跨文化护理模式形象地描述为"日出模式"（sunrisemodel）（图8-3）。

莱宁格的"日出模式"包含了4个层次。

（1）世界观、文化和社会结构层　世界观、文化和社会结构层属于超系统。此系统用以指导护理工作者评价和收集影响护理对象关怀表达方式和关怀实践的因素，包括所处文化、护理对象的世界观、文化和社会结构要素，以及环境背景和种族史等。

（2）文化关怀与健康层　文化关怀与健康层提供解释个人、家庭、群体、社区或机构的健康、疾病及死亡的社会文化结构、文化关怀表达方式等与健康密切相关的因素，说明与文化有关的关怀和健康的特定意义及表达方式。

（3）健康系统层　健康系统层包括一般关怀、专业关怀及护理在内的各种健康系统，着重阐述一般关怀系统、护理专业关怀系统的特征及方式。

NOTE

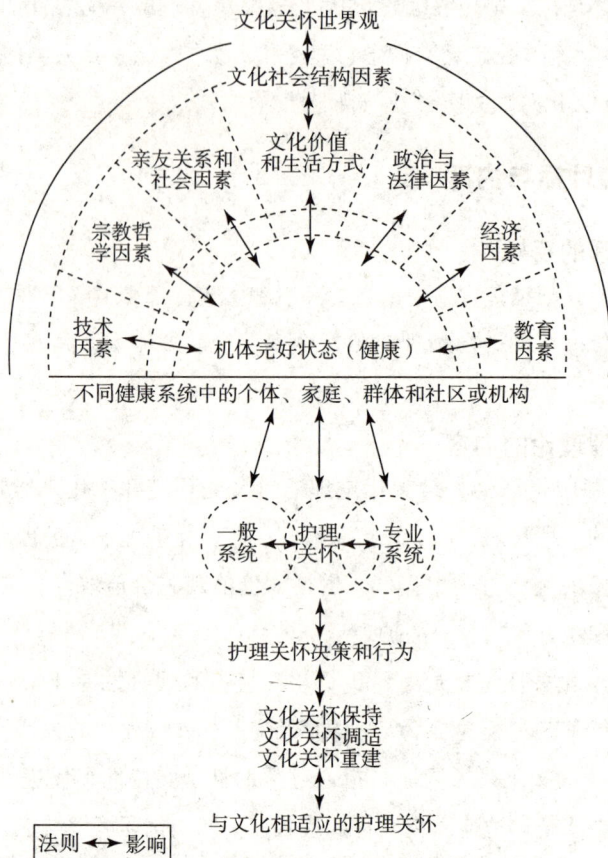

图 8 - 3 日出模式示意图

（4）决策和行为层 决策和行为层包括维持、调整、重建文化的护理关怀。护理关怀以最大限度地满足护理对象的需要，提供与文化一致的有利于完好健康、面对病残或死亡的护理关怀，这种关怀适合该文化环境。

"让阳光升起并普照大地"，这是莱宁格对"日出模式"的描绘和诠释，意味着护理工作者要广开思路，综合考虑到护理对象文化的各个层面，结合宏观与微观，了解其文化观念和行为对健康的影响。运用"日出模式"护理工作者可发现在不同的文化中许多外显的、内隐的和意想不到的因素影响着关怀的含义、类型、象征和模式。该模式指导护理工作者准确地观察健康、疾病、伤残或死亡在文化层次上的影响因素，是护理实践和护理研究的理论指南。

（三）跨文化护理对护理学基本概念的认识

莱宁格在其理论中明确给出了健康的定义，而没有直接给出人、环境和护理其他三个护理学基本概念的含义。从理论框架的内涵和外延中，可以间接得出莱宁格对这三个概念的认识。

1. 人 人是护理的对象，能通过对他人关照和帮助，关注他人的需要、健康和生存的特定对象，表现出人类关怀的普遍性。人同时也能接受他人的关怀、照顾和帮助。人生活在一定的文化时空中，提供一般关怀的方式因文化背景而异。

2. 健康 健康是指个体或群体按特定文化方式进行日常活动并处于动态稳定的一种状态。健康既是各文化中共同的状态，又必须在每个文化中形成、诠释、评价和实践，最终能反映该文化的信念、价值观和实践方式。

3. 环境 环境是一个宏观的概念，世界观、文化社会结构和文化状况背景都属于环境。

文化与环境密切相关，在一定意义上文化背景就是环境。

4. 护理　护理是一门需要培训、以人道主义为宗旨、研究人类关怀现象和活动的专业或学科，目的是以具有文化意义的有效方式，帮助、支持或促使个体或群体维持或保持完好健康状态，或帮助个体应对伤残或死亡。

（四）跨文化护理理论与护理程序

莱宁格跨文化护理理论的"日出模式"与护理程序基本一致，两者都描述解决问题的程序，护理对象也都是护理关怀的接受者，只是"日出模式"强调要理解护理对象的文化，并具备有关文化的知识。

在临床实践方面，可根据莱宁格"日出模式"的相关联系执行护理程序。从评估开始，收集与文化有关的资料，了解护理对象有关文化的差异或共性，据此选择性进行文化关怀定性，并在执行过程中不断调整和保留，从而为护理对象提供有效的、促进性的相关文化护理照顾。

1. 评估　"日出模式"要求护理护理对象前，护士要了解与护理对象有关的文化方面的知识。评估分两步进行，第一步评估"日出模式"的最外层：评估和收集关于护理对象所处的文化的社会结构和世界观方面的知识和信息，包括环境背景、宗教精神、亲缘社会关系、政治法律制度、经济、教育、科技、文化价值观、哲学、历史和语言等因素。第二步将这些资料用于对象的具体情境，评估护理对象的普通照顾、专业照顾，以及护理照顾的价值观、信仰和行为。

2. 护理诊断　通过评估分析护理对象跨文化护理中的共性及差异，做出护理诊断。虽然同一类型疾病的护理对象在病理特征上具有相似性，但由于民族传统、社会地位、从事的职业、文化修养等所处的社会环境不同，因而对疾病的自我认识、对症状的陈述和体征表现具有一定的差异，表现出不同的心理反应。应根据护理对象的文化背景，动态了解护理对象的健康问题，密切注意护理对象对健康的表达和陈述的方式。

3. 计划和实施　在护理关怀决策和措施层进行计划和实施，除对共性问题进行护理关怀外，应考虑用其文化上能接受的方式进行护理。护理措施包括文化照顾保存或维持、文化照顾调适和文化照顾重建。对于与健康状况不相冲突，甚至有利的文化成分应鼓励和监督护理对象继续保持；对于部分与现有健康不协调的文化成分，取其有利方面而调整不协调部分，使其适应健康的需要；对于与现有健康相冲突的文化成分，要从健康角度出发，改变其文化习惯，建立新的、有利于健康的、有效的、促进的文化生活。

4. 评价　对护理关怀进行系统性评价，以明确何种关怀行为符合护理对象的生活方式和文化习俗，提供有利于护理对象疾病恢复和心理健康的行为模式。

跨文化护理要求护理工作者不但要具有对护理对象护理的专业知识基础，更要评估护理对象不同文化背景下的文化背景、社会结构、世界观等影响因素，再分析对比文化的相同性和差异性，提出相应的护理计划，通过文化关怀保持、文化关怀调适和文化关怀重建三方面的护理措施来解决护理问题，提供相应的文化关怀，将各种文化因素渗透到护理过程中，体现护理工作的全面性、层次性及全程性。

NOTE

二、跨文化护理的应用

(一)以患者为中心

为了适应护理模式的转变,整体护理在我国已广泛开展,传统的以疾病为中心的护理已逐步被以人的健康为中心的护理所取代。多元文化对护士素质提出了更高的要求,护理人员只有确立以患者为主体的原则,一切从患者的利益出发,才能充分认识文化护理的地位和作用,才能自觉地将多元文化护理像生活护理与技术护理一样纳入护理工作之中。护士不仅要继承原护理范畴的知识财富,还要开拓新的知识领域,跨文化护理是社会多元化发展倾向,是医学模式转变的形势所迫,是全世界各族人民健康所需。因此,我们有责任使这一理论进一步完善、升华,使我国护理工作逐步与国际护理接轨。

(二)以因人施护为主导

病有同因,治有同法,人无相同,疏导各异。文化护理必须考虑不同民族在体形、肤色、身体特征、心理状态、对疾病的敏感性,以及患者的不同国籍、生活环境、文化背景、社会地位、职业特征、年龄和知识程度等不同的特点,以制订出与个体相适应的护理措施,达到因人施护的目的。

(三)以康复为主旨

护理工作的全部活动都是以使患者身心健康为目的,因此,文化护理的手段和方法都应紧紧围绕这个目标而展开。一切有利于患者健康的文化护理都应积极采纳;一切可能干扰护理工作、有悖于患者康复的纯文化活动都必须严格控制。

(四)发挥文化的正面效应

文化与其他任何事物一样也具有两重性。在实施多元文化护理的过程中,我们应予以高度重视,应以健康文化为指导,增强其有利于患者早日康复的正面效应,防止和杜绝不利于患者身心健康的负面文化效应。

三、跨文化护理的实施

跨文化护理根据护理对象的社会环境和文化背景,向护理对象提供多层次、多体系、高水平和全方位的有效护理。每个人的信念、文化和经历都会影响个人的决策和行为。文化因素与对患者实施的护理活动密切相关。所以护士应首先对患者的个人文化背景进行适当评估,了解护理对象的生活方式、信仰、道德、价值观和价值取向,然后分析文化差异对患者的影响,通过文化环境和文化来影响护理对象的心理,使其处于一种良好的心理状态,以利于疾病康复。同时,应尊重不同文化背景下患者的文化需求,向患者提供适合其文化环境的全方位、高水平的护理服务。

(一)正确评估护理对象的文化背景

文化评估和其他评估一样也是护理过程的第一步,包括系统收集患者的文化态度、信仰、价值观、知识、风俗习惯等信息。根据评估内容,常见的护理问题有 4 个方面。

1. 社交障碍   与社交环境改变有关。

2. 沟通障碍   与医院环境中医务人员使用医学术语过多有关。

3. 焦虑(恐惧)   与环境改变和知识缺乏有关。

4. 迁居应激综合征 与医院文化环境和背景文化的差异有关。

【案例】天才演员摩根·弗里曼（Morgan Freeman）说："如果你想称呼我的话，请叫我黑人……但不要叫我非洲人。我是一个美国人。漫长的血腥史……与其他美国人一样。当我还是个孩子的时候，因为我的皮肤是黑色的，所以被称为黑奴……后来又被称为非洲人，也就是非洲裔美国人的简称……以便识别我们，但这与第一个称呼一样，都是错误的称呼……我想这不过又是一个想隔离我们的做法而已……我将永远是一个革命者并大喊'不要那样称呼我（非洲裔美国人）。'"

从该案例中我们可以看到称呼对一个人的影响，因此，在我们第一次接触患者、评估患者文化背景时应该恰当称呼患者，如李老、张老师等，也可以礼貌地询问患者"您希望我们怎样称呼您？"然后记录下来，并告知所有的医护人员，在工作中始终按患者的要求称呼。

（二）理解护理对象的求医行为

了解护理对象对医院、医生、护士的看法与态度，结合护理对象对治疗和护理的期望进行护理。例如，有些护理对象因缺乏医学知识，认为只要舍得花钱吃药、治病即可，而轻视护理效果。临床上有许多身心疾患单靠吃药是不能解决健康问题的，也改善不了其情绪和人际关系。护士应根据具体情况进行健康教育，以取得护理对象的配合。

（三）明确护理对象对疾病的反应

护士在实施护理的过程中，应动态地了解护理对象的健康问题，以及护理对象对健康问题的表达和申述方式。性别不同表现悲伤的方式也不同，男人多以沉默怀念死者，女人多以哭泣怀念死者，并希望得到他人的安慰和支持。东方文化强调人与人、人与自然之间的和谐。当人们的心理挫折无法表露时，往往将其压抑下来，以"否认""合理化""外投射"等防御机制应对，或以身体不适如头疼、胃口不好、胸闷作为求医的原因。如果进一步询问，多数人会描述自己的内心困扰、人际关系和文化冲突。此时护士不应直接指出其存在的是心理问题，以免触犯其对心理疾患的社会否认，应通过临床护理与其建立良好的护患关系，进一步明确护理对象的心理问题，制订相应的护理措施，与护理对象及家属共同完成护理活动。

（四）尊重护理对象的风俗习惯

在饮食方面应充分尊重护理对象的风俗习惯。护士应注意不要触犯护理对象的特殊忌讳和民族习俗。在病情观察、疼痛护理、临终护理、尸体料理和悲伤表达方式等方面也要尊重护理对象的文化方式。

（五）注意价值观的差异

不同民族和文化背景下会产生不同的生活方式、信仰和价值观，护士应注意不同文化背景护理对象的价值观差异。例如，在道德观上，中国人主张"孝道"，对住院的老年人往往照顾得无微不至，为了尽孝，包揽了所有生活护理，却使得老年人丧失了自我、自立，作为护士应顺应老年护理对象及家属的价值观念，满足其自尊心和愿望。

（六）家庭支持系统的寻找

家庭是护理对象重要的支持系统，护士应了解护理对象的家庭结构、家庭功能、亲子关系和教育方式等，利用家庭系统的力量预防文化休克。例如，对住院儿童的护理应充分利用父母的爱心和责任心，依靠他们帮助住院儿童克服孤独感，进而解决医疗和护理方面的问题。

NOTE

（七）重视护理对象的心理体验

不同文化背景的人对同一问题会有不同的解释，护士应予理解，不可采取取笑的态度。例如，一个人身体不适，认为是死去亲人的灵魂附身。护士应根据护理对象的年龄、知识结构，以及文化背景与其进行沟通，了解其心理与行为。

文化是一定历史、地域、经济、社会和政治的综合反映，不同民族、不同文化背景产生不同的行为规范，导致不同的社会发展。作为护士，既要有责任感、同情心，更要注重护理对象的文化背景、工作性质、生活起居习惯、宗教信仰等多元文化的因素，提高人文知识和文化素养，将护理工作与患者及其文化背景紧密结合，提供适合护理对象文化需求的高质量护理。

思考题

1. 什么是文化休克？文化休克分为哪几期？
2. 护理对象的文化背景对护理有何影响？
3. 如果护理对象或家属在病房点香祈祷身体康复，你会怎么做？

第九章　人际关系与沟通

人生活在社会中，个体为满足自身生存和发展的需要，必然要与他人相互接触，相互联系，相互作用，从而形成不同类型的人际交往，即人际关系。人际沟通是人们交往的起点，有效的沟通是建立良好人际关系的必要前提。建立和发展护理工作中融洽和谐的人际关系，是保障诊治和护理工作顺利进行的前提和基础。护理人员学习人际关系与沟通的知识和相关技巧有着十分重要的意义。

第一节　人际关系

人际关系（interpersonal relationship）是在社会交往过程中形成的建立在个人情感基础上，受社会需要满足程度影响的人与人之间的关系，是交往双方的心理状态。

一、概述

（一）人际关系的概念

人际关系作为一个专用名词由美国人事管理协会在 20 世纪初最先提出。不同的学科对人际关系有着不同的理解：社会学家认为，人际关系是在社会生活中人们通过直接交往而形成的社会关系；心理学家认为，人际关系是人与人之间心理上的关系，表示心理距离的远近；行为科学家认为，人际关系是人与人之间的行为关系，体现人们社会交往和联系的状况。

（二）人际关系的理论基础

1. 社会认知（social cognition）　社会认知的概念最初由美国心理学家布鲁纳于 1947 年提出。社会认知是个体对他人、自己及人际关系的心理状态、行为动机和意向做出的推测与判断过程，包括感知、判断、推测和评价等一系列的心理活动过程。在人际交往中，双方常根据自己过去的经历和有限的信息对他人做出猜测、判断及评价。在形成最初的印象以后，随着进一步接触，人们会从多方面、多角度对对方的个性特征继续进行判断，然后将所有的信息进行综合、概括，最后进行评价。因此，由于受个体的主观感受、经验、环境、文化背景、当时的心理状态等因素影响，形成认知的选择性和片面性，可能会造成对他人的认知发生一些偏差，这些偏差一般遵循一定的社会心理规律。

（1）首因效应（primary effect）　即日常生活中的"第一印象"，是指双方第一次交往时，根据对方的仪表、言语、举止等外显行为对对方做出综合性判断与评价，在对方的头脑中形成并占据着主导地位的印象。第一印象作用最大，持续的时间也长，比以后得到的信息对于整个事物产生的印象作用更强。在社会认知过程中，一个人的仪态服饰、言谈举止和表情动作是第

NOTE

一印象的主要影响因素，在感知陌生人时起重要作用。例如，当求职者在面试时，精心准备仪表、组织语言、打造自我形象是赢得面试官对求职者良好第一印象的重要环节。

（2）近因效应（recent effect）　近因效应与首因效应不同，是指交往过程中，对方脑海中最近、最新的印象占了主体地位，掩盖了以往交往形成评价。近因效应在感知熟悉的人时具有重要作用。例如多年不见的朋友，在自己的脑海中的印象最深的，往往是临别时的情景。

（3）晕轮效应（halo effect）　晕轮效应又称光环效应，指人际交往中对一个人的某种人格特征形成印象后，便会以此来推测该人的其他方面的特征。晕轮效应实际上是人际交往过程中主观判断的泛化和扩张的结果，其缺点是以偏概全，以点概面。例如"情人眼里出西施"。

（4）社会刻板印象（social stereotype）　社会刻板印象是指人们对某个社会文化环境中某一社会群体所形成的固定而概括的看法。一般来说，社会刻板印象不是以直接经验或可靠的事实资料为根据，而是以间接经验或习惯思维为基础，形成固定的看法。例如，认为女性温柔，男性阳刚；护士应是女性，军人应是男性等。

2. 心理方位　心理方位是人际交往过程中双方在互动过程中产生的心理上的主导性和权威性的程度，是评价和衡量人际关系的基本指标。它包含心理差位关系和心理等位关系两种状态。

心理差位关系指人际交往中一方从心理上具有主导性或权威性，彼此之间具有心理上的上下级的关系之分，根据程度的不同可分为微弱差位、中强差位、显著差位和超强差位四个等级。例如，领导与员工之间的交往。

心理等位关系表示双方在交往过程中没有心理上的上下级之分关系，例如，学生与学生之间的交往。

3. 心理距离与人际吸引　不同类型和层次的人际心理反映人与人之间相互吸引的程度，人际间相互吸引的程度是人际关系心理的主要特征。心理距离越近，人际吸引程度越高，越容易建立人际关系。

（1）人际关系的心理距离　人际关系的心理距离是指人际交往过程中双方因情感亲疏程度的不同而表现出的人际间的心理距离变化。心理距离接近称正性心理距离，心理距离疏远称负性心理距离。一般分为9级：正性心理距离一级、二级、三级、四级，分别表明心理距离一般、较近、很近、最近；负性心理距离一级、二级、三级、四级，分别表明心理距离稍远、较远、很远、最远；零级表示心理距离无所谓。

（2）人际吸引　人际吸引也称人际魅力，是人与人之间产生的彼此注意、欣赏、倾慕等心理上的好感，从而促进人与人之间的接近，以建立感情的过程，是人际交往的第一步。人际吸引遵循以下规律。

1）相近吸引　空间距离是影响人际吸引的重要条件。研究表明，如果其他因素不变，空间距离上的接近能够导致人们之间的吸引与喜欢，尤其在交往的早期阶段。因为空间上的接近使相互接触的机会增多，相互之间更容易熟悉、了解，增加了人们之间感情的交流与联系。例如，"近水楼台先得月""远亲不如近邻"。

2）相似吸引　在个人特征方面，若双方能认识到彼此的相似性，如态度、信念、价值观、兴趣爱好等相似或一致，则更容易相互吸引。这是因为双方对问题的看法或意见具有相同的观点，能够产生心理上的共鸣，拉近了双方的心理距离。研究证明，态度及观点的接近具有重要

NOTE

的吸引作用。例如"物以类聚，人以群分""惺惺相惜"等。

3）相补吸引　当双方的需要及对对方的期望成为互补关系时就会产生强烈的吸引力。当两个人以互补方式满足对方需要时会形成良好的人际关系。例如，脾气暴躁的人喜欢与脾气温和的人相处，依赖性强的人往往喜欢与独立性强的人在一起。

4）相悦吸引　相悦是指在人际关系中能够使人感受到精神及心理上的愉快和满足的感觉。相悦主要表现在人际关系间情感上的相互接纳、肯定及接触上的频繁和接近。由于双方在心理上的接近与相互帮助，因而减少了人际间的摩擦事件与心理冲突，这种相互间的赞同与接纳是彼此间建立良好人际关系的前提。

5）仪表吸引　一个人的长相、着装、仪态、风度等都会影响人们彼此间的吸引，尤其是在第一次见面时，人们往往会根据对方的外貌、仪态、风度等特征来评价对方，形成好的或不好的印象，从而影响以后相互之间人际关系的发展。

6）敬仰性吸引　这种吸引关系一般是单方面的对某人的某种特征的敬慕而产生的人际关系。如球迷、歌迷对球星或歌星的爱慕。一般比较聪敏的人容易受到人的敬仰，才华与外表互有相补性。受人敬仰者即使发生意外差错也较少影响人们对他的评价。

人际关系一般具有一定的感情色彩，比如喜欢、厌恶、仇恨、信任、怀疑、亲近或回避等。不同的人际关系会引起不同的情绪体验，若人与人之间是亲密友好的关系，说明双方心理距离近，彼此会感到心情舒畅愉悦；若人与人之间是敌对关系，则说明心理距离远，双方会产生不愉快、厌恶的情绪。

二、护患关系

护患关系（nurse - patient relationship）是在医疗护理实践过程中，护士与患者之间产生和发展的一种工作性、专业性、帮助性的短暂的人际关系，是为了医疗护理的共同目标而发生的互动关系。护患关系是护理人际关系的中心。

（一）护患关系的特征

护患关系是人际关系的一种，具有一般人际关系的普遍特点，但由于这种关系是以一定专业目的为基础且在特定的条件下形成的，因此，还具有其本身的特性。

1. 护患关系是一种帮助性工作关系　建立良好的护患关系是护理职业的要求，护士与患者的交往是一种职业行为，不具有一般选择性。也就是说，由于工作的需要，护士面对何种身份、性别、年龄、职业、素质的患者都应与患者建立并保持良好的护患关系。因此，护士应对所有的患者一视同仁，设身处地为患者着想，真诚地给予专业帮助，满足患者的健康需求，从而使患者达到最佳的健康状态。

2. 护患关系是一种治疗关系，具有短暂性　研究表明，建立良好的护患关系能有效减轻或消除患者来自医院环境、诊疗过程或疾病本身的压力，有助于疾病的康复。反之，不良的护患关系会加重患者的心理负担，甚至可能导致患者产生消极的情绪，影响疾病的治疗和康复。因此，在这种随护理服务结束而结束的短暂护患关系中，护士应始终以患者为中心，尽力满足患者的各种合理需要。

3. 护患关系是一种多方位的人际关系　护患关系不完全局限于护士和患者之间，它涉及医疗护理过程中多方位的人际关系。医生、患者家属、其他医务人员等从不同角度，以多方位

NOTE

的互动方式影响着护患关系。

(二) 护患关系的行为模式

根据护患双方在共同建立及发展护患关系过程中所发挥的主导作用、各自所具有的心理方位、主动性及感受性等因素的不同,可以将护患关系分为 3 种基本模式。

1. 主动 – 被动型（activity – passivity model）　这是受生物医学模式的影响,以疾病护理为主导思想的"单向性"护患关系模式。护士在护患关系中占主导地位,患者则处于完全被动和接受的从属地位,护士对患者单向发生作用,具有绝对权威。模式的原型是"父母 – 婴儿",其特点是"护士为患者做什么"。这种模式忽略了患者的主观能动性,不能取得或不需要患者的配合。这种模式主要适用于某些难以表达自己主观意志的患者,如婴幼儿、昏迷、休克、全麻、有严重创伤及精神病的患者等。此模式需要护士有良好的护理道德、高度的工作责任感,发挥积极能动作用,促进患者早日康复。

2. 指导 – 合作型（guidance – cooperation model）　这是受生物医学 – 社会心理模式的影响,以患者为中心的"微弱单向性"护患关系模式,是护患双方都具有主动性的一种模式。虽然患者可以向护士提供有关自己疾病的信息,也可以对护理计划和护理措施提出意见和要求,但是患者的主动性是以执行护士的要求为基础的,其地位是"合作"。如进行身体评估、注射、换药、插胃管、导尿等护理操作技术都需要患者的配合,否则无法进行。模式原型是"父母 – 儿童",其特点是"护士教会患者做什么"。但护患双方仍然不是完全对等的,患者一般处于消极配合的状态。这种模式主要适用于一般的患者,尤其是患急性病的患者,如急性胃肠炎、急性肺炎等。此模式的护患关系需要护士有良好的护理道德、高度的工作责任心和良好的护患沟通技巧,使患者在护士的指导下获得早日康复。

3. 共同参与型（mutual – participation model）　这是受生物医学 – 社会心理模式的影响,以健康为中心的"双向性"护患关系模式。护患双方是平等的,具有同等的主动性和权利,患者的意见和认识是有价值的。患者不仅是合作者,而且还积极主动地参与自己的治疗和护理讨论。模式原型是"成人 – 成人",其特点是"积极协助患者自护",是双向的、新型的、平等合作的护患关系。这种模式多适用于患有慢性疾病且受过良好教育的患者。例如,糖尿病患者告知护士接受治疗和护理后的情况,护士也及时、准确地接受患者的反馈,共同探讨下一步护理方案,进一步提高护理效果。此模式要求患者对自己的健康状况有充分的了解,认为自己是战胜疾病的主体,有强烈的参与意识。护士应设身处地地为患者着想,以患者的整体健康为中心,尊重患者,给予患者充分的选择权,以恢复患者在长期慢性的疾病过程中丧失的信心及自理能力,促使患者早日康复。

在临床实践中,护士与特定患者间的护患关系模式不是固定不变的。随着患者病情的变化,可以由一种模式转向另一种模式。例如,对一个因昏迷而入院治疗的患者,先按"主动 – 被动"的模式护理;随着患者病情的好转和意识的恢复,可以逐渐转入"指导 – 合作"模式;患者进入康复期,可以采取"共同参与"模式。

(三) 护患关系的建立与发展过程

护士与患者的关系,从患者入院或护士接触患者开始,至患者出院或恢复健康而结束,一般可分为 3 个阶段。

1. 初始期　初始期也称观察熟悉期,指患者与护士初期的接触阶段。初始期是建立护患关系的第一期，主要任务是护士与患者建立相互了解及信任关系。护患双方在此阶段通过自我介绍彼此从陌生到认识，通过接触从认识到熟悉。在此阶段，护士需要向患者热心、诚恳地介绍病区的环境及设施、医院的规章制度、主管医生和责任护士等。护士还需要初步细心地收集有关患者的生理、心理、社会文化及精神等方面的信息和资料，此过程中护士表现出的认真、负责的工作态度是信任关系建立的基础。

2. 工作期　工作期也称合作信任期，是护患关系中最重要的阶段，即护士执行各项护理任务、患者接受治疗和护理的最主要阶段。这一阶段护士的主要任务是应用护理程序与患者共同协商制定、修改和完善护理计划，并合作完成护理计划。护士在护理过程中要始终保持关注、真诚和尊重的态度，尽力满足患者的合理要求，让患者满意，使护患关系向促进患者健康的方向发展。工作期护患双方有时可能会发生一些争执或不愉快的事情，例如患者认为护士的护理技术不够熟练，对患者不够关心、不负责任等；护士埋怨患者不主动配合、过分挑剔和娇气等。若遇到上述不协调的情况，护士应以积极的态度及时处理，如对患者提出的意见做出道歉和解释，及时改正工作中的不足。

3. 结束期　结束期也称终止评价期，护士与患者通过密切合作，患者的病情好转或基本恢复，达到了预期的目标，患者康复出院时，护患关系将进入结束期。结束期的主要任务是成功地结束护患关系。护士应在结束护患关系前就做好相应的准备工作，如对整个护患关系发展过程的评价，了解患者对自己目前健康状况及护理工作的满意度和接受程度等。护士还需对患者进行有关的健康教育及咨询，根据患者的具体情况制定出院计划或康复计划等，并征求患者的意见，以便更好地改进工作。

（四）护患关系的发展趋势与存在问题

随着医学模式的转变和社会发展，以及一系列新技术、新设备在医学上的广泛应用，护患关系也相应地发生了很大变化。近年来，出现了一些变化趋势。

1. 护患关系的人文化趋向　随着医学模式和护理模式的转变，整体护理作为新型的护理模式要求护士在关注疾病的同时，更要关注患者的心理需求和人格尊严，尊重患者的想法和感受，一切以患者的需要为中心，为患者提供人文关怀。

2. 护患关系的法制化趋向　护患双方应在国家法律的范围内行使各自的权利和义务，护患之间的关系应建立在共同遵守国家法律的基础上。各种卫生法律法规都对护患双方提出了相应的行为准则和规范，护患双方都应学法、知法和守法，学会用法律的武器维护自己的正当权益。

3. 护患关系的多元化趋向　随着护理学科的快速发展，护士不再是医生的助手，而是承担着多种角色，可以相对独立地、主动地开展护理工作，以满足患者生理、心理和社会等多方面的需求。

4. 护患关系的社会化趋向　目前，随着社区医疗保健、家庭护理保健和康复护理保健等快速发展，护士走出医院、走向社会、走进家庭的趋势已越来越明显。

5. 护患关系的人机化趋向　随着临床上越来越多的先进医疗仪器设备的应用，使得护患之间更多地增加了"物"的因素，护患关系由"人（护士）－人（患者）"模式向"人（护士）－机器－人（患者）"模式转变。护士如果过多依赖或关注这些技术因素，就会忽略患者的意见和要求，忽视与患者的情感交流，人际关系被人机关系所阻隔或替代。这种变化趋势违

NOTE

背了现今医疗护理模式的主旨，在护理实践中应注意避免和克服这种"高技术、低感情"的趋向。

6. 护患关系的经济化趋向 随着社会主义市场经济的发展，医疗体制改革不断深化，医院在考虑社会效益的前提下，同时重视经济效益。医院把为患者服务与医务工作者个人的经济利益挂钩，使护患关系中的经济因素明显增强。这种变化趋势，使少数护士忘掉了职业道德，见利忘义，损害了正常的护患关系。

（五）影响护患关系的因素

在护理工作中，护士与患者接触的机会最多，护患之间发生争议的机会也相对增多。常见的引起护患冲突的原因主要有以下几个方面。

1. 角色模糊 每一个社会角色都具有其特定的社会角色功能，都代表着一套与之相符的行为规范与期望。"角色模糊"是指个体对给定的角色不明确或缺乏真正的理解时所出现的状态。护患关系和沟通的关键是对双方关系的角色期望及定位是否明确。如果护患对双方的角色理解不一致，觉得对方的言行表现不符合自己对对方的期待，护患关系及沟通便会发生障碍。在临床护理实践中，护士与患者因此而导致的冲突问题比较多见。

例如，一位患老年性阴道炎的新入院患者，医生诊断后给以相应的药物治疗，责任护士从药房领来药后交给此患者后便转身离去。这位患者不识字，也没有家属在身边，呆呆地坐在床上，望着护士给的药不知所措，不知道这个药该何时服用，怎样服用。望着来去匆匆的护士，也不知道该问谁。

这里就存在着护患双方角色模糊的问题。首先，护士对自己作为"帮助者"的角色特征认识不清，对这位需要帮助的患者没有提供相应的帮助。其次，患者也没有认识到自己是"被帮助者"，不知道如何求助，也不敢求助。这个例子说明，护患双方的角色模糊可以阻碍良好护患关系的建立。

2. 责任冲突 护患之间的责任冲突表现在两个方面：一是对于造成的问题由谁来负责；二是对于改变健康状况该由谁来承担责任。这些冲突影响护患关系的顺利建立和发展。

例如，一位糖尿病的患者，医护人员建议其在病情稳定后，自己要严格控制饮食种类和量，以控制疾病的进展。但患者却以不能控制自己，拒绝配合。护患双方在该由谁负责改变患者健康状况的看法上发生争议，医护人员认为患者应该积极配合医护活动，但患者不愿意。只想单纯依靠治疗和护理解决问题。患者不知道他有积极配合医护活动的义务，应该为改善自己的健康状况承担责任。这样就很容易造成护患双方的不满情绪，从而影响护患关系。这就需要护士积极发挥主导作用，通过积极、有效的沟通和实际的帮助，使双方意见取得一致。

3. 权益差异 每个患者都有权利要求获得安全、优质的健康服务，但由于患者大多缺乏相应的健康知识，而且由于疾病的影响，部分或全部失去自我控制及料理的能力，因此，多数患者并不具备维护自己权益的知识和能力，必须依靠护士来维护。这样就增加了护士的优越感，在处理护患双方的权益争议时，往往会倾向于医护人员和医院的利益，较少考虑患者的权益，有时会以自己的服务态度来"奖励"或"惩罚"服务对象。

例如，一个门诊输液护士静脉穿刺3次不成功，家属有意见说："昨天的护士一针就见血了，你怎么三针还不行?"护士生气了说："那你叫昨天的护士帮忙吧……"最后护患舌战开始了。

随着社会生活水平的不断提高和法律制度的健全，人们的精神文化追求不断提高，患者的权益意识和自我保护意识不断增强，对医疗护理服务质量的要求在不断提高。如果护士继续忽视患者的正当权益，就会引发护患冲突。

4. 理解分歧　当护患双方对信息的理解不一致时，难以进行有效的沟通，容易造成护患双方的误解和相互埋怨，损害护患关系。

例如，患者赵先生输液瓶的液体快结束了，他请一位刚要离开的患者家属带个口信给护士站的护士，请她们来更换溶液瓶。李护士闻后走进病房。

李护士："谁快完了？（无人应声）谁快完了？（还是无人应声）"

李护士："（看到赵先生的液体快输完了）哦，是你快完了，怎么不吭声？"

赵先生："你这是什么话？大家都好好的，谁快完了？"

李护士："我说的是药液快输完了。"

赵先生："那你为什么不说清楚？有你这么说话的吗？"

护士因话没说完整，导致患者理解有偏，极易造成护患双方产生矛盾，护患关系也会因而受到损害。

（六）建立良好护患关系对护士的要求

良好的护患关系不仅可以帮助患者战胜疾病，早日恢复身体健康，而且对保障和恢复患者的心理健康有着十分重要的意义。在促进护患关系朝着良好方向发展的过程中，护士起着主导作用。为了建立良好的护患关系，要求护士具备以下素质。

1. 创造良好护患关系的氛围　护士应营造一个有利于患者康复的安全、和谐和支持性的环境，使患者在接受医疗和护理活动的过程中能保持良好的身心状态，积极配合医疗和护理，以促进疾病的早日康复。

2. 保持良好的工作情绪　情绪可以在人与人之间互相传递和感染，护士的情绪会对患者产生直接的影响。消极的情绪容易导致护士注意力不集中、判断力降低，直接影响护士的意识和思维状态，极易发生差错事故和失职行为，甚至危及患者的生命。因此，护士应保持良好的心态，自觉控制和调节自己的情绪，不要将不良情绪带到工作中。

3. 取得患者真诚的信任　良好护患关系的建立和保持依靠双方的相互信任和尊重。在护理患者时，护士应真心诚意地关怀患者，帮助患者，体会患者的感受，对所有患者一视同仁，让患者感受到被接纳、被尊重，从而促进护患关系的良性发展。

4. 使用文明的言语　护士收集患者的健康资料，对患者进行心理护理或者健康宣教等都需要通过语言来实现。俗话说："良言一句三冬暖，恶语一言六月寒。"语言既可以治病，也可以致病。在与患者沟通的过程中，护士要注意言语谨慎，文明而有礼貌、亲切，多使用安慰性和鼓励性语言。

5. 提高专业的水准　护理学科涵盖医学、社会学、心理学、美学、伦理学等多学科知识，护士需不断汲取新知识和新技能，更新自己的知识结构，提高自己的专业水准，从而获得满意的护理效果。

6. 运用良好的沟通技巧　护士应学习和掌握各种沟通技巧，与不同患者进行有效的沟通，增加彼此的了解和信任，减少误会和纠纷的发生，以提高护理效果和患者的满意度。

NOTE

三、护士与其他人员的关系

（一）医护关系

在整个健康服务体系中，护士是医生最重要的合作伙伴，医护双方分别从不同的侧重点为患者提供健康帮助。医生以治疗为主，关注的重点是如何正确诊断和治疗。护士以护理为主，关心的是患者对疾病诊断和治疗的反应，重点是减轻患者的不适并协助其适应患者角色。视患者为整体，医护双方必须建立一种良好的关系，密切配合，共同促进患者的早日康复。

医疗和护理工作是临床工作的核心，随着医学模式和护理理念的转变，护士与医生的关系模式也正在从传统的"主导－从属型"向现今的"协作－互补型"转变。

1. 主导－从属型　这是传统的医护关系模式，特点是以医生为主导，护士处于从属地位。这种关系被形象地描述为"医生的嘴，护士的腿"。护士只是医生工作的附属或助手，只是机械地执行医嘱。在护理实践中，护士只对医生负责，不直接对患者负责。

2. 协作－互补型　这种模式的特点是：①紧密联系，缺一不可。医疗和护理各有侧重，相互依存、相互促进。没有医生的诊断治疗，护理工作无从谈起；没有护士的护理，医生的诊疗方案也无法实施。所以医生和护士同样重要，缺一不可，各自发挥着自己的专业职能。②相互独立，不可替代。在医疗工作中，医生仍处于主导地位，疾病的诊断、治疗方案的确定仍由医生完成；而在护理活动中，护士发挥着主导作用，需要根据医生的治疗方案，从患者的生理、心理和社会方面的需求出发，独立制定适合患者的护理计划和护理措施，以满足患者的健康需要。因此，医疗和护理相对独立，各自发挥作用，不可替代。③相互监督，互补不足。医疗和护理既紧密联系，又相互独立，互补不足。在临床上，医生开医嘱有时由于疏忽而出现差错，护士发现后就应及时提醒并帮助改正；护士在执行医嘱有疑问时，医生也要随时给以提醒和指导，避免差错事故的发生。

（二）护际关系

护际关系是指各类护士之间的人际交往关系。在护理工作中，各类护士由于职责分工、教育背景、工作经历、年龄资历等不同，在交往过程中往往会产生不同的心理，导致各种矛盾。这不仅影响相互的感情，而且直接影响护理工作的开展。为了避免出现不协调的问题，处理好护际关系非常重要。

1. 护士与护士长的关系　不同年龄段的护士在与护士长交往时有不同的心理：年轻的护士精力充沛，求知欲强，希望得到学习和进修的机会，希望得到护士长的重视；中年护士有丰富的临床经验，希望护士长能重视他们，发挥他们的优势，同时也希望护士长能尊重他们；护士长则希望每位护士都能很好地贯彻自己的工作意图，妥善安排好自己的家庭、工作和学习，顺利完成各项护理任务。在工作中，护士长与护士之间难免会出现矛盾，如有的护士不体谅护士长的工作难处，以自我为中心，服从协作意识差，强调个人困难多，考虑科室工作少。或护士长只顾抓工作，不关心护士的需求或偏爱工作能力强的护士，对工作能力差的护士一味指责等，这些均可造成护士与护士长之间的人际冲突。这就要求护士长首先应严格要求自己，真诚、热情、宽容地对待每位护士，做到一视同仁、公平公正；每位护士也要体谅护士长工作的艰辛和难处，要尊重领导，服从管理，支持护士长的工作。

2. 护士之间的关系　目前，越来越多的本科或研究生学历的护士进入护理岗位，有的人认为自己学历高，有优越感，不愿与较低学历的护士交往；而较低学历的护士则认为学历高的人太高傲，不太愿意与他们交往。一些资历深的护士自恃经验丰富，看不起资历浅的护士；而资历浅的护士则认为资历深的护士以职称高自居，喜欢到处指挥，爱唠叨，而不愿意与他们交往，于是便产生人际交往矛盾。要避免这些不和谐的人际关系，护士之间就应相互理解和尊重，团结互助，学历高、资历深的护士多帮助级别低、年龄小的护士；年轻的护士应尊重年龄大、级别高的护士，向他们虚心求教。

3. 护士与实习护士的关系 两者的关系通常比较好，但有时也会出现一些矛盾。带教老师希望实习护士态度认真，专业知识扎实，勤学好问，尽快掌握护理操作技术；实习护士则希望带教老师业务熟练，待人热情，带教耐心，肯教知识。带教老师对一些接受能力较差、学习不扎实的实习护士可能会表现出没有耐心，爱批评，为了避免纠纷或差错事故的发生，而不敢放手让他们去护理，使得实习护士逐渐失去信心和实习兴趣，老师也不愿意带教，师生之间易产生矛盾和冲突。作为带教老师应所有实习护士真诚热情，耐心教导，一视同仁；实习护士也应尊重带教老师，自觉学习，主动掌握专业知识，积极主动，细心谨慎，勤学好问，尽快掌握护理操作技术。

第二节 沟 通

沟通（communication）是人类最基本、最重要的活动之一，是人际交往的主要形式和方法。沟通有广义和狭义之分。广义的沟通是指人类整个社会的沟通过程，不仅包含信息、情感和思想的沟通，也包含相互作用个体的全部社会行为，以及采用各种大众传播媒体所进行的沟通。狭义的沟通是指以信息符号为媒介，人与人之间所进行的信息、思想及感情的交流。本节主要涉及后者。

护患沟通是护士与患者之间的信息交流和相互作用的过程。所交流的内容是与患者的护理和健康直接或间接相关的信息，也包括双方的思想、感情、愿望和要求等方面的沟通。

一、概述

（一）沟通的基本要素
心理学家海因提出了一个完整的沟通过程，一般由 6 个基本要素构成。

1. 信息背景（background） 一个信息的产生通常有一定的信息背景，包括信息发送者过去的经历、对目前环境的感受等，相同的信息在不同的背景或情景下代表不同的意义，脱离背景理解沟通的内容常会产生误解。

2. 信息发送者（sender） 信息发送者也称信息来源，可以是个人，也可以是团体。信息发送者在信息背景的影响下整理信息，并在发出信息时确定发出的信息完整而准确。在人际沟通过程中，由于沟通的互动性，信息发送者和信息接收者是不断转换的。

3. 信息（message）、编码（encoding）与解码（decoding） 信息是指信息发送者发出的指令、观点、情感和态度等。编码是指信息发出者将要传递的信息转变成适当的信息符号，如语言、表情、文字、图片、模型等，以利于信息发送。信息编码的方式受信息发送者的文化程

NOTE

度、价值观念和生活背景等因素的影响。解码是信息接收者理解和感受信息发送者所发出信息的过程，也是对所编码的信息符号进行翻译的过程。信息解码的方式也受信息接收者的文化程度、价值观念和生活背景等因素的影响。

4. 信息接收者（receiver） 信息接收者是信息传递的目标。信息接收者由于受教育程度、抽象推论能力、价值观念和生活背景等因素的影响，对信息可能有不同的理解和解释。在解码过程中只有准确地理解信息的真正含义，才不会产生对信息的误解。

5. 传递途径（channel） 传递途径又称信息通道，包括听觉、视觉、触觉、嗅觉和味觉等。如面部表情所表达的信息是通过视觉传递的，交谈时护士握着患者的手所表达的信息是通过触觉传递的等等。

美国护理专家罗杰斯曾做过一项科学研究：一个人能记住其所听到的内容的5%、读过的内容的10%、见到的内容的30%、讨论过的内容的50%、亲自做的事情的75%、教给别人所做的事情的90%。由此可见，护士在与患者沟通的过程中，应努力使用多种沟通途径，以使患者有效地接收信息。例如，护士在给一位中风患者进行肢体功能训练，如果护士能将语言讲解和现场演示两种方法结合起来使用，效果比仅用语言讲解好。

6. 信息的反馈 信息接收者在接收到信息后给予发送者的一些反应称为信息的反馈（feedback）。通过反馈可以了解信息是否及时、准确地传递给信息接收者，以及信息意思是否被有效、准确理解。

（二）沟通的层次

沟通是人际交往的起点。美国护理专家鲍威尔认为，根据人际交往中双方的信任程度、信息沟通过程中的参与程度及个人希望与别人分享感觉的程度的不同，可以将沟通分为一般性沟通、事务性沟通、分享性沟通、情感性沟通和共鸣性沟通5个层次。

1. 一般性沟通 一般性沟通是最低层次的沟通，也是彼此分享感觉最低的一种交流层次。双方只是表达一些表面性的、社交应酬性的话题。如"您好""今天天气真好""谢谢"等，无须进行过多的思考，使人感到很安全，可以避免因话不投机而出现的场面。护士与患者初次接触时，在短时间内使用一般性沟通有助于打开局面和建立信任关系。

2. 事务性沟通 事务性沟通是一种纯工作性质的沟通，内容一般只涉及所要沟通的事实，不加入个人的意见，也不掺杂个人的感情。如患者陈述自己发病的经过和描述疾病的部位、护士向患者介绍病室环境和规章制度等。

3. 分享性沟通 分享性沟通除了沟通信息，还希望与对方分享自己对该事件的想法和判断。这一层次的沟通建立在相互有一定信任的基础上。如患者可能向护士谈论自己对住院生活的不习惯、晚上睡不好觉、害怕打针等。

4. 情感性沟通 情感性沟通是指沟通双方除了分享对某一问题的看法及判断外，还会表达和分享彼此的感受、情感及愿望。一般在经过较长时间的交往、双方建立了高度的信任后才会达到这一层次的沟通。如患者向护士谈及自己对疾病的感受或担心时，护士可提出某些诚恳的忠告。对护士来说，此时的沟通不仅是出于职责，而且是发自内心地帮助患者；就患者而言，会因此而信任护士、依靠护士。在护患交往的过程中，护士应以真诚的态度帮助患者建立信任感和安全感，从而使双方的沟通达到此层次。

5. 共鸣性沟通 共鸣性沟通是沟通的最高层次，指沟通的双方达到了短暂的、高度一致的程度。这时沟通的双方不需要任何语言就能完全理解对方的体验及感受，也能理解对方希望表达的含义，也就是常说的"此时无声胜有声""心有灵犀一点通"。不是所有的人际沟通都能达到这一层次，只有非常熟识的人才能达到共鸣性沟通。有时候这种沟通方式在达到第四个沟通层次即情感性沟通以后就自然地发生了。

这5种沟通层次呈递进式提升，沟通双方的信任程度也在不断增加。这5种沟通层次均有可能顺其自然的发生在护患间的治疗性关系中。

（三）沟通的种类

在同一时间内，护士可能使用几种类型的沟通方式。护士如能根据所处的情境选择多种适当的沟通方式，与患者沟通的有效性将明显提高。沟通可分为语言性沟通和非语言性沟通。

1. 语言性沟通（verbal communication）　语言性沟通是使用语言、文字或符号进行的沟通。语言是用来传递信息的实际符号，是人类用来交流信息常见的重要工具，只有当信息发出者和接收者都能够清楚地理解信息的内容，语言才是有效的。沟通双方要使用双方都能理解的语言，这是有效沟通的前提。语言性沟通可分为书面语言、口头语言、辅助语言和类语言。

（1）书面语言　以文字和符号作为传递信息的工具，如报告、信件、文件、书本、报纸、网络等，书面沟通不受时空的限制。

（2）口头语言　以语言作为传递信息的工具，如交谈、演讲、汇报、电话、讨论等。如护士在为患者实施导尿术之前，向患者及家属解释操作目的、注意事项、配合要求时，采用此种沟通方式。此时护士要使用礼貌用语，亲切温和，通俗易懂，忌用医学术语。

（3）辅助语言和类语言　辅助语言又称副语言，主要指伴随语言的音量、音质、节奏、语气和语调等。类语言是指有声而无固定意义的声音，如呻吟、叹息、叫喊等。在沟通过程中，辅助语言和类语言起着十分重要的作用，同一句话因说话者的语气或语调不同而显示出不同的意思。如在医院的走廊上，一位护士正推治疗车经过，对挡住了去路的患者说"请让一下"。用轻缓而平和的语调，表示护士的礼貌；用快速而高尖的语调说则会让人觉得护士急躁和讨厌。临床上，护士说话的语调和语气常常是患者借以判断护士态度的重要线索。因此，护士说话时应体现出真诚、同感和尊重，这将有助于沟通的深入。同样，患者说话的语气、语调也可以为护士提供一定的信息，如患者的情绪是高兴的、积极的，还是悲伤的、焦虑的，护士要及时发现，及时帮助患者调整。

2. 非语言性沟通（non-verbal communication）　非语言性沟通是不使用语言而是个体的仪表、行为、动作等传递的信息，又称躯体语言（body language）。非语言性沟通主要包括表情体态、触摸、空间距离和环境信息四大类。

（1）表情体态　表情体态是非语言性沟通中使用最为广泛的一种形式，包括仪态服饰、面部表情、目光接触和身体姿势。

1）仪态服饰　仪态服饰是一种"无声的语言"，它会向沟通的对方显示其社会地位、身体健康状况、婚姻状况、职业、文化、自我概念及宗教信仰等信息，可以部分地反映一个人的个性、习惯和爱好等。无论护士、患者的仪表和着装可以影响彼此对对方的感知和接受、认可程度。例如，护士的白色工作服上掉了一颗扣子或有污物、夏天穿的长筒袜有破损等都会给患者造成工作不认真、拖沓、怠慢的印象。因此，护士应该注意仪表端庄、稳重，服饰洁净、整齐、合体，让患者感到护士认真负责，是可以信赖的。

NOTE

2）面部表情   面部表情在人际沟通中起着重要作用，可以表达人们的愿望、态度、观点、需要、同意、反对等多种情感。在护理工作中，面带微笑地迎接患者是进行护患沟通的第一步，它可以大大缩短护患之间的距离，消除护患之间的陌生感和恐惧感，给患者留下美好的第一印象，赢得患者的尊重和信任。同时，护士也可从患者的面部表情中了解其一些生理或心理状况。

3）目光接触   目光接触是人际交往中一种最常见的沟通方式，是人际间最传神的非言语表现，可以反映出双方的态度和情绪状态，保持目光接触，表示尊重对方并愿意听对方的诉说。在沟通过程中，如果缺乏目光的接触，则表示焦虑、厌倦、有戒心、缺乏自信等。护士在与患者交流时，若护士没有与患者进行目光接触，只顾埋头干活，患者就觉得护士对自己不够尊重，不够重视，由此对护士产生成见，进而导致护患关系紧张。

4）身体姿势   无论举手投足、站立坐停、行走活动都会在一定程度上反映出人的态度、情绪、内心活动及身体状况等。在临床实践中，当护士发现患者双手交叉压于腹部，身体屈曲则可初步判断患者有腹痛症状，为疾病发生、发展提供依据，患者的身体姿势是护士进行病情观察的重要依据。

（2）触摸   触摸包括抚摸、握手、依偎、搀扶、拥抱等，传递不同的情感信息，是沟通中最亲密的动作，是补充语言沟通和表达关心的一种重要方式。国外在研究中发现，婴幼儿有"皮肤饥饿"现象，即婴幼儿喜欢触摸毛茸茸的东西，喜欢拥抱，被触摸。如果长时间得不到满足，可表现为食欲不振、发育不良、性格缺陷等。所以在儿科病房，必要的抚摸、拥抱可使烦躁、啼哭的婴幼儿安静下来，并能促进婴幼儿身心得到较好的发展。在患者焦虑、害怕时，护士可以紧紧地握住患者的手，让患者感到护士能够理解自己的处境和心理，可以依靠和获得支持。但在使用触摸时要注意，它常受伦理、宗教信仰、社会阶层、文化等多方面因素的影响。

（3）空间距离   空间距离包括空间和距离两个概念。我们每个人都生活在一个无形的空间范围内，个人空间为个体提供了安全感和控制感，当遭到侵犯时会使人感到隐私的丧失和有威胁感，从而引起不安，甚至恼怒。在病房里，患者的病床、床头柜和床边椅等都属于患者的个人空间，护士为其整理打扫时，应先向患者做好解释。

距离是人际关系密切程度的一个标志，美国心理学家霍尔将人际沟通中的距离划分为亲密距离、个人距离、社交距离和公众距离4种。

1）亲密距离（intimate distance）   亲密距离是指沟通双方的间隔距离在0.5m以内。通常是知心密友、父母与子女或夫妻之间采取的距离。在护理工作中，许多护理操作都必须进入亲密距离方能进行，如给患者进行导尿、协助患者翻身等。此时应向患者解释或说明，以免患者感到紧张和不安。

2）个人距离（personal distance）   个人距离是指沟通双方的间隔距0.5～1.2m，适用于亲朋好友之间的交谈。在护理工作中，护士在与患者交谈、采集病史或向患者解释某项操作时，常采用这个距离以表示关切、爱护，也便于患者听得更清楚。

3）社交距离（social distance）   社交距离是指沟通双方的间隔距1.2～4m之间，属于正式社交和公务活动的常用距离。在护理工作中，护士与患者初次见面、查房时站着与患者对话常用此距离。

4）公众距离（public distance）　公众距离是指双方相距 4m 以上，一般用于人们在较大的公共场合所保持的距离，比较正式。如做报告、发表学术演讲等场合。

不同的人、不同的环境条件，个体空间距离的变化很大，主要取决于双方的文化背景、亲密程度、社会地位及性别差异等。护士应保持对距离的敏感性，重视距离在沟通的有效性和舒适感中所起的作用，通过选择合适的距离，来表现对患者的尊重和关心。

（4）环境信息　环境的选择和安排表达了对沟通的重视程度。环境包括物理环境和人文环境。物理环境包括建筑结构、空间的布置、光线、噪音的控制等；人文环境包括是否需要他人在场、环境是否符合沟通者的社会文化背景、能否保护患者的隐私等。如护患沟通时可能涉及患者的隐私，需避开他人，或请其他人暂时离开，或注意控制说话音量，以免他人听见，从而解除患者的顾虑。

（四）影响有效沟通的因素

在护患沟通过程中，构成沟通基本要素的任何一环节出现障碍都会影响沟通的有效性，此外，沟通环境、沟通技巧等因素影响有效的沟通。

1. 环境因素　环境因素包括物理环境和社会环境。

（1）物理环境　物理环境包括建筑结构、空间的布置、光线、噪音、温度等，属于硬环境，是表层的、具体的和有形的。环境的整洁情况、噪音程度、光线明暗，以及温度的高低都会对沟通产生一定的影响。

（2）社会环境　社会环境包括医疗服务环境和医院管理环境。相对物理环境来说，社会环境属于软环境，是深层次的、抽象的和无形的。例如人际关系、服务理念、人际氛围和文化价值等。社会环境的好坏可以促进或制约护患之间的沟通交流，影响患者对护士的满意度和心理认同。

2. 沟通技巧因素　在护患沟通中，不当的沟通技巧会阻碍有效沟通的进行，从而影响或制约护患关系的良性发展。护士在常规工作沟通中应尽量避免不良的沟通因素。

（1）护士自身素质较差、沟通技巧不足、没有主动接待、情绪波动大，对患者及家属态度淡薄，语言生硬。

【案例】入院沟通。

患者第 1 次住院，护士与对医院环境陌生的患者沟通。

护士甲对他说："您好，我是你的责任护士小张，今后你有什么事情请找我，我会尽力帮助你。现在我带你去你的床位，我已通知床位医生马上会来看病，我先带你四处在病区走走，熟悉一下环境。"

护士乙对病人家属说："病人住 12 床，你们先过去等好，我等会儿来给他量血压，不要走开啊。"

护士乙对患者不良的态度、情绪直接影响着护患信任的建立，从而淡化了护患关系。

【案例】陪护沟通。

病房晚上 10 点熄灯，可是 10 床的家属还是不愿意离开，想要多陪陪患者。

护士甲对家属说："我们医院规定晚上熄灯的时间到了，你们赶紧离开吧。"

护士乙在了解了家属不愿意离开的原因后对家属说："我理解你的想法，但是现在是熄灯时间，病房里还有其他患者需要休息，你们可以留一个家属陪在这里，然后把日光灯换成墙灯，你看这样行吗？"

此情此景护士甲不能设身处地地站在对方的立场考虑、理解其想法、需求，使沟通步入僵化状态。

（2）护士配备不足、工作繁忙、工作量大、存在职业倦怠，生理和心理压力非常大。

【案例】输液沟通。

患者住院期间每天需要静脉输液，对穿刺感到紧张。

护士甲说："我用小号针头给你穿刺好吗？你放松些，来，深吸气。"趁患者配合时，一针见血地完成了输液操作。

护士乙说："5床王阿姨，输液了。"扎好止血带后一边拍打患者手背一边抱怨着："你的血管太细，待会儿进针时不要多动，不然又要扎穿了。"

护士乙消极语言暗示加重患者紧张情绪，不容易获得配合，沟通失败。

（3）患者及家属被服务需求过高、维权意识过高。

【案例】遵循医院规章制度沟通。

患者的家属来到办公室，要求使用自备的微波炉。

护士长说："我也很同情你们，但医院规定病房是不允许使用电器的。"

患者家属："我已经带来了，热热饭嘛，住医院是交钱的。"

护士长："不好意思，我不能违反医院规定。"

患者家属："真是的。"

护士长："没办法。"

护士面对患者不合理的要求，不以理说服对方，只是一味地拒绝，对方难以接受时，护患关系由此而更加紧张。

在护患沟通中要结合实际，因人而异，因势利导，有耐心，保持积极心态，以理服人，多鼓励，善于控制自己的不良情绪。只有换位思考，相互理解才能引起情感的共鸣，建立信任。护士群体必须加强人文社会科学知识的学习，掌握护患沟通的方式、方法和技巧，以达到护患有效沟通的目的。

二、常用的沟通方法

在人与人沟通过程中，运用一些沟通技巧，有助于取得良好的沟通效果。在护患沟通中，护士掌握一些常用的沟通技巧，对增进护患关系有积极意义。常用的沟通技巧有倾听、重复、澄清、提问、反映、阐明、沉默、移情、自我暴露和幽默。

（一）倾听

倾听（listen）不是简单地听，而是"参与"。倾听除了听取对方讲话的声音并理解其内容外，还需注意其声调、表情、体态等非语言行为所传递的信息，即通过听其言、观其行而获得全面的信息。因此，有效的倾听应注意以下问题。

1. 面向对方，与对方保持合适的距离，交谈中与对方保持目光接触。避免注意力分散的举动，如东张西望、看手表、翻书、不停地改变体位、抖动双腿、与其他人搭话等，以免对方感到听者没有耐心或心不在焉，理解为对自己的不重视，不尊重。

2. 适时给予反馈，表情专注，如点头，微笑、应答如"嗯""哦""是""对"，使对方感觉你在认真听。

3. 不要打断对方的诉说，或者在对方叙述中不适当的插话，也不要急于作判断，这些都会使对方产生不受尊重的感觉，并可招致对方不满。如果确实需要打断对方讲话，应先说声"抱歉，我能打断一下吗？您刚才说肚子疼，能否指一下具体是哪个部位？"

4. 注意非语言行为，以便全面了解患者的主要意思和真实想法。

（二）重复

重复（repeat）是将对方说话的要点再复述一遍，待对方确认后再继续沟通。重复可以增强患者诉说的自信心，使其有一种自己的诉说正在生效的感觉，并从中得到了鼓励并有继续诉说的愿望。

1. 重复可以直接用对方的原话。

患者："我觉得很难受，好像有东西堵在胸口，胸闷，喘不过气来……"

护士："您现在觉得胸闷？"

患者："是的，就像一块大石头压在胸口一样，简直喘不过气来……"

2. 重复有时也可以变换一些词句，但意思不变。

患者："现在我真的痛苦极了，化疗后吐得一塌糊涂，一点力气都没有，感觉快死了一样，头发也掉光了，不愿出门见人，真不敢想象下几个疗程的化疗该怎么办，我真不想做化疗了。"

护士："您化疗确实受了很多苦，您现在是很难再接受化疗了，是吗？"

患者："是啊……"

（三）澄清

澄清（clarify）是护士对于患者一些模棱两可、含糊不清的叙述加以整理，并提出疑问，从而促使患者提供更具体、更明确的信息。澄清常采用的语句有"请再说一遍""我还不太明白，请您再说清楚一点""您能具体告诉我你的想法是……""根据我的理解，您的意思是不是……"澄清有助于找出问题的原因，增加信息的准确性，不仅可以使护士更好地理解患者，还可以使患者更好地理解护士。

患者："我对膝盖手术很担心……与那些心脏手术的人比，我的担心是不是显得有些多余？"

护士："不，我能理解你的担心，你特别担心的是什么？"

患者："我担心回家后的问题，妻子对我的依赖性很大……"

重复和澄清都是护士在倾听对方陈述时用来核实信息的技巧，两者经常结合起来运用。它不仅可以使护士获得确切而具体的信息，弄清问题的关键，还可以增强患者沟通的信心，促进护患关系的良性发展。

（四）提问

提问（ask questions）不仅是收集信息和核实信息的手段，而且可以引导交谈围绕主题展开。提问的有效性将决定收集资料的有效性。一般分为封闭式提问和开放式提问两种类型。

1. 封闭式提问　封闭式提问是一种将患者的回答限制在特定的范围之内的提问，患者回答问题的选择性很小，有时甚至只需要回答"是"或"不是"。例如"您今天头痛吗"或"您的家族里有人患糖尿病吗"。优点是患者能直接地做出回答，使护士能够在短时间内获得大量而准确的信息，如患者的年龄、职业、文化程度、婚姻状况、既往病史等，且效率高。缺点是

NOTE

回答问题比较机械被动，护士问什么，患者答什么。主要适用于互通信息的沟通，特别是收集患者资料，如采集病史和获取其他诊断信息等。

2. 开放式提问　开放式提问的问题范围较广，不限制患者的回答，可引导其开阔思路，鼓励其说出自己的观点、意见、想法和感觉。如"您对明天的手术有什么想法"或"您这几天的感觉怎样"。优点是患者可以敞开心扉，自由地谈论自己的看法和表达感情，有较多的自主权，护士可获得有关患者较多的信息。缺点是耗时间。开放式提问一般在评估性沟通，尤其是心理评估中广泛应用。

这两种提问方式在沟通中常根据情景交替使用。在提问的过程中，应遵循以下一些提问技巧。

（1）选择合适的时机　在提问前，最好先说声"抱歉"，如"对不起，我能问您一个问题吗"？

（2）以封闭式问题开始　可以选一些较为容易和比较客观的问题。如"您今年多大年纪了"或"您是哪里人"等。

（3）遵循提问的原则　①中心性原则：即提问围绕主要目的而进行。如对一位糖尿病患者，护士应围绕症状、因素、饮食、用药情况以及相关的社会、心理因素等来提问。②温暖原则：即在提问过程中，要关心和体贴患者，不要只顾及问题。

【案例】护士甲和乙向患者催款。

护士甲："王大爷，我都跟您说了好几次了，您已经欠费1000多了，您得赶紧把钱交齐，不然我们就要停止用药了。"

护士乙："王大爷，您今天感觉是不是好多了？您今天气色看起来真不错，不要心急啊，再配合我们治疗一个疗程应该就可以出院了。对了，住院处通知我们说您需要补交住院费，麻烦您告诉家人一声，等家人过来后，我们可以带他去交的。"

此案例中，与甲相比，乙采用了温暖原则，考虑到患者的实际感受，理解患者，故更容易被患者接受，和谐了护患关系。

（4）避免提诱导性提问　如"您得的是某病，一般会有某某症状，您有没有这些感觉呢"？

（5）一次提一个问题　在沟通中交替使用两种方式提问时，每次提问一般应限于一个问题，待得到回答后再提第二个问题。这样容易得到每个问题的准确答案。

（6）避免提双重性问题　如"您是想吃面条，还是想吃馒头"？也许对方两者都不想吃，只想喝白粥。

（7）避免提"为什么"之类的问题　如"伤成这样，为什么不注意点"？这一类问题将迫使患者对自己的行为做出解释，而且这类问题往往隐含责备之意，容易使患者反感或紧张。

（五）反映

反映（reflect）是一种帮助患者领悟自己真实情感的沟通技巧，也称释义。在护患沟通时，患者会有词不达意，或者在语言或非语言行为中不自觉地流露出言外之意。护士在领会患者的确切意思后，可以通过反映（释义）将患者的言外之意说出来，以帮助患者了解自己的情感和思想，从而促进沟通。

【案例】患者王某，冠心病，医生建议患者置换人工二尖瓣，家属主张及早接受手术，医师也同意择期手术，但患者尚处于犹豫之中。

护士："早上好，王先生，这几天病情已稳定下来，你觉得好些了吗？"

患者："好，我这几天好像不是我自己，我整天都在考虑手术的危险性，这种手术成功的可能性有多大？手术之后会比现在好吗？我也许还是不做手术的好吧！哎！我真不知怎么办才好？"

护士甲："我们这几天为稳定你的病情尽了极大努力，你不应该不相信医院，这种情绪对病情不利，你应该振作起来。"

护士乙："当然，这种手术比较复杂，我非常理解你的担心和紧张，但这种手术我们医院已经做过好多例了，都很成功，我曾护理过与你病情相似的患者，我可给您详细介绍他们术前、术中、术后的情况……"

该案例中，护士乙通过认真倾听，领会了患者的真实担忧，并针对患者的要求、情感需要和潜在的愿望进行回答，充满了同情和理解，有效缓解了患者的焦虑。护士甲过早地做出了主观判断，其实王先生对手术的担忧并不等同于不相信医院，护士甲有教训人的态度，缺乏同情和理解，没有解决患者问题。护士在应用反映技巧时要能够领悟患者的意思，但不能改变和曲解患者的原意。

（六）阐明

阐明（elucidate）是护士以患者的陈述为依据提出一些新的看法和解释，包括释疑，提供新观点、新办法等。重复、澄清、反映等沟通技巧都没有超出患者自己所表达的本意，而阐明则不同，它包含了新的提议和解释，但这些新的提议和解释对患者来说都是可以选择的，既可以接受，也可以拒绝。

【案例】患者："我在生病之前是单位的一个中层领导，每天工作非常繁忙，每周都要出差，经常在天上飞来飞去，没有时间照顾家里。唉，现在终于倒下了，得了这个病，每天就吃吃睡睡，看看报纸，成了一个无用的人……"（边说边叹气，摇头）

护士："您的心情我非常理解。您原来工作繁忙，每天都生活得特别充实，现在病倒了，住进了医院，突然闲下来了可能不大适应，甚至觉得每天很空虚和孤独，很难熬，还给家人增加了负担。"

患者："是啊，开始住院的一两天，我还觉得这下可以好好休息一阵子了，哪晓得才过了几天，我就受不了了。我以前忙惯了，现在很不习惯这种无所事事的生活，以前虽然常常抱怨工作太忙，但是等到真正闲下来之后，我却很留恋过去那种忙碌的日子……"

护士："您原来是领导，现在要处处听医生和护士的，配合我们的治疗，是不是有点不适应？"

患者："呵呵，那倒没有，在医院我只是个病人，就应该听你们的，你们是专业人士。"

该案例中，护士通过阐明，帮助患者从不同的角度来看待自己目前所处的境况。

阐明的具体方法有以下几种。

1. 寻求患者谈话的基本信息。

2. 努力理解患者所说的信息内容（包括非语言信息）和情感。

3. 向患者解释这些信息。

4. 在表明观点和看法时，要向患者表明你的观点和想法并非绝对正确，患者可以接受或

NOTE

拒绝，不能强加于人。

5. 要使对方感受到关心、真诚和尊重。

（七）沉默

沉默（silence）是指沟通时倾听者在一定时间内不进行语言回应的一种沟通技巧，可以表达接受、关注、同情，委婉的否认和拒绝，为对方提供思考和调适的机会。在沟通中恰当地选择时机、场合使用沉默，有时甚至可以超越语言的力量，达到"此时无声胜有声"的效果。例如护士在交谈时面对一个个性很强、语言偏激、正在发怒的患者，此时，护士可以保持沉默，任其发泄。又如，当患者因受到打击而哭泣时，如果护士过早地打破沉默气氛，可能会影响患者内心强烈情绪的表达，使其压抑自己的情感，如果护士适时保持沉默，则使其感到你能理解他的情感。

尽管沉默有一定的积极作用，但在适当的时候，护士需要打破沉默。方法如下。

1. "如果您此时不想回答这个问题就不勉强了，如果您需要帮助，请告诉我好吗"？

2. "您怎么不说话了？您能告诉我您现在正在想什么吗"？

3. "您能详细说说您对这些问题的看法吗"？

4. 当患者话说到一半突然停下来时，护士可以说："后来呢？""还有呢？"或重复患者前面所说的最后一句话，以帮助他继续说下去。

5. 发现患者欲言又止时，护士可以说："您说得很好，请接着说。"

（八）移情

移情（transference）是指以认知为基础的，通过个体来认知他人的内在感受，设身处地理解、感受他人的情感。移情不等于同情。同情是对他人的关心、担忧和怜悯，是个人对他人困境的自我情感的表现。在护患沟通中，护士要设身处地地理解患者，尽量感受他们体验的世界，并将自己的准确理解反馈给患者，使护患之间达到一致的心理认同。

【案例】一位身患癌症晚期的患者，由于癌细胞广泛扩散而疼痛难忍，额头冒汗，在床上翻来覆去，痛苦地呻吟，因为担心药物副作用而拒绝接受止痛剂。

护士："这种疼痛确实难以忍受，您现在肯定很痛苦，而您一直在努力地忍着，真是不容易，但这也会消耗您很多体力。所以我们跟医生商量，建议您使用适量的止痛剂，以缓解疼痛，让您好好休息一下。"

患者："还是不用了吧，我担心会上瘾，以后就离不开这个药了。"

护士："不用担心，医生会根据您的病情为您合理适量地用药，小剂量的，不会让您上瘾的。"

患者："那就先试试吧。"

该案例中，护士感同身受的语言、善解人意的沟通，使患者从护士对他的移情中确认了他备受疼痛煎熬的情绪，使患者感受到了他人对自己的关心和理解。

（九）自我暴露

自我暴露（self - betrayal）是指一人向他人交流个人信息、思想和情感的过程。有些研究者将自我暴露定义为"亲密的交流或向他人透露自己信息的行为"。护士为全面了解患者病情，应该引导患者尽量暴露其真实的思想、情感和要求，针对患者自我暴露出来的问题给予妥善的解决。例如，护士可先向患者介绍自己，包括姓名、职责及从事护理专业的经历等。然后在进一步交往中，还可以向患者谈及个人的经历，以及自己对某些问题的看法等，通过同感融洽护患关系。

（十）幽默

幽默（humor）是人际沟通的润滑剂。适时恰当地使用幽默，能打破僵局，使患者感到很熟悉，很亲切，双方在和谐愉快的气氛中充分发挥沟通的效能。

沟通技巧不是万能的，必须在遵循关注、真诚、尊重等伦理原则的基础上运用。同时，还必须将沟通技巧的运用与关爱、友好等情感相结合，这样才能取得良好的效果。

思考题

1. 护患关系基本模式有哪几种？护患关系的建立过程分为哪几个阶段？

2. 影响护患关系的因素主要有哪些？

3. 建立良好护患关系对护士有哪些要求？

4. 王先生，高血压10年，血压常忽高忽低。住院期间医院要求晚上应在医院住，但王先生却时常偷偷回家，护士发给他的药也不能按时服药，针对这种情况，如何与王先生有效沟通？

5. 一位高龄患者因脑出血昏迷收治入院。三位家人神色慌张地将其抬到护士站，护士如何安排患者？如何安慰家属沟通？

NOTE

第十章　健康教育

健康是人的第一需要，是人的基本权利。WHO 在《阿拉木图宣言》中指出："达到尽可能高的健康水平是世界范围内一项最重要的社会性目标，而其实现则要求卫生部门及社会各部门协调行动。"为响应 WHO 的要求，各国政府均根据本国国情制定相应的健康教育与健康促进政策。我国《宪法》明确规定，维护全体公民的健康和提高各族人民的健康水平，是社会主义建设的重要任务之一。当今社会，个体、家庭、社区、卫生保健专业人员、政府对健康教育与健康促进高度关注和广泛参与，极大地促进了健康教育的发展，使其成为衡量社会文明与进步的重要标志。护理工作者的重要职责之一是帮助人们获得健康知识，改变不良的生活习惯，掌握自我保健的方法和技术，建立健康行为。学习有关健康教育知识可以使护理人员掌握最佳的健康教育方法与途径，更好地为促进人类的健康水平服务。

第一节　概　述

健康教育学是研究健康教育和健康促进的理论、方法与实践的科学。近年来，随着人们对健康教育发展基本要素认识的日益深刻，健康教育的理论与实践都有了极大的进步。健康教育的对象是包含所有个体的整个社会，健康教育的本质是通过教育活动使人们获得健康相关知识，并促进环境、经济和社会的改变，从而增进人们的健康。

一、概念

（一）健康教育

1. 健康教育的定义　健康教育（health education）作为一种理论应用于人类的健康事业已有 100 多年的历史，国外开展健康教育专业也有 60 多年了，但是直到目前，对于"健康教育"仍无一致的标准定义，原因在于健康与疾病概念的演变，以及人们对保健服务需求的不断变化；世界各地生产力水平、社会经济文化、人口素质、卫生保健等发展的不平衡；世界各地人们对保健需求的不同，以及各地健康教育工作者的数量、业务水平、知识水平等的不一致。

1954 年 WHO 在《健康教育专家委员会报告》中指出："健康教育和一般教育一样，关系到人们知识、态度和行为的改变。一般来说，健康教育致力于引导人们养成有益于健康的行为，使之达到最佳状态。健康教育是一种连接健康知识和行为之间的教育过程。"

1981 年 WHO 健康教育处前处长慕沃勒菲博士提出：健康教育是帮助并鼓励人们有达到健康的愿望，并知道怎样做以达到这样的目的；每个人都尽力做好本身或集体应做的努力，并知道在必要时如何寻求适当的帮助。

1984 年美国出版的《健康教育概论》一书附录中列举了美国健康教育协会等组织和著名学者所提出的定义达 18 种之多。

1988 年第十三届世界健康教育大会提出："健康教育是研究传播保健知识和技能，影响个体和群体行为，预防疾病，消除危险因素，促进健康的一门学科。"

我国学者对健康教育的定义为：健康教育是通过信息传播和行为干预，帮助个人和群体掌握卫生保健知识，树立健康观念，自愿采取有利于健康的行为和生活方式的教育活动与过程。其目的是消除和减轻危害健康的因素，预防疾病，增进健康，提高生活质量。

2. 健康教育的内涵 虽然各国学者对健康教育定义的表述不同，但基本内涵是一致的。

（1）健康教育是有计划、有组织、有评价的社会教育活动 健康教育是连续不断的学习过程，按照健康教育的原理和方法对人们不健康的行为进行干预、帮助目标对象实现认知、信念和行为改变。然而行为与生活方式的改变并非易事，因为许多不良的行为是个人、家庭、社会等多方面作用的结果，并不是个人有了健康知识和愿望就可以改变的，所以行为和生活方式的改变还必须依赖于充分的资源、良好的社区管理、有力的社会支持和有效的帮助技能等。这需要一系列有计划、有组织、有系统的教育活动，方能达到改变不良行为、促进健康的目的。健康教育活动不仅涉及整个卫生体系和卫生服务的开展，还涉及非卫生部门如农业、大众媒介、教育、交通和住房等。健康教育需应用多学科的理论、知识和技能，如预防医学、传播学、社会学、教育学、行为学、心理学、社会市场学等。因此，健康教育不仅是教育活动也是社会活动。

（2）健康教育是一项干预措施 从学术研究的角度，健康教育是一门学科，但实质上，健康教育是一种干预措施。健康教育的核心问题是通过卫生知识的传播和行为干预，促使个人或群体改变不健康的行为与生活方式。帮助人们改变不健康行为和建立健康行为是健康教育的工作目标。

3. 健康教育的发展史 健康教育作为一种理论应用于人类健康事业，起源于 20 世纪初期。尤其是近几十年来，健康教育与健康促进的理论与实践获得蓬勃发展，较完整的科学体系逐步形成。随着全球性健康促进活动的兴起，健康教育与健康促进作为卫生保健的总体战略得到全世界人们的关注。

（1）我国健康教育发展史 我国古代就有许多关于健康教育的思想及论著，比如《黄帝内经》《伤寒杂病论》等著作中就有许多关于疾病预防和养生保健的记载。20 世纪初，随着西方医学知识的引入，健康教育理论开始引进我国。1915 年中华医学会成立，这是我国最早、最有影响力的西医组织，首任会长严福庆在成立大会上宣布"中国医生们从此登上了中国卫生（健康）教育的舞台"。1930 年中华教育学会的成立对我国健康教育的发展起到了积极的推动作用。1934 年陈志潜编译的《健康教育原理》一书，是我国最早的健康教育论著。1935 年胡安定、邵象伊等发起组织了"中国卫生教育社"，同年成立了"中华健康教育研究会"。这两个全国性健康教育群众性学术团体的成立，为健康教育事业的发展起了积极的推动作用。1939 年中华健康教育协会在上海成立。该会与中华医学会合办了《中华健康杂志》。该刊创办以后，以大量篇幅宣传、普及卫生知识，并注重心理、社会和环境的健康教育。1953 年起，全国开展了具有伟大意义的"爱国卫生运动"，在全民中普及卫生知识。20 世纪 80 年代中期，世界卫生组织提出的健康促进理论、联合国儿童基金会提出的社会动员理论使我国的健康教育理论提高到一个新的水平。国务院颁发的《21世纪议程》和《中国卫生发展与改革纲要》把开展全民健康教育作为战略重点。1997年"中国健康教育协会医院健康教育学术委员会"在海口市宣布成立，标志着我国医院健康教育和健康促进全国网络的形成。目前，我国医院健康教育正朝着健康促进的方向发展。

（2）国外健康教育发展史　发达国家健康教育事业起步较早，但真正被重视是近40年的事。1971年，美国成立健康教育总统委员会，在卫生、教育、福利部设立健康教育局，并成立了全国健康教育中心。1974年被认为是健康促进新纪元的开端，加拿大政府发表了里程碑式的政策性宣言——《加拿大人民健康的新前景》，宣布卫生政策的侧重点由疾病的治疗转移到疾病预防和健康促进。同年，美国国会通过了《健康信息和健康促进法》，建立了健康信息和健康促进办公室，并通过了《国家健康教育规划和资源发展法案》，明确规定健康教育作为国家优先卫生项目之一。1979年美国卫生总署发表的《健康人民2000宣言》，开始了"美国历史上的第二次公共卫生革命"。据统计，美国开设健康教育相关课程并授予健康教育学士的高校有近300所，开设健康教育硕士和博士学位教育的高校有20余所。美国健康教育起步早、发展快，在理论和实践方面都比较完善，处于世界领先地位。健康教育的国际性民间学术组织——国际健康教育联盟（international union of health education，IUHE）于1951年在法国巴黎成立，联盟的宗旨是"通过教育来促进健康"。随着健康教育和健康促进的快速发展，1994年该组织更名为"国际健康促进与健康教育联盟"，每3年组织1次国际性大型专题研讨会，对世界各国的健康教育和健康促进起到了极大的推动作用。

纵观世界健康教育发展史，健康教育事业的发展与医学模式的演变和世界疾病谱、死亡谱的变化是分不开的。大致分为三个阶段。

1）医学阶段　20世纪70年代以前是以疾病为中心的医学时代，强调以疾病为中心的生物医学模式。健康教育活动也是从人的生物学特性出发，对疾病重治轻防，健康教育的主要内容和手段是进行一般的卫生知识宣传，忽视公众自我维护健康的能力，使社区的作用受到限制。

2）行为阶段　20世纪70年代早期，人们认识到疾病谱已发生根本性的变化，以及生物学手段在预防疾病方面的局限性，开始引进行为（或生活方式）手段，提出不良生活方式即行为危险因素的观点，使医学理论增加了教育理论、行为理论、社会市场和政策理论等。其特征是开展针对不良生活方式的健康教育，拓宽了健康教育的领域。

3）社会、环境阶段　20世纪80年代以后，随着经济的发展和社会的进步，人们进一步认识到行为与生活方式的改善很大程度上受到社会与自然环境因素的制约。健康教育从单纯改变个体的生活方式逐渐扩大到重视社会文化因素及生态环境对健康的影响；从解除人体结构和功能的病变扩展到预防、保健、治疗、康复为一体的全程服务。健康促进强调以群体为基础，以健康和人类发展为中心，即以"生态 - 群体 - 健康"为纲。

4. 健康教育与卫生宣教的区别　20世纪30年代，健康教育一词引入我国。卫生宣教是新中国成立以后随着爱国卫生运动的兴起，人们运用"宣教"的方法动员群众"讲卫生、爱清洁"，从此有了"卫生宣教"的提法。至今，仍有很多人认为健康教育就是卫生宣教，其实，两者是有区别的。卫生宣教是指卫生知识的单向传播，其对象比较泛化，内容常常没有针对性，不关注反馈信息和行为改变效果。健康教育除了传播健康知识外，更注重促使人们树立健康理念，采取有利于健康的行为和生活方式。因此，实际上卫生宣教是实现特定行为目标的一种重要手段，是健康教育的一部分。

（二）健康促进

健康促进（health promotion）一词早在 20 世纪 20 年代就在公共卫生文献中提出，随后引起广泛的关注。

1986 年 11 月 WHO 第一届国际健康促进大会发表的《渥太华宪章》提出："健康促进是促使人们提高、维护和改善他们自身健康的过程。"表明健康促进活动范围更广泛，涉及整个人群的健康，包括日常生活的各方面，而非仅限于造成疾病的某些特定危险因素。

美国教育学家劳伦斯·格林（Lawrence W. Green）提出："健康促进是指一切能促使行为和生活条件向有益于健康改变的教育与环境支持的综合体。"其中教育是指健康教育；环境包括社会的、政治的、经济的和自然的环境；支持指政府承诺、政策、立法、财政、组织、社会开发以及群众参与等。此定义更具有可操作性。

WHO 前总干事布伦特兰在 2000 年的第五届全球健康促进大会上则作了更为清晰的解释："健康促进就是要使人们尽一切可能让他们的精神和身体保持在最优状态，宗旨是使人们知道如何保持健康，在健康的生活方式下生活，并有能力做出健康的选择。"

健康促进的概念范畴要比健康教育更为完整，因为健康促进涵盖了健康教育和生态学因素（环境因素和行政手段）。健康促进包括一切能促使行为和生活条件向有益于健康改变的教育与生态学支持的活动。健康促进是新的公共卫生方法的精髓，健康促进是健康教育发展的结果，是"人人享有卫生保健"全球战略的关键要素。健康促进的内涵体现在以下几方面。

1. 健康促进涉及整个人群的健康和生活的各个方面，并非单纯的预防疾病。

2. 健康促进直接作用于社会行为、卫生服务、生态环境等多种影响健康的因素。

3. 健康促进是运用传播、教育、立法、组织行为、财政，以及人群维护自己健康的自发行为等多种手段来促进人群的健康。

4. 健康促进强调健康 – 环境 – 发展三者的整合。

目前，健康促进作为促进人类健康的重要策略得到世界各地的积极响应和广泛应用，世界各国在健康促进理论框架指导下，开展了丰富多彩的健康促进实践活动。比如，我国自 1986 年以来，相继开展了大量的健康促进工作，如亿万农民健康促进行动、健康城市、健康促进医院、健康村等。

（三）健康相关行为

健康相关行为（health related behavior）是指人类个体和群体与健康和疾病有关的行为。根据行为对自己和他人健康状况的影响，健康相关行为可分为促进健康的行为（健康行为）和危害健康的行为（危险行为）两种。

1. 健康行为（health behavior）　健康行为是指人们为了增强体质和维持身心健康而进行的各种活动，如充足的睡眠、适当的运动、平衡的营养等。健康行为不仅能够帮助人们不断增强体质，预防各种行为、心理因素引起的疾病，维持良好的身心健康，而且能帮助人们养成良好的健康习惯。健康行为是保证身心健康、预防疾病的关键所在。

（1）健康行为的基本特征　①有利性：即行为表现对自身、他人、社会、环境有益。②规律性：如起居有常、饮食有节等。③合理性：即行为表现可被自己、他人和社会所理解和接受。④同一性：即行为表现为外在行为与内在思维动机协调一致，与所处的环境条件无冲突。

（2）健康行为的分类　可分为5大类：①基本健康行为：指日常生活中一系列对健康有益的行为，如积极锻炼、合理膳食、适量睡眠等。②预警行为：指预防事故发生和事故发生后正确处理的行为，如车祸、地震、火灾等意外事故发生后的自救与他救，使用安全带等。③保健行为：指正确合理利用卫生保健服务，维护自身身心健康的行为，如预防接种、定期体检、发病后及时就诊、配合治疗等。④避开环境危害：指主动地避开自然环境和心理、社会环境中对健康有害的各种因素，如离开污染的环境、积极应对引起心理应激的生活事件等。⑤戒除不良嗜好：如戒烟、不酗酒、不滥用药物等。

2. 危险行为（risky behavior）　危险行为是指偏离个人、他人甚至社会的健康期望，不利于健康的行为。危险行为可分为4类。

（1）不良生活方式和习惯　如高脂、高盐饮食，缺乏运动，吸烟、酗酒等。

（2）不良疾病行为　如疑病、瞒病、讳疾忌医、不及时就诊、不遵从医嘱、迷信、自暴自弃等。

（3）致病行为模式　是导致特异性疾病发生的行为模式，如A型行为模式，是易患心脏病者所共有的行为模式；C型行为模式，是癌症易感性行为模式。

（4）违反社会法律和道德的危害健康行为　如吸毒、性乱等。

二、健康教育在护理工作中的作用

护理学的根本任务是"预防疾病、促进健康、维护健康和恢复健康"。通过健康教育，鼓励人们采取和维持健康的生活方式、改善生活环境、提高健康水平是护理人员的重要职责。随着社会发展和人们对健康需求的日益增高，健康教育在医疗卫生保健和护理工作中发挥着越来越重要的作用。

1. 开展健康教育能够提高人群自我保健意识和能力　当今社会，影响人类健康的主要因素是心脑血管疾病、肿瘤、精神疾病等，不良行为和生活方式是导致这些慢性疾病发病和病情加重的主要因素。降低这些疾病的发病率或延缓疾病的进展和恶化，关键在于消除不良行为和生活方式。实践证明，健康教育可以促进人们自觉接受健康的生活方式和行为，提高个人的自我保健能力；促使政府和社会对健康的责任更加明确；促使公众更有效地做出有利于健康的选择。

2. 健康教育是实现"人人享有健康保健"目标的重要策略　1978年，国际初级卫生保健大会上发表的《阿拉木图宣言》将健康教育列为初级卫生保健八项任务之首，并指出健康教育是所有卫生问题、预防方法及控制措施中最为重要的。1983年，WHO提出"初级卫生保健中的健康教育新策略"，强调健康教育是策略而不是工具，将健康教育作为联系各部门的桥梁以协调各部门共同参与初级卫生保健和健康教育活动。实践证明，健康教育是实现所有健康目标、社会目标和经济目标的基础和保证，护理人员作为健康教育的组织者、联络者、教育者和咨询者，在实现"人人享有健康保健"目标的工作中一直发挥着极其重要的作用。

3. 健康教育可以有效降低医疗费用　许多国家的研究表明，开展健康教育能很大程度地减少医疗费用。开展健康教育不需要购置昂贵的医疗仪器，不需要对健康教育对象进行一系列的检查和实施一系列的药物和介入性治疗手段，它是通过一系列有计划、有组织、有系统的社会活动和教育活动使健康教育对象自愿放弃不良的行为和生活方式，减少自身造成的危险，追求健康目标。通过健康教育，可以降低发病率、延缓疾病的发展或使疾病逆转，减少住院天数，减少慢性病患者的重复住院率。因此，可以降低诊断和治疗的费用。

4. 健康教育是社区卫生服务和社区护理的基本工作方法 WHO卫生教育科学研究小组认为，健康教育的目的是培养人群对健康的责任感，同时有能力参与社区生活。因此，健康教育一方面是协助个人对自身健康的认识，培养其自尊心，建立责任感；另一方面是促进社区的健康责任感。1988年8月召开的第十三届国际健康教育大会提出的"社区发展、群众参与、同心协力、创造健康世界"的主题，进一步强调了健康教育在维护人群健康中的重要意义。健康教育已经成为当今社会社区卫生服务和社区护理的基本工作方法，通过开展健康教育，可以引导和促进社区人群健康和自我保护意识，使居民学会基本的保健知识和技能，促使居民养成有利于健康的行为和生活方式，合理利用社区的保健服务资源，减低和消除社区健康危险因素。

5. 健康教育有利于护理学科的发展 护理学的任务已从恢复人体正常功能的单一的护理活动转变为以满足人的身心健康需要为目的的保健活动和教育活动，健康教育也就成为护理的主要手段之一，并形成了"健康教育与临床护理一体化"的护理新模式。而且随着我国经济的发展、生活方式的变化和人口的老龄化，冠心病、糖尿病等慢性非传染性疾病迅速增长，日益增多的农村人口向城镇转移导致城市过分拥挤和环境的破坏，加之旧传染病的死灰复燃，以及新传染病的发生等，要求护士必须具备健康促进规划设计、实施和评价的基本技能，具备开拓健康促进资源、传播健康信息的能力。为此，护士必须不断扩展自己的知识结构，培养独立分析问题和解决问题的能力，并且需要通过研究来回答健康教育中所面临的问题。从这个意义上讲，开展健康教育可以促进护理学科的发展。

【案例】中国人群社区防治心血管病典型——首钢模式。

1969～1971年，对10450名首钢职工进行调查的结果显示，高血压患病率为8%～12%，年发病率为1.2%；脑卒中年发病率为137.4/10万，死亡率为93/10万，即每年有100～150人发生脑卒中，于是开始对首钢职工进行健康教育和健康指导，包括：①饮食限盐（1人1天6g以内）；②戒烟；③减体重；④高血压患者系统管理。1990年后，首钢职工高血压发病率降为0.65%；平均血压水平未随生活水平的提高而上升，反而略有下降（全国10个监测点多数为上升）；脑卒中标化死亡率下降了40%～50%。

1994年，世界卫生组织向全球推广了中国的"首钢模式"。

第二节 健康相关行为改变的理论

人类的健康相关行为是一个复杂的活动，受到心理、社会、自然等众多因素的影响，健康相关行为的改变也是一个十分复杂的过程，各国学者为了更好地改变人们的健康相关行为，促进人类健康，提出了多种转变行为的理论，应用较多的有知信行模式、健康信念模式、行为转变阶段模式和保健教育过程模式。

一、知信行模式

知信行模式（knowledge attitude belief practice，KABP）是有关行为改变的比较成熟的理论

NOTE

模式。知即知识和学习，主要指人们对卫生保健知识和卫生服务信息的知晓和理解，是行为改变的基础；信即信念和态度，主要指对健康信息的相信，对健康价值的态度，是行为改变的动力；行即行为，包括产生促进健康行为、消除危害健康行为等行为的改变过程，是行为改变的目标（图 10 - 1）。

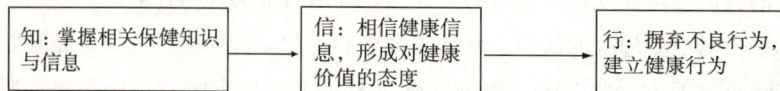

```
┌──────────────┐      ┌──────────────┐      ┌──────────────┐
│知：掌握相关保健知识│ ───→ │信：相信健康信 │ ───→ │行：摒弃不良行为，│
│与信息        │      │息，形成对健康 │      │建立健康行为   │
│              │      │价值的态度    │      │              │
└──────────────┘      └──────────────┘      └──────────────┘
```

图 10 - 1   知信行模式

如关于艾滋病的教育，教育者通过各种途径和方法将艾滋病的严重性、传播途径和预防措施等知识传授给受教育者，受教育者接受知识后，加强了保护自己和他人健康的责任感，形成了杜绝艾滋病传播和战胜艾滋病的信念和态度，在强烈的信念支配下，能够摒弃各种不良性行为，并确信只要人类杜绝传播艾滋病的途径，就一定能战胜艾滋病。由此逐步建立起预防艾滋病的健康行为模式。但是人们从接受知识到转化为行为的改变是一个复杂的过程，有很多因素可能影响知识到行为的顺利转化，有了健康的知识并不一定带来行为的改变。知识、信念和行为三者之间虽然存在着因果关系，但并不存在必然性。在健康教育的实践中，常可遇到"明知故犯、知而不行"的现象。因此，在向个体或群体传授保健知识时，要全面掌握知、信、行转变的复杂过程，及时、有效地消除或减弱各种不利因素的影响，促进有利环境的形成，进而达到行为改变的目标。

二、健康信念模式

健康信念模式（health belief model，HBM）是用社会心理学的方法解释健康相关行为的重要理论模式，由霍克巴姆（Hochbaum）于 1958 年首先提出，1984 年贝克（Becker）等学者完善。健康信念模式认为，个体的主观心理过程如期望、思维、推理和信念对行为具有主导作用，强调健康信念是人们接受劝导、改变不良行为和采纳健康促进行为的关键。健康信念模式是最常用于各种健康相关行为改变的一种模式。人们通过自身的或他人的实践经验，或者是接受他人的劝告，从而激发内在的动机，相信自己有能力改变不健康的行为并取得预期的结果。健康信念模式在产生促进健康行为和摒弃危害健康行为的实践中需要经历 3 个阶段。

1. 获得"暗示"（提示因素）   即个体从媒体的宣传、医护人员的教育中得到行动的"暗示"。如一位 40 岁的女性在听了护士关于乳房自检与乳腺癌的健康教育（暗示）后就会考虑自己患乳腺癌的可能性，这是形成健康信念的起始。

2. 知觉到威胁   即让人们对自己目前的不良行为感到害怕，包括两个方面。

（1）知觉到易患性   即学习者建立起不良行为与疾病的联系，形成疾病易患性的信念。如通过让学习者综合分析自己的年龄、月经史、生育史、家族史及朋友、同事的经历等，得出自己可能会患乳腺癌的结论（对疾病易感性的认识）。

（2）知觉到严重性   设法使学习者意识到疾病会引起的严重后果，如死亡、残废、失业等（对疾病严重性的认识）。在这两个因素的作用下，学习者就会产生威胁感，即知觉到威胁。

3. 对行为效果的期望   包括两个方面。

（1）**知觉到利益**　即让人们坚信一旦他们改变不良行为，就能得到非常有价值的结果。如让受教育者了解和相信乳房自我检查可以早期发现乳腺癌，从而可以降低严重性。

（2）**知觉到困难**　即认识到在改变行为过程中可能会遇到的困难，如上述受教育者会想到做乳房自检需要花时间，而且常常会忘记。这时受教育者就要分析和权衡采取健康行为（乳房自检）的利益和困难，决定是否要采取健康行为（乳房自检）。知觉到降低威胁的利益大于所遇到的困难，就会采取健康行为，反之则不会采取健康行为（图 10-2）。

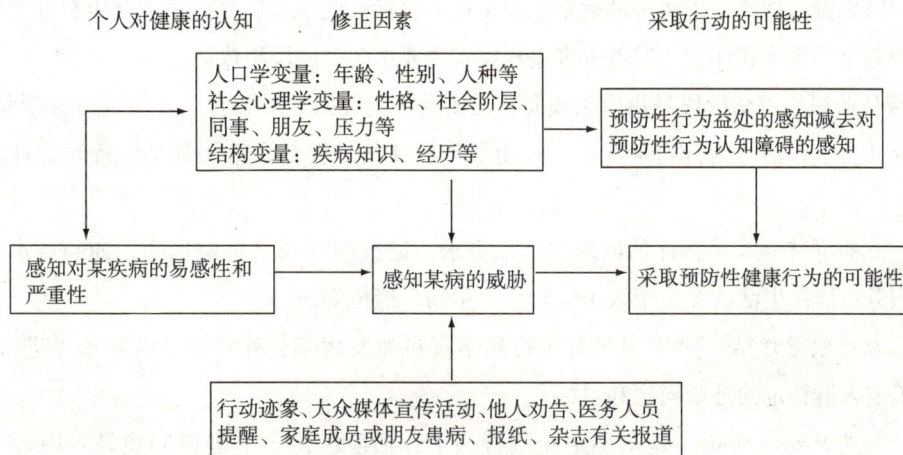

图 10-2　健康信念模式

三、行为转变阶段模式

转变人们固有的行为和生活方式是一个十分复杂的过程，往往 1 次干预仅有少数行为转变成功，大多数是失败的，或者半途而废，尤其是吸烟、喝酒、药物滥用等成瘾性行为。因为人群中所处的行为转变阶段是不同的。心理学家 James Prochaska 和 Carlos Di Climente 博士通过大量研究提出了行为转变阶段模式（stages of change model）。该模式着眼于行为变化过程及对象需求，理论基础是社会心理学。他们认为，人的行为转变是一个复杂、渐进、连续的过程，可分为 5 个不同的阶段，即没有准备阶段（precontemplation） 犹豫不决阶段（contemplation）、准备阶段（preparation）、行动阶段（action）和维持阶段（maintenance）。

1. 没有准备阶段　处于这一阶段的人对行为转变毫无思想准备，不知道或没有意识到自己存在不健康行为的危害性，对行为转变毫无兴趣。

2. 犹豫不决阶段　开始意识到存在问题及其严重性，考虑应该转变自己的行为，但是仍犹豫不决。如"我知道吸烟不好，将来有一天我会戒烟的，但我现在还不想戒烟"。

3. 准备阶段　即为将改变的时期，开始做出行为转变的承诺，并有所行动。

4. 行动阶段　已经开始采取行动，如"我已经开始戒烟"。这一阶段许多人因为没有行为转变的具体计划和目标，没有他人的帮助，往往导致行动失败。

5. 维持阶段　已经取得行为转变的成果，并加以巩固。如"我已经成功戒烟 6 个月"。这一阶段有些人会放松警惕，因经不起诱惑等原因而复发。

人的行为变化是一个连续的、动态的、逐步推进的过程，在不同的行为阶段，每个改变行为的人都有不同的需要和动机，对目标行为会有不同的处理方式。该模式适用于戒烟、酒精及

NOTE

药物的滥用、慢性非传染性疾病的人群干预（饮食失调及肥胖、高脂肪饮食）、AIDS 的预防等。

四、保健教育过程模式

美国学者劳伦斯·格林（Lawrence W. Green）在 1980 年首先提出保健教育过程模式（precede - proceed model）。该模式的特点是从结果入手，首先明确"为什么要制定该计划"，对影响健康的因素做出诊断，进而帮助确定干预手段和目标。此模式广泛应用于健康教育和健康促进计划的制定、实施和评价。保健教育过程模式主要由 3 个阶段组成。

1. 评估阶段 评估阶段是指应用倾向、促成及强化等因素对教育、环境进行诊断和评估，具体包括社会学评估、流行病学评估、行为及环境评估、教育及组织评估、行政管理及政策评估。

（1）社会学评估 是指评估群众的健康需求、健康问题及其影响因素，如经济水平、卫生保健服务、居民生活状况、个人卫生行为、生物、遗传等。

（2）流行病学评估 是指通过对流行病学资料如发病率、死亡率、致残率等进行调查、研究，确定人群特定的健康问题和目标。

（3）行为及环境评估 是指确定在流行病学评估阶段选定的健康问题是否因行为因素（如危险行为、不良生活方式等）影响所致，并区分行为是否重要，以及与环境因素（物理、社会、服务等环境因素）的相关性。

（4）教育及组织评估 是指对影响行为与环境的倾向因素、促成因素及强化因素的评估。倾向因素指有助于或阻碍个体或群体动机改变的因素，包括知识、信念、态度、价值观及对健康行为或生活方式的看法。促成因素指支持或阻碍个体或群体行为改变的相关因素，包括技能、资源和阻碍因素。强化因素指对于个体或群体健康行为改变后，各方面正性和负性的反馈，如同伴影响、社会支持、朋友与父母等的鼓励和反对等。

（5）行政管理及政策评估 即分析和判断实施健康教育或保健计划过程中行政管理方面的人员能力、政策方面的优势与缺陷，实施计划的范围、组织形式和方法等。

2. 执行阶段 执行阶段指应用政策、法规和组织的手段对教育和环境进行干预。实施工作包括 5 个环节：制定实施时间表、控制实施质量、建立实施的组织机构、配备和培训实施工作人员、配备和购置所需的设备物品。

3. 评价阶段 包括过程评价和效果评价。

（1）过程评价 是对实施项目计划过程中各个环节进行评价，包括对计划项目的目的、实施方法、影响因素等的评价。

（2）效果评价 分为近期效果评价、中期效果评价和远期效果评价。近期效果评价主要包括认知（知识、态度、信念）、促成因素（资源、技术等）的评价，行为是否发生改变及改变的程度，是否制订改善环境的法规与政策。中期效果评价主要包括是否达到行为目标，环境状况是否得到改善。远期效果评价主要包括是否达到相应的指标，如发病率、死亡率的变化，以及评估成本 - 效益和成本 - 效果，为领导提供决策。

第三节　健康教育的程序

健康教育是以科学的思维方法和工作方法为学习者解决健康问题，实施健康教育是一个连续不断的过程，包括评估学习需要、确定教育目标、制定教育计划、实施教育计划和评价教育效果五个步骤。

一、评估学习需要

评估学习者的学习需要和影响学习的因素，为制定有针对性的教育计划提供依据。

（一）评估方法

评估需对学习者的健康保健知识、健康信念、态度和行为进行全面而客观的评估，因此，除了通过交谈、观察等常规的评估手段收集有关的资料外，还需要采用一些特殊的评估手段，如问卷法、心理测量法等。

1. 问卷调查　针对学习者的情况，可以设计不同的问卷，通过对问卷的归纳和整理，了解学习者的学习需求。这种方法适用于有一定文化水平的成年学习者。

2. 心理测试　主要运用心理学量表测试学习者的心理反应和情绪状态，以便利用学习者的积极情绪，消除消极情绪，进行及时、有效的心理指导。

（二）评估的内容

评估内容包括学习需求、学习时机、学习能力与方式、学习障碍、学习资源5个方面。

1. 学习需求评估　学习者的学习需求应针对病情和健康状况，抓住五个问题：学习者现有的健康知识、态度和行为是什么？学习者需要哪些知识？需要形成或改变哪些态度、认识和行为？需要学习哪些技能？影响学习者态度和行为改变的因素有哪些？

（1）**客观需求**　即评估学习者对目前的疾病或健康问题的知识、认识与行为表现，以便了解在客观上需要对教育对象进行哪些知、信、行方面的健康教育干预。

（2）**主观需求**　即学习者的学习愿望和动机。学习者对学习需要的看法是影响其学习动机的主要因素。根据教育学的理论和原理，当一个人知道自己需要学习某些知识并且在主观上产生学习的愿望时，学习的效果最好。如果学习者应该学习的知识与想要学习的东西不相符，或学习者未意识到自己学习的重要性，就会缺乏学习动机，此时即便护士再怎么努力地去指导，也难以取得满意的健康教育效果。

2. 学习时机评估　也就是评估学习者的学习准备状态。学习的准备状态除了学习愿望和学习动机外，还需要评估学习者在身体上和心理上是否处于有利于教育和学习的状态。

（1）**生理状态**　如意识障碍、剧烈疼痛、身体不适、极度疲劳、病情危重时学习者的学习愿望和学习能力均下降，不宜进行健康教育。护士应选择在疾病恢复期、病情比较稳定、身体比较舒适的情况下进行健康教育。

（2）**心理状态**　在学习者恐惧、否认或愤怒时，不宜进行健康教育。焦虑对学习者学习效果的影响具有两面性：在患病初期，学习者常常由于关注自己的疾病和健康而产生焦虑情绪，如果为轻度焦虑，学习者常迫切希望获得有关疾病的知识，有强烈的学习动机和浓厚的学习兴趣，是护士进行健康教育的有利时机；但当学习者处于中度或以上的焦虑时，由于注意力、接受信息能力和沟通能力的下降，学习者的学习能力大大降低，不利于进行健康教育。

3. 学习能力与方式评估　学习能力包括学习者文化水平、阅读能力、理解能力和动手能力。学习能力决定健康教育的方法。学习方式是指学习者比较偏爱的学习方法，有的人偏爱自学、有的人喜欢听讲解、有的人希望学完后有实践和动手的机会等。在进行健康教育时要注意讲解的同时提供相应的与学习者的文化程度和阅读能力适合或匹配的书面材料。

4. 学习障碍评估　即学习者是否有感觉和认知缺陷，如视力障碍、听力障碍、注意力障碍、沟通障碍等影响信息接收和处理的因素。若要进行动作技能的指导，还要评估学习者有无影响操作的身体缺陷存在，如要教会糖尿病学习者注射胰岛素，首先需要评估学习者是否患有严重的关节炎而导致手的严重畸形和功能障碍。当学习者有学习障碍存在时，就需要考虑采用特殊的教学手段。

二、制定教育目标

教育目标主要用来说明护士在教育活动中要给学习者教什么和将要达到什么目标，是护士制定学习者教育计划的依据。

学习者教育目标陈述的形式同其他护理诊断的目标陈述方式一样，即主语 + 谓语 + 行为标准 + 条件状语。在这里，主语应该是学习者（护理对象）或学习者家属或陪护者。对于一位新近发生心力衰竭的学习者会存在"知识缺乏"的问题，护士为学习者制定的教育目标之一可以是"1 周内学习者至少能够列举 6 个心力衰竭的诱发因素"。

（一）学习者教育目标的种类

根据布卢姆的教育目标分类和健康教育的知、信、行模式，学习者健康教育的目标分为知、信、行三级目标。

1. 知识目标　指学习者对所需接受的健康知识要达到的目标。目标陈述形式如学习者能复述……，学习者能解释……，学习者能比较……等。

2. 态度目标　指学习者通过健康知识的学习和理解产生的健康态度形成和改变的目标。如学习者能配合……，学习者能接受……等。

3. 技能目标　指学习者通过护士的讲解、示范和指导而掌握某种技能及其熟练程度的目标。如学习者能演示……，学习者能操作……，学习者能使用……等。

例如，高血压患者健康教育的三级学习目标的陈述分别为：

患者能说出患高血压病的危险因素（知识目标）。

患者能配合降压药的服用（态度目标）。

患者或其家属能使用血压计正确测量血压（技能目标）。

（二）制定目标的注意事项

1. 教育目标的主语是学习者，而非护士，是通过护士的健康教育活动，使学习者能够达到的结果。如上述心力衰竭患者的健康教育目标不能写成"1 周内至少教授学习者 6 个心力衰竭的诱发因素"。

2. 目标应由护士与学习者共同制定，以便调动学习者的积极性，使目标与学习者的学习需求、学习愿望相一致。同时制定的目标应与各阶段的治疗和护理要求相一致。

3. 制定的目标应是能够观察到的并且有可测量、可评价的客观指标作为评价的标准。

三、制定教育计划

制定教育计划是对学习者教育的教学目标、教学内容、教学结构和教学方法作出规定，是对学习者实施系统化健康教育的依据。

（一）确定教学内容

护士根据对学习者的学习需求评估确立的教育诊断（即护理诊断）和制定的教育目标，选择合适的教学内容。通常学习者教育的内容包括以下几个方面。

1. 疾病的防治知识　根据不同的学习者和不同的病种进行相应的指导，包括疾病的病因、危险因素、诱发因素、发病的机理、主要的临床表现、并发症、预后、预防措施、疾病的自我检查及急救措施等。

2. 日常生活起居　包括患有不同疾病的学习者需要在饮食、睡眠、活动、清洁卫生等方面的调整，如高血压学习者进低盐低脂饮食、糖尿病学习者进低糖或无糖饮食、肝昏迷学习者进低蛋白饮食、心血管疾病学习者要根据心功能的情况循序渐进地进行活动、骨科疾病学习者进行手术后的康复活动等。

3. 心理健康　包括正确对待疾病、控制情绪的方法和建立良好的人际关系等，使学习者在疾病的治疗过程中保持乐观情绪，处于最佳的心理状态，积极配合治疗。

4. 合理用药　包括学习者所用药物的适应证、禁忌证、毒副作用、用药方法、用药时间和药品保管等。强调遵医嘱服药的重要性，避免滥用药物。

5. 特殊检查和治疗的教育　对于需进行特殊检查或治疗的学习者应做好相应的教育指导。主要内容包括检查治疗的适合范围、注意事项、并发症、配合要求等。如对肝穿刺学习者的术前、术中、术后教育；对外科手术学习者的术前、术后教育等。

6. 健康行为的干预　健康行为的干预是指针对性地协助学习者学习和掌握必要的技能，改变不良的行为和习惯，采纳健康行为，如戒烟戒酒、康复训练、放松技巧、增强依从性等。

（二）确定教育方式与方法

为了使学习者教育的内容更容易被其所接受，产生良好的教育效果，达到学习者教育的目标，需要选择适当的教学方式和方法。由于学习者教育需要有较强的针对性，因此最常用的方式是一对一的教育方式（one – to – one education）。这种教育方式适用于需要讨论比较敏感或隐私性的话题，常常针对门诊就诊学习者、住院学习者和居家学习者的具体健康问题进行。其优点是针对性强，可以根据每个学习者的具体学习需求、愿望、能力、时机和学习障碍安排健康教育的内容，效果较好。缺点是不够经济，消耗护士的大量时间。对于具有相同学习需求的学习者也可以采用集体教学的方式。集体教学又称小组教学（group teaching），其优点是经济，小组成员之间可以互相支持，而且可以从其他小组成员的提问中学到自己尚未想到的问题。缺点是针对性不强。

（三）教具和教学设备的选择

1. 书面材料　书面材料是通过一定的文字传播媒介来传递健康教育的内容，包括健康教育手册、宣传栏、医学科普读物、报纸杂志、仪器药物的说明书等。采用这种方式要求学习者有一定的文化水平和阅读能力。

NOTE

2. 多媒体工具   多媒体工具是运用现代化的声音、图像设备，向学习者传授健康教育的知识，如采用电视机、电影机、幻灯机、投影仪、计算机多媒体等。这种方式形象逼真，发挥了视听并存的优势，使学习者容易接受。

3. 实物工具   实物工具是通过各种实物器具、标本、模型、图片等向学习者传授健康信息。如血糖测定仪、尿糖试纸、注射器、呼吸练习器等。这种方式形象、直观、生动，学习者容易理解和接受，可加深印象。

（四）教育时间和环境的选择

1. 教育时间   在选择学习者教育时间时，除了要考虑学习者的学习时机外，还要考虑学习者的病情和诊疗安排。一般宜将学习者教育安排在与学习者的治疗、检查、进食、探访等时间不相冲突的时间段进行；入院教育最好在入院 24 小时内完成；危重症学习者的教育应安排在病情稳定期和恢复期；出院教育应尽量提前，一般在出院前 3 天开始进行，使学习者有足够的时间学会各种自理和自我保健的知识和技能。

2. 教育环境   教育环境的选择和布置应以有利于教育活动的实施和减少分散注意力的刺激为原则。因此，实施教育活动的环境应安静，光线柔和，避免刺眼的光线或光线过暗，温度应适宜，椅子应舒适。如果是讨论敏感性或隐私性的话题，应为学习者提供一个隐私的环境。

四、实施教育计划

实施是将学习者教育计划中的各项教育内容落实到教育活动的过程。在实施教与学的互动过程中，护士需要掌握各种专业理论知识和教育技巧，以激发学习者的学习动机，使学习者或家属积极、主动、自愿地学习。另外，护士还要尽量消除各种不利学习因素的影响，提高健康教育的效果。

（一）实施教育计划的原则

1. 优先原则   在制定教育计划时，应充分考虑学习者的意见，与他们共同协商制定。在学习者疾病的急性期、危重期要首先满足学习者的生理需要，维持生命。

2. 科学性原则   学习者教育是一项科学、系统的工作，护士应以科学、严谨的工作态度严格要求自己，科学地将专业的保健知识准确地用学习者能接受和理解的方法传授给学习者，同时注意保持所述观点的前后一致性。

3. 实用性原则   学习者教育的内容丰富，形式多样，而学习者最感兴趣的是与自己疾病密切相关的健康知识和技能，因此，在选择学习者教育的内容时，要考虑学习者的实际需要，制定的教育目标要符合学习者的实际情况，使学习者容易接受。如对于糖尿病学习者的教育，重点应放在饮食的调整、降糖药的服用、胰岛素注射技术和预防并发症等方面，使糖尿病学习者能够进行自我护理。

4. 循序渐进原则   学习者在住院期间要经历疾病发展的不同阶段，需要接受的教育内容也非常多。护士应根据学习者身心发展的不同阶段，按照一定的逻辑顺序，由易到难、由浅入深、由简到繁、循序渐进地进行教育活动。

5. 整体性原则   在学习者教育过程中，要将学习者作为一个生理、心理和社会的统一整体来进行教育。在教育内容上要把疾病的防治知识、心理卫生的指导和行为的干预结合起来，在教育对象上要注意把对患者的教育和对患者家属的教育结合起来。教会患者及家属一定的自我护理和家庭护理技巧，以促进健康，预防疾病，提高生活质量。

（二）实施教育计划的注意事项

护士在实施教育计划时，要注意以下几点。

1. 对待学习者的态度要热情，尊重学习者的反应和感受，保护学习者的隐私。

2. 为学习者创造良好、愉快的学习环境，因人施教，灵活地安排教育的时间，使用学习者能理解的通俗易懂的语言，避免使用医学术语。

3. 征求学习者的意见，满足学习者的学习需求，利用学习者以往的学习经历进行有针对性的教学。

五、评价

评价是整个健康教育活动中不可缺少的一环。评价的目的在于根据评价结果及时修改和调整教育计划，改进教学方法，完善教学手段，以取得最佳的教学效果。

（一）评价的内容

1. 学习需求：包括学习者的学习需求是否得到满足，学习者是否积极参与到学习过程，是否与学习者的其他需要产生冲突等。

2. 教学方法：包括教学的时机是否合适，教学工具是否适宜，教学方法是否合理，教育者是否称职，教学的进度、气氛如何。

3. 教育目标是否实现。

4. 学习者的知识、信念和行为学习者掌握知识的程度，学习者的态度是否转变，学习者的行为是否改善。

（二）评价的方法

1. 观察法 主要用于对学习者行为的评价。利用护士的感官直接观察学习者的健康行为，或者通过间接的途径，如学习者家属的描述、病历记录、影像记录等了解学习者的健康行为，如学习者能主动地配合治疗、有良好的卫生习惯、无不良嗜好、保持乐观愉快的情绪、有良好的人际关系、良好的适应能力等。

2. 评分法 用标准试卷的形式进行测评。护士可以根据教育目标，对学习者应掌握的知识、技能用考试的方式进行测评，以了解学习者的学习效果。

（三）评价的注意事项

1. 应用观察法时，应将直接观察法与间接观察法结合起来使用，这样可起到互补的作用。

2. 评价应贯穿学习者教育的全过程。在健康教育的过程中，护士应及时对学习者教育的效果做出评价，以便及时修订教育计划，促进教育计划的实施。

3. 采用评分法进行评价时，试卷的设计要符合学习者的实际情况，题目不宜太多，试题要通俗易懂，简练明确。另外还可以采用口头提问的方式对学习者知识掌握的情况进行评价。

【案例】杨某，男，27岁，教师，大学文化。干咳少痰，潮热，口燥咽干，舌质红少津，脉细数，消瘦1月余。诊断：肺痨。入院体检：咳嗽、咳痰、消瘦，测体温37.7℃，脉搏110次/分，血压110/70 mmHg，呼吸23次/分，肺内可闻及痰鸣音。治疗：异烟肼0.4g口服，每日1次；利福平0.45g口服，每日1次；吡嗪酰胺0.5g口服，每日3次；五酯片3片口服，每日3次。

健康需求评估：患者有学习能力和学习愿望，愿意接受健康教育，渴望了解结核病的预防、治疗、药物副作用观察以及饮食注意事项等知识。

教育目标：提高患者自我保健意识，建立遵医嘱服药行为。

学习目标：①了解结核病的发病特点、易感人群和治疗过程。②了解药物的作用与副作用。③掌握有效咳痰的技巧。

教育内容：①肺结核病的传播途径和预防方法。②药物的作用与副作用。③肺结核病饮食原则。④有效咳痰的技巧。⑤有关的化验检查指标及意义。

教育方法：①讲解肺结核有关知识。②指导阅读肺结核保健书籍以及健康教育手册。③演示咳嗽排痰的技巧。

效果评价：①能回答肺结核的相关知识。②能有效咳嗽。③住院期间能遵医嘱服药。

第四节　健康教育的方法

健康教育方法是指教育者选择的向学习者教授健康保健知识和技能的具体方法。健康教育有多种方法，教育者可依据教育对象的不同特点以及不同的教育目的，选择相应的健康教育方法。常用的方法有专题讲座法、小组讨论法、病例教学法、示范演示法。

一、专题讲座法

专题讲座法是护士以语言为工具对教育目标和教育内容相同的一类学习者进行的健康教育方法。适用于相同病种或同样治疗方法的学习者集体学习。其特点是直接交流，通过授课传递健康知识，帮助学习者理解和认识健康问题，树立健康的态度和信念，为健康行为转变打下基础。是最常用的健康教育方法。

专题讲座法的优点是简单方便、信息量大、工作效率高。缺点是针对性差，不利于受教育者主动学习。

进行专题讲座时的注意事项。

1. 做好有针对性的备课　充分备课是讲好一堂课的关键和前提。与课堂教学相比，健康教育的备课有其独特的特点。护士需要评估学习者的学习需求和影响学习的因素，针对学习者的需求和兴趣，以及目前的健康需要选择教学内容、制订教育计划，并编写相应的讲义，以促进学习者对学习材料的理解和记忆。

2. 讲授环境的布置　提供适宜的视听教具，如电视机、录像机、幻灯机等，尽量提供安静、光线充足、温度适宜的良好环境。

3. 传递正确信息　为了确保护士在进行学习者教育时正确地向学习者及其家属传递健康知识，首先，要求讲授的内容应科学正确，观点明确，无论是对理论的叙述、数据的引用还是对观点的解释都应该准确可靠。其次，讲授要有系统性和逻辑性，根据内容各个部分之间的联系，由浅入深，条理清晰，层次分明，重点和难点要讲解透彻、明白。第三，避免使用医学术语，尽量采用通俗易懂、口语化、学习者易于理解的语言。如向学习者讲解一些操作性的术语时可换成口语化的语言，如肌肉注射改为打针，备皮改为刮汗毛，输液改为打吊针等。第四，口齿清晰，声音洪亮，语速平稳，要让在场的每一个人都能听清楚，避免出现"嗯""啊""吧""啦"等口头禅。第五，灵活运用板书、幻灯、多媒体等辅助教学手段，以补充单纯听讲可能造成的误听，促进记忆，另外能够强化主题，加深印象，并能营造生动活泼的讲课气氛。

4. 内容要简明扼要　时间不宜过长，一般以 30 ~ 60 分钟为佳。讲座结束后应鼓励学习者提问，形成双向沟通。

二、小组讨论法

小组讨论法是指组织相同情况的学习者在护士的指导下展开讨论，进行信息沟通和经验交流。相对于专题讲座而言，小组讨论增加了双向交流的机会，促进了学习者学习的积极性。

小组讨论法的优点是学习者针对共同的需要或存在的共同健康问题，通过提问、探讨和争辩，相互启发、取长补短，将被动学习化为主动学习，加深对问题的认识及了解，有利于态度或行为的改变。缺点是小组的组织和讨论需要花费较多时间，如果引导或控制不好，可能会出现有的人比较活跃，过于主导，有的人却较为被动，主动性不高，也可能出现讨论偏离主题，不利于学习者系统掌握核心知识的现象。

具体方法与注意事项。

1. 打破僵局　护士要提前到达，热情接待每一位来参加讨论的人。在小组讨论正式开始前，可以谈论一些轻松的话题，使人们放松，且尽快地熟悉起来。讨论正式开始时往往会出现僵局，护士可以通过向大家说明讨论的目的和主题，以及自我介绍等打破僵局。开场白应通俗易懂，简单明了，有幽默感，并表明每一位成员对于讨论都是十分重要的，使他们感到自己的作用和参加讨论的意义。

2. 鼓励发言　可以通过提问的方式（开放式问题）鼓励大家积极发言。对踊跃发言的患者给以适当的肯定性反馈；对发言不积极者可以通过个别提问、点名征求意见的方法促使其发言。如头脑风暴法，又称快速反应法，是西方国家倡导的发现性教育方法的一种。首先由主持人提出一个开放性问题，如"为什么结核病近年来有迅速增长的趋势""为什么我国糖尿病患者逐年增多"等，然后让患者各抒己见。

3. 控制局面　当讨论出现偏离主题时，护士要及时提醒回到主题上来。若出现"一言堂"局面，护士要有礼貌地插话，如"您的想法的确很好。某某，您是怎么看待这个问题的"？这样通过向他人提问来改变对话方向。当出现争论时不要急于制止，待每个人都已表达了自己的见解后再做出小结，并转向其他问题。

4. 小结感谢　讨论结束时，护士应对讨论的问题做出小结，并对大家的参与表示感谢。

三、病例教学法

病例教学法是在教学过程中选择一个或若干个典型的具体的病例，经教育者精心设计好一系列程序后，引导学习者层层深入地展开讨论分析，从中概括出理论知识或操作要点、技巧，使学习者能深刻理解和把握，并能运用所学的知识思考和探寻解决问题的对策和方法。

具体方法与注意事项。

1. 注意病例的选择与设计　为了取得最佳的教育效果，应根据教育目的选择具有代表性

NOTE

的病例。

2. 病例教学可以采用学习者现身说法或护士举例的形式　学习者现身说法是一种非常受学习者欢迎的行之有效的教学方法，对于学习者的教育会起到事半功倍的效果。如对于一个对手术非常恐惧的学习者，可安排另一个做过同样手术并且恢复得很好的学习者现身说法，谈谈他自己的切身体会，帮助学习者顺利地度过手术期。

3. 活动结束后及时总结与反馈活动　结束后要引导学习者进行讨论，帮助学习者加深对相关的知识的理解。

四、示范演示法

示范演示法是教育者通过语言、文字、声像等材料和具体的动作范例演示指导，帮助教育对象形成健康态度，做出行为决策，学习和掌握新的行为方式。护士所进行的健康教育活动，大量的行为干预属于这一范畴，包括自理能力、疾病适应能力和康复运动技能三个方面，如母乳喂养指导、糖尿病病人自我注射胰岛素的指导等。

具体方法与注意事项。

1. 演示前要精心准备，准备好教具，检查设备是否处于完好状态。技能演示要尽量做预演，以确保效果。

2. 演示中要严密组织，提高演示效果，演示要适时、适当；位置和方向要合理；内容较复杂时，可事先利用视听教具，如录像带，说明操作的步骤及原理，然后再演示；演示动作不宜太快，应将动作分解，让学习者能清楚地看到，同时，应配合口头说明，以提高演示效果。

3. 演示结束要及时总结在演示结束时应安排一定的时间让学习者练习，发现问题及时纠正，并加以分析。

五、其他

健康教育还可采用其他方法，如参观法、座谈法、咨询法，以及脱敏、强化、消除、厌恶等行为矫正法，可以利用广播、电视、报纸、书刊、宣传手册等介绍预防保健的知识，也可以利用各种社会团体及民间组织活动的机会进行健康教育和健康促进活动。护理人员应通过各种健康教育方法，使人们树立健康观念，改变不良的行为和生活方式，建立和巩固有利于健康的行为和生活方式，从而达到促进康复、预防疾病的恶化或发生新的疾病、增进健康的目的。

【案例】李某，男，27岁，物流工人，初中文化。因搬运物件中不慎摔倒在地，左锁骨剧痛，局部红肿。诊断：左锁骨中段骨折。护理体检：体温37.7℃，脉搏84次/分，血压16/10kpa，呼吸24次/分，学习者左上肢红肿。治疗：在全麻下左锁骨切开复位钢板螺丝钉内固定术。一级护理。

健康需求评估：学习者有学习能力和学习愿望，愿意接受健康教育，渴望手术后能尽快康复，重返工作岗位，表示能主动配合治疗。

术后教育计划：

教育目标：提高患者术后配合能力，减少并发症。

学习目标：①了解骨折术后常见并发症预防知识。②了解术后早期功能锻炼的方法。③了解全麻后注意事项。④学会生活自理方法。

教育内容：①全麻术后的注意事项。②骨折术后常见并发症的预防知识。③早期功能锻炼方法。④营养需求知识。

教育方法：①指导阅读骨折保健书籍以及健康教育手册。②床边演示各种技巧。

效果评价：①提问能回答有关骨折的相关知识。②住院期间能演示上肢功能训练方法，未发生失用性萎缩。

思考题

1. 赵某，男，59岁，诊断为糖尿病入院治疗。学习者口干，多饮，纳差，乏力，睡眠欠佳，空腹及餐后2小时血糖明显升高，间断饮酒，量不多。根据学习者情况，运用所学知识为学习者制定一份健康教育计划。

2. 对于健康不被重视的中年人，由于家庭和工作双重压力，会出现诸如高秀敏式的猝死现象，作为社区护士应做哪些健康教育？

3. 如何应用健康信仰模式劝导一位吸烟者戒烟？

第十一章　护理职业生涯规划

职业生涯关系到人的一生，职业生涯的发展程度决定了自我人生需求的满足和自我价值的实现程度。因此，在步入职业生涯前做好充分准备、设计职业生涯规划是人生至关重要的一步。随着"以人为本"的医院管理模式的广泛实施，加强护士职业生涯规划已成为医院人力资源管理的重要组成部分，将职业生涯规划引入护士职业发展中，引导护士认识自我、正视专业、计划未来，将有利于护士的专业生涯发展与专业成长，将有利于提高护士的工作满意度、工作效率和职业自豪感，促进护理事业的长足发展。

第一节　概　述

一、概念

（一）职业生涯

职业生涯（career）就是一个人的职业经历，是指一个人一生中所有与职业相联系的行为与活动，以及相关的态度、价值观、愿望等连续性经历的过程，也是一个人一生中职业、职位的变迁及工作、理想的实现过程。职业生涯是一个动态的过程，它并不包含在职业上成功与否，每个工作着的人都有自己的职业生涯。职业生涯是人一生中最重要的历程，对人生价值起着决定性作用。

在人的职业生涯中职业生活占据核心与关键的位置，是人生全部生活的主体。人们一生的职业历程有着种种不同的可能：有的人从事这种职业，有的人从事那种职业；有的人一生变换多种职业，有的人终身位于一个岗位上；有的人不断追求、事业成功，有的人穷困潦倒、无所作为。造成人们职业生涯差异的有个人能力、心理、机遇方面的问题，也有社会环境的影响。

（二）职业生涯规划

职业生涯规划（career planning）又叫职业生涯设计，是指个人与组织相结合，在对个人职业生涯的主、客观条件进行测定、分析、总结的基础上，对自己的兴趣、爱好、能力、特点进行综合分析与权衡，结合时代特点，根据自己的职业倾向，确定其最佳的职业奋斗目标，并为实现这一目标做出行之有效的安排。

职业生涯规划的目的不仅是帮助个人按照自己的资历条件找到一份合适的工作，实现个人目标，更重要的是帮助个人真正了解自己，为自己定下事业大计，筹划未来，根据主客观条件设计出合理且可行的职业生涯发展方向。每个人要想使自己的一生过得有意义，就应该有自己的职业生涯规划。

职业生涯规划既包括个人对自己进行的个体生涯规划，也包括单位对员工进行的职业规划管理体系。职业生涯规划不仅可以使个人在职业起步阶段成功就业，在职业发展阶段走出困惑，到达成功彼岸，对于单位来说，良好的职业生涯管理体系还可以充分发挥员工的潜能，给优秀员工一个明确而具体的职业发展引导，从而实现企业价值最大化。

（三）职业生涯发展

职业生涯发展（career development）是指为达到职业生涯规划的各种职业目标进行的知识、能力和技术的发展性培训、教育等活动，也是个体逐步实现其职业生涯目标，并不断制定和实现新目标的过程。职业生涯发展深受教育背景、家庭背景、个人需求与心理动机、把握时机的能力以及社会环境因素的影响。

一个人的职业生涯一般经历几个相对可以预测的阶段，每个职业生涯阶段也有一些每个人都必须面对的问题或任务。例如一位20多岁的大学毕业生要面临找工作、就业、适应新的工作环境、增长工作能力和得到单位领导和同事的接纳和认可等问题；而对于一位55～60岁的人就要面临退休和考虑如何在单位中继续维持自己的工作价值等问题。因此，职业生涯发展是个体在人生旅途中所经过的不同的工作进展阶段，每个阶段都以一组相对独立的问题和任务为特征。在进行职业生涯规划和管理时，首先必须认清职业生涯发展的阶段及其特定的问题和任务，这样才能有效地制定出不同职业生涯发展阶段特定的职业目标和策略，真正获得职业生涯的发展或事业的成功。

（四）职业生涯管理

职业生涯管理是从企事业单位的角度出发，由单位的人力资源开发管理部门或人事部门在充分了解和掌握职工的个人兴趣、能力和发展志向的基础上，制定出使个人的兴趣、发展方向与本单位的发展和需要相结合的职工发展计划，以提高职工在单位的满意程度，提高职工的职业素质和工作热情，进而提高单位的竞争能力和生产效益。

（五）护理职业生涯规划

护理职业生涯规划是个体计划自己在护理专业生涯中根据专业发展和个人需要，获取相关的知识与技术，拟定需要达到的目标，设计达到目标的活动，并通过自身的努力，最终达到既定目标的过程。随着医院广泛实施以人为本的管理，加强护士职业生涯规划管理已成为护理人力资源管理活动的重要组成部分，它直接关系到护士个人的自我概念、尊严和满足感。

二、护理职业生涯发展的基本阶段

职业发展看似偶然，但实则有规律可循。只有在了解职业生涯的发展规律、明确各阶段的任务和挑战的基础上，个体才能制订出符合各发展阶段特点的阶段发展规划。美国著名职业生涯发展指导专家米勒（Miller）、萨柏（Donald E. Super）和格林豪斯（J. H. Greenhaus）等人通过对职业生涯发展过程的长期研究，分别建立了自己的职业生涯发展理论，本章以格林豪斯的职业生涯发展理论为基础介绍护理职业生涯的发展阶段及各阶段的职业策略。格林豪斯根据不同年龄段职业生涯所面临的主要任务，将职业生涯划分为五个阶段：职业选择、进入组织、职业生涯初期、职业生涯中期和职业生涯后期。

（一）职业选择

职业选择（occupational choice）阶段的典型年龄是从出生到18岁，主要任务是发展职业

NOTE

想象力，评估不同的职业，选择第一份职业，接受必需的教育或培训。然而，一个人要圆满地完成这些任务，必须对自己的特长、兴趣、价值观和期望的生活方式以及各种不同职业的要求、机遇和报酬情况有一个比较清晰的认识。一个人从儿童时期就开始构建自己今后的职业形象，并在青少年期和青年期得到进一步的发展和完善。但是职业选择并不仅仅限于这一时期，人的一生可能会有多次职业选择，任何时候，只要进行职业选择，就会面临选择职业时所需要完成的各项任务。

护理专业学生从学校毕业后有临床护士、社区护士、护理师资和护理相关的职业选择。

1. 临床护士 临床护士主要从事的工作是各级医院的临床护理。护士在医院的职业生涯通路包括技术系列和行政管理系列。技术系列的晋升阶梯从低级到高级依次为护士、护师、主管护师、副主任护师、主任护师，其中副主任护师和主任护师为高级技术职称，有一定的晋升条件要求。护理行政管理系列依次为护士长、科护士长、护理部副主任、护理部主任、医院主管护理工作的副院长。合资医院有自己设置的护理职业生涯通路。

2. 社区护士 社区护士主要从事的工作是基层卫生机构的社区护理。基层卫生机构包括社区卫生服务中心、社区卫生服务站、基层医院（卫生院）和其他基层卫生机构，如各企事业单位或机关（组织）的医务室、校医院等。社区护士的技术职称晋升通路同医院临床护士，行政管理职务则由各基层卫生机构按需要自行设置。

3. 护理师资 护理师资主要从事的工作是各级各类护理学校的护理教育，对学历的要求较高，至少需要本科以上的学历。目前我国多数高等医学院校的护理学院（系）只接受护理硕士以上毕业生从事护理教育工作，且还有其他要求如临床护理工作经历等。高等院校护理师资的职业生涯通路从低到高依次为助教、讲师、副教授、教授。中等专业学校护理师资的职业生涯通路从低到高依次为助理讲师、讲师、高级讲师。行政管理职务是各学院院长或学校校长、书记；学院副院长或学校副校长、副书记；系主任、副主任；办公室、教研室主任、副主任。

4. 其他各类需要有护理背景的企业和组织 如医药公司、医疗器械公司、保健品公司、养生机构、医学方面的杂志社和出版社等。

5. 国外、境外等就业 如可通过劳务输出、参加 RN（注册护士）考试、取得雅思成绩后申请国外护士资格的途径到国外就业。

（二）进入组织

这一阶段发生于 18～25 岁不等，取决于职业教育的开始年龄和教育年限。同时由于一个人在一生中可能换几次工作，因此，任何年龄的个体都可能处于进入组织（organizational entry）阶段。这一阶段的主要任务是在自己所选择的职业范围内选择一个理想的单位，并在获得足够的信息后，选择一份合适的工作。在这一职业生涯发展阶段，如果一个人能够找到一份适合自己职业价值观和特长的工作，说明他在这一阶段获得了成功，或得到了积极的结果。但是许多人在找工作时常常不能或没有得到全面而确切的信息，因此，进入组织后就会发现，现实的工作环境与他们的期望值不相吻合，会导致幻想的破灭，产生不满情绪和挫败感。

（三）职业生涯初期

职业生涯初期（early career）的典型年龄是 25～40 岁，可以分成两个时期：立业时期（establishment period）和取得成就时期（achievement period）。

1. 立业时期　刚开始工作时，新职工还没有在心理上融入单位，因此，其首要任务是尽快熟悉自己的工作业务，提高工作能力，了解单位的规范、价值观和期望，设法使大家认同自己是本单位一位有能力、能够为单位做出贡献的成员。同时新职工要表现出良好的工作习惯、积极的工作态度和良好的同事关系，使自己能够被单位和同事接纳，真正融入单位。由此可见，所谓融入单位，并不单纯是指工作技能的熟练掌握，而是一个组织社会化的过程，也可以说是新职工获得适当的价值观、能力、期望的行为和社会知识，使其真正成为单位一员的过程。

立业时期主要是指护士从学校进入工作环境，并在工作环境中逐渐社会化，实现从学生到护士的转变，并为新的组织所接纳的过程。这一阶段一般发生在从业5~8年，护士年龄为22~30岁时期。此阶段的护士是精力最旺盛的阶段，主要职业表现是积极熟悉各科室业务，适应新的临床工作环境，积累实践经验，学习专科技能，处理人际关系，寻找出最合适的科室。在新的环境中，也常常需要面对学校所学与工作中实际运用的冲突，面对陌生的工作环境，面对复杂的医护患关系等等。处于此阶段的护士，全面的自我评估是探索新的或以前并未意识到的职业机会的关键，它能帮助个人从兴趣、特长、性格、气质等方面深入认识自我的价值，同时要逐渐适应新的组织环境，学会与同事、领导相处，寻找个人在团队中的位置，建立新的人际关系。

2. 取得成就时期　当个体已经融入单位，被单位接纳为有价值的一分子后，就会将注意力集中在争取更大的自主权和取得更大的成就方面。在这一时期，职位的升迁愿望非常强烈，人们通常关心的问题包括：①要表现出自己的工作能力在不断增加。②希望承担责任较大的工作，获得更大的自主权。③确定自己在哪些方面最能为专业和单位做出贡献，例如，是继续从事专业工作还是从事管理工作。④评估单位内外的机会。⑤制定与个人的职业生涯抱负相一致的长短期目标。⑥制定和实施达到个人职业生涯目标的策略。⑦保持灵活，适应不断变化的环境。在这一阶段，个体需要采取一些积极的行动来实现自己的职业理想。

取得成就时期约在护理人员从业9~15年，年龄31~40岁阶段。护理人员个人职业能力得到提高，责任心增强，基本适应了职业环境，能够接受比较重要的工作任务，能比较周全的思考、处理问题。此期的主要问题是竞争压力，没有足够的时间、精力对自我进行充电，忽视了自我发展。作为护理人员个人应再次进行自我定位，合理安排时间，扩展自己的知识面，进行适当的心理调适与休整，维持职业、家庭和自我发展之间的平衡。

（四）职业生涯中期

职业生涯中期（middle career）的典型年龄段在40~55岁之间，处于中年转折期。这一阶段的主要任务是应对和适应中年时期的转折，维持和保留自己已经得到的地位和成就，避免被组织淘汰，或为更换工作做好准备。由于护理工作是一种半体力劳动，需要有强壮的体魄和敏锐的动作。当人进入中年以后，会经历体力的下降、听力和视力的衰退、记忆力的减退以及反应和动作的迟缓等衰老过程。同时，由于医学科学技术、护理学科和护理技术的不断发展，工作中的落伍感会不断增强。因此，步入中年的护理人员需要不断地更新自己的知识和技能，或者学习新的技能，如管理技能或教学技能等，并承担护理管理、护理教育或指导和培养年轻护士的工作，使自己在护理岗位上继续保持原有的作用和价值，甚至发挥更大的作用。

（五）职业生涯后期

职业生涯后期（late career）一般是指 55 岁至退休这一时期。对于工作成就较大的护理人员，应做好承担领导职务或护理专家的准备。对于大多数护理人员，其主要任务是继续保持现有的职业成就，维持自我价值和自我尊严，做好圆满退休的准备。凭借几十年的工作经验、技能、智慧及良好的社会人际关系，处于此阶段的护理人员应为年轻人树立榜样，担当良师益友的角色，继续在职业工作中发挥自己独特的作用。护理管理者要注意保护这些即将面临退休的年长护理人员的职业情感，对于她们的退休事宜进行细致的安排，维护她们的归属感和自我价值；根据个人具体情况，采用兼职、顾问、督导等方式使她们继续发挥余热，同时做好退休护理人员工作的交接工作，以保证正常工作的顺利进行。

三、护理职业生涯的影响因素

影响护理职业生涯规划的因素很多，既有外在的因素，也有内在的因素。认真分析这些影响职业生涯规划的因素，有利于护士在进行职业生涯规划时更好地把握规律，以做出科学的职业生涯规划。影响护理专业学生和临床护士这两类群体的职业生涯规划因素主要有个人因素和社会性因素两大方面。

（一）个人因素

人生的价值莫过于最大限度地发挥自己的潜能，实现人生的目标。一个人如果按照自己的潜能优势来确定发展方向的话，更容易成功和实现自我价值，并从中感受到人生的幸福和满足。因此，必须科学地了解自己的潜能和优势，了解外部环境给予的各种机遇与挑战，这样才能使职业生涯获得成功。

1. 健康　健康对于职业选择起着重要作用，几乎所有的职业都需要健康的体魄。健康是从事职业的基本条件。对护理专业的学生来说，专业对学生的身体提出了更高的要求，要求学生具有健康的身体，有健康的身体才能照顾好患者。临床护理工作需要经常上夜班，且工作强度和压力较大。同时，大多数新毕业的临床护士将来都面临着结婚生子的问题，女性在结婚后的怀孕、生产、哺育过程中身体会发生一系列的变化。这就更要求护理专业学生和临床护士能够有良好的身体，学习和工作之余多运动、多锻炼，加强营养，促进健康。

2. 性别　在中国传统观念中，女性在家庭中承担着照顾的角色，从事护理工作的也大都为女性。而男性从事护理工作一直是我国护理行业一个逐渐待接受的问题，我国的男性护士数量很少。在中国的护士队伍中，男性比例还达不到 1%。而在国外，1999 年澳大利亚男性护士占注册护士的比例就达到 8.7%，2000 年美国男性护士占注册护士的比例为 54%，2002 年英国男性护士占注册护士的比例为 10.21%。男、女在形象思维、逻辑思维等习惯思维方面总体是有区别，在对精密仪器设备的敏感度与动手能力上也各有优势。若能在临床工作过程中克服一些社会上对男性从事护理工作的不理解的困扰，用自己出色的工作、幽默机智的沟通打消患者和家属的疑虑，相信男护士定能发挥非常好的护理职业价值，特别是在重症监护、手术室、急诊急救等科室中。

3. 进取心与责任心　进取心是使个体具有目标指向性和适度活力的内部能源，认真而持久的工作是个体事业成功的前提，而具有进取特质的个体也就具有了事业成功的心理基石。一个责任心强的人常常能够审时度势选择适度的目标，并持之以恒地、自信地追求这个目标，进而获得事业的成功。

4. 自信心　自信心为个体在逆境中开拓、创新提供了信心和勇气，也为个体在面临怀疑和批评时提供了信心和勇气。没有信心的人会变得平庸、怯懦、顺从。而喜欢挑战、善于战胜失败、突破逆境是自信心强的特质。

5. 自我力量感　虽然人的能力存在差别，但只要个体具有中等程度的智力，再加上善于总结经验教训，善于改进方法和策略，经过主观努力之后，许多事情是能够完成的。因此，可以把成功和失败归因于努力程度的高低和工作方法的优劣。

6. 自我认识和自我调节　常言道：人最难认识的是自己。了解自己的优势和劣势，了解自己所处的组织环境关系，善于调节自己的生涯规划是职业生涯成功的必要条件。

7. 情绪　冷静、稳定的情绪有利于持续的工作。焦虑和抑郁会使人无端的紧张和烦恼，恐惧和急躁不但易使人忙中出乱，而且会带来人际关系的紧张。

8. 社会敏感性　洞察社会发展可对自身发展带来机遇与挑战，善于把握人际关系、对事物发展趋势有预见、行动之前善于思考行为的结果、与人交往时能设身处地地想一想他人处境，并获得他人的尊重与帮助，这是使自己职业生涯成功的必要基础。

9. 社会接纳性　社会接纳性是指社会认可程度，是建立深厚的个人关系的基础，在承认人人有差别和有不足的前提下接纳他人，是使自己融入团体，并在其中发挥作用的前提。

10. 社会影响力　社会影响力是指影响社会的行为能力。在为人处事中应以自己的正直和公正造就个人的社会影响力。它包括善于沟通和交流、理解人、善待人、具有自信心和幽默感等感染力；具有认真、镇静、沉着、办事干练等行为的影响力；具有仪表、身姿等视觉的影响力；以及忠诚和正直等道德品德的感染力。

（二）社会性因素

1. 社会环境因素　在经济发展日益市场化的背景下，职业生涯发展必然要受到社会环境的极大影响和制约，其中包括社会的政治环境、经济环境、文化环境、科技环境和教育环境。社会环境中流行的价值观、政治经济形式、社会产业结构的调整与变动、社会劳动力市场的需求与变化都对个人的职业生涯决策起到重要的作用。职业的社会地位对人们的择业有着重要的影响。在护理学已升级为一级学科的今天，护士队伍的学历结构已有了明显的改变，护理工作的性质和范畴也在悄然发生改变。同时，随着我国医疗卫生体制的改革向纵深发展，社区医疗保健制度不断完善，以及在突发公共卫生事件中护士发挥重要作用的事实等，护士的社会地位也在悄然发生改变。对本科护理专业的毕业生而言，现代护理职业是机遇与挑战并存，适应与发展并存。

2. 家庭因素　职业生涯发展与家庭背景有着非常密切的关系，因为家庭是人们生活的重要场所，人们的价值观、行为模式都会受到家庭生活和家庭成员潜移默化的影响，而这些对他们的职业选择倾向、就业机会也大有影响。首先，家庭教育方式的不同，造成他们的世界观有所不同。其次，父母的职业是孩子最早观察模仿的对象，孩子必然会得到父母职业技能的熏陶。再次，父母的价值观、态度、行为、人际关系等会对孩子的职业评价及职业选择发生直接或间接的影响。

3. 教育因素　教育是赋予一个人才能、塑造人格、促进个人发展的活动。一般而言，接受过高等教育的人，在就业以后具备相当的发展潜能，具有较大的发展空间，当职业转换时，其再次进行职业选择的能力和竞争力也较强。另外，人们所接受教育的专业、学科门类对职业生涯起着决定性作用。人们在选择职业、转换职业时往往与所学的专业有一定的联系，或以该专业的理论知识、技术能力为基础。护理专业学生毕业后主要从事护理或相关工作。因此，教育是个体提升社会地位的主要动力，也是影响个体职业规划的重要因素。

4. 同龄群体的影响　朋友、同龄群体的价值观、工作态度、行为特点等不可避免地影响到个人对职业的偏好、选择从事某一类职业的机会和变换职业的可能性等诸方面。事实上，与父母、家庭成员相比，同学或同龄朋友的职业观往往具有更大的影响力。同龄的朋友或同学之间往往更有共同语言，他们在很多观点上更容易沟通。所以在考虑个人职业生涯发展或者择业时，人们更乐于听取同学、朋友的意见，接受他们的观点。

第二节　护理职业生涯规划的原则与方法

一、护理职业生涯规划的原则

职业生涯规划原则是指组织和个人在职业生涯设计时应把握的方向和准绳，主要包括个人特长与组织、社会需要相结合原则，长期目标与短期目标相结合原则，稳定性与动态性相结合原则和动机与方法相结合原则。

1. 个人特长与组织、社会需要相结合原则　个人的职业生涯发展离不开组织环境，有效的职业生涯设计就应将个人优势在组织和社会需要的岗位上得到充分发挥。认识个人的特征及优势是职业生涯发展的前提；在此基础上分析个人所处环境、具备的客观条件和组织需要，从而找到自己恰当的职业定位。只有找准个人和组织需要最佳的结合点，才能保证个人和组织共同发展，达到双方利益的最大化。

2. 长期目标与短期目标相结合原则　目标的选择是职业发展的关键，明确的目标可以成为个人追求成功的行为动力。目标越简明具体，越容易实现，越能促进个人发展。长期目标是职业生涯发展的方向，是个人对自己所要成就职业的整体设计，短期目标是实现长期目标的保证。长短期目标结合更有利于个人职业生涯目标的实现。

3. 稳定性与动态性相结合原则　人才的成长需要经验的积累和知识的积淀，职业生涯发展需要一定的稳定性。但人的发展目标并不是一成不变的，当内外环境条件发生改变时，就应该审时度势，结合外界条件调整自己的发展规划，这就是职业生涯发展的动态性。

4. 动机与方法相结合原则　有了明确的发展目标和职业发展动机，还必须结合所处环境和自身条件选择自己的发展途径。设计和选择科学、合理的发展方案是避免职业发展障碍、保证职业发展计划落实、个人职业素质不断提高的关键。

二、护理职业生涯规划的方法

职业生涯设计基本上可以分为评估、设定职业生涯目标、确定职业生涯路线、实施职业生涯策略和修正职业生涯设计。

（一）评估

1. 自我评估　我国古代兵家鼻祖孙武在《孙子·谋攻篇》中提出"知彼知己，百战不殆"，所以全面评估自己非常重要。自我评估要从生理上、心理上、理性自我和社会自我四个方面进行才比较全面。

（1）生理上的自我评估　生理上的自我即对一个人的相貌、身材、举止、语音的分析。俗话说："天生我才必有用。"每一位毕业生都是一块等待雕琢的璞玉，但在激烈竞争的今天，应学会的是如何进行自我雕琢，以尽早展露美玉的光彩。可以通过学习护理礼仪、护理美学的课程弥补某些生理上的不足，展现自己特有的流光溢彩。例如，有的学生身材矮小，但是护理操作却十分娴熟，给人一种小巧灵活之感，那就争取在技能考核时把自己的特色展示给主考官，以赢得用人单位的青睐。若用人单位因其他方面的考虑而拒绝，学生也要理解他人的选择。

（2）心理上的自我评估　心理上的自我即内在自我，心理上的自我评估指对自己的性格、意志、自信、上进心、创造性、管理与领导潜力、成就感等等的评估。首先，要根据自己的优势选择专业发展方向。有的人号召力强，有较强的组织管理能力和活动协调能力，他就可以朝护理管理者的目标努力；有的人功底深厚，逻辑思维能力强，具有创新精神，他就可以立足护理科研。目前诊疗技术不断革新，医学分科日益细化，时代在召唤一批学识渊博、经验丰富的临床护理专家；社区护理的逐步推广，需要沟通能力强、具有全科知识的护士走向社区，宣传保健知识，开展预防保健工作。其次，根据自己的个性特点选择适合自己的专科护理工作。

如今大多数医院在聘任中实行双向选择，如果一个人具备足够的耐心和爱心，对小孩有一种天然的亲和力，当一名儿科护士应是理想的选择；如果做事果断、雷厉风行，可成为一名不错的急诊科护士；一个工作严谨、反应敏捷的人则是手术室护士的合适人选。

（3）社会自我评估　社会自我是指对自己在社会中扮演的角色，在社会中的责任、权利、义务、名誉，自己对他人的评价，以及社会对自我的评价等方面的评估。在评估社会自我的同时，一定要以发展的眼光看问题。社会的名誉、地位都不是考虑的第一要素，只有能为他人做些什么才能真正给自己带来成就感，何况名誉和地位也不是一蹴而就的，往往在干好自己本职工作之余会发现它们已悄然而至。

【案例】刘某，就读于某知名医科大学的护理专业，毕业之际同学们不是在准备考研，就是想去大城市的大医院工作。可是刘某却毅然选择了家乡的一家二甲医院。同学们都觉得不可思议，无法理解她为什么会做出如此选择？7 年过去了，当曾经的同学、朋友还在为大医院的待遇不公、不被重视而抱怨时，刘某却早已经是这家医院泌尿外科的护士长，事业蒸蒸日上。在同学会上刘某说："当年，很多人都说我很傻，其实我深深地知道，我这样的人可能没有机会脱颖而出，但是在家乡医院就不一样了，本科护理毕业人才稀缺，医院重点培养我，成功也就顺理成章了。"

这个案例中，刘某的就业去向最初遭受到他人的质疑甚至是不屑，若刘某人云亦云，不具备批判性思维，也只能和其他同学一样唏嘘感叹。正是刘某用理性的认知评估了自我和环境后，判定了一份合理恰当的职业生涯规划，成就了自我，也赢得了他人的掌声。

2. 环境评估　环境评估是指从社会、组织和人际关系三个方面的分析入手，找出自己所处环境条件的特点、发展变化情况、自己在环境中所处的地位、环境对自己提出的要求，以及

NOTE

环境对自己有利的和不利的因素，使自己的职业生涯规划既与环境的要求相吻合，又做到在复杂的环境中趋利避害，使自己得到发展。

（1）社会环境评估　对社会环境的评估是宏观环境评估，指正确认识和把握国家社会经济发展的客观规律，从而使个人的职业生涯规划与社会发展的大趋势合拍，主要是对包括社会各行业对人才的需求情况、社会中各种人才的供给状况、社会政策、社会价值观的变化做出相应的分析。

案例中刘某正是准确地把握了高等护理专业的发展趋势，了解到用人单位的门槛逐渐升高，也考虑到高等护理专业一度大热，引发各高等院校的纷纷扩招。护理本科毕业就等于拿到了金饭碗的观念并非理性，若一味往大城市、大医院挤，不见得能发挥自己的优势和特长，未必是明智之举。

（2）组织环境评估　组织环境评估是中观环境评估。对组织环境所要考虑的因素主要包括组织的特色、组织发展策略和组织中的人力资源状况三个方面。组织内外环境为每个护士提供了职业活动空间、发展条件和成功机遇。护士如果能够主动、有效地利用内外环境资源，将有助于职业发展的顺利和成功。护士发展的组织环境评估包括组织发展战略、护理人力资源需求、护理队伍群体结构和护士的升迁政策等；通过对上述因素的评估，确认适合自己职业发展的机遇与空间环境，通过自我认识分析及对生存环境认识和分析，找到理想与现实的结合点，从而准确把握自己的奋斗目标和方向。

案例刘某除了考虑大环境外，还对医疗机构的组织环境进行了深层次的思考。考虑到在小医院里，一旦引进高等护士会尽量作为护理骨干进行培养，有关领导更为重视，进修的机会较多，晋升的空间更大，实现自己价值的可能性也会更高。

（3）人际关系评估　人际关系评估是微观环境评估，指正确认识和把握组织内部的人际关系和自身个性特征与职业人际关系要求的适应程度。人际关系的分析应着眼于以下几个方面：个人职业发展过程中将与哪些人交往，哪些人会对自身发展起重要作用；相反，哪些人际关系因素会对自己的发展带来不利影响，自己将如何与其他人相处等。

3. 职业生涯发展机会评估　主要是评估各种环境因素对自己职业生涯发展的影响，包括分析环境条件的特点、环境的发展变化情况、自己与环境的关系、自己在这个环境中的地位、环境对自己提出的要求，以及环境对自己有利的条件与不利的条件等等。对于护理专业学生而言，外部的最大环境即为护理专业，包括护理文化、护理发展等。

【案例】李某和汪某高考时第一志愿均为师范专业，但是阴差阳错来到了同一所医科大学的护理专业，因此闷闷不乐。两人入校后在老师的鼓励和培养下，参与了学校及院系的多种文艺活动，并在演讲、教学比赛等活动中崭露头角。最后，李某由于学习成绩优异，综合素质好，被推荐为免试研究生，成为该校护理学院的硕士研究生。研究生毕业后，现在某医学专科学院从事护理教育工作。汪某本科毕业后，就职于一家教学医院，凭着扎实的理论基础和对护理事业的热爱，在短短几年内已成为科室里优秀的带教老师，在临床护理中圆了自己的教师梦想。

这个案例说明，不管是在高校任教的李某还是从事临床护理的汪某，并未脱离护理这个大环境。本科阶段，学生投入了大量时间和精力学习护理理论知识，掌握护理技能，是为今后成为护理精英储备能量。若今后从事与护理毫不相关的职业，可以说是一种极大的资源浪费，也是拿自己的弱项跟别人的强项竞争。她们在护理这个大环境下发展自己，最终也实现了自己的职业理想。

（二）设定职业生涯目标

目标是行动的指南针，能够使奋斗充满方向感。工作上取得的成就在很大程度上取决于执业期护理从业者在工作伊始制定的目标。每个人都有自己的个性优势和劣势，从个人的兴趣爱好和个性特长出发选择适合自己发展的护理工作，确定自己的职业目标，通常会起到事半功倍的效果。

1. 确定职业目标　职业目标设定指的是个体形成长短期职业生涯目标的过程。通过对个人特征的分析和内外环境的分析，一方面认识了自己；另一方面了解内外环境中的职业发展机会，从而根据自身的特点和环境条件为自己选择职业目标。职业目标的选择一方面应该是实际可行的，也就是通过自己的努力可以达到的；另一方面，职业发展目标应该是具有挑战性和激励性的，既立足于现状而又高于现状，从而激励个体不断发展和提高自己。

2. 确定职业发展起点　确定职业发展起点无定式可言，一般来说随自己选择的职业岗位所在地而定。对于护理专业来说，由于其发展受传统观念的影响，护士的地位和待遇目前尚未得到显著提高，大多数本科生不愿意去小城市、小医院，都争相参加各大型三甲医院的用人考试，但是经过层层筛选出的人员都是精英中的精英，如何从中脱颖而出，就显得困难重重。而且由于大医院本科毕业的护士基数大，医院并不一定会给予其相应的重视。而对于小医院来说，由于其自身规模小，发展的潜力充分，非常需要具有扎实理论基础和熟练操作技能的本科毕业生加入到其队伍中，自然会对本科学历护士给予高度重视，相应设置一系列培养方案，提升的可能性更大。

（三）确定职业生涯路线

选择了职业发展目标并确定了发展起点后，还应该确定达到这一目标的职业生涯路线。职业生涯路线是对前后相继的工作经验的客观描述，而不是对个人职业生涯发展的主观感觉，可以凭借职业生涯路线来安排个人的工作行程，从而训练自己承担各级职务和从事不同职业的能力。传统的职业生涯路线注重纵向流动，而现在则要求职业生涯路线应反映工作内容、组织需要的变化，详细说明职业生涯路线的每一职位的学历、工作经历、技能和知识。职业生涯路线大致可分为技术型、管理型、稳定型、创造型和自主型五个类型。但怎样做出正确的选择，走上适合自己发展的路线需要把握四个要素。

1. 分析自我的价值目标取向，追求什么样的人生理想。

2. 分析个人资质和潜能，即当前具备的学历、智力和潜在能力如何。

3. 分析自我所处的环境，包括社会环境、组织环境等，甚至可以包括社会政治、经济大环境，从而决定路径选择的许可度。

4. 分析自我面临机遇的成熟度，从而为近期路径与中期目标的转换作出合理的安排。

在对四个要素进行综合分析后，就可以确定自己的职业生涯路线。

（四）实施职业生涯策略

在确定了职业生涯发展目标、职业生涯发展路线之后，为了达到目标，就需要制定职业生涯发展策略的行动规划，它是为了达到长短期职业生涯目标应采取的措施。护士可以根据自己的职业生涯路线采取相应的实施措施。比如一个临床护士的职业生涯可以总结为下列几个阶段：①护士阶段：护士的主要目标是通过从事常规性工作和担任较重的工作负荷，培养处理临床问题的能力等。②护师阶段：护士还要继续加强专业基础训练，同时通过积极的专业学习及时地更新知识，除此之外还要有意识地培养自己的管理能力等。③主管护师阶段：要精通自己的专业，能在核心刊物上发表论文，能为低年资的护士开展护理讲座，从事大专以上学历新上岗护士的带教工作等。④副主任护师阶段：能够参与护理教学和护理管理，解决临床护理中的疑难问题，并且有较强的护理研究能力等。⑤主任护师阶段：能在临床护理、护理教学、研究和管理工作中发挥模范带头作用，能够驾驭多项护理工作。

【案例】王某毕业于医学院校护理专业，目前就职于一家三级甲等医院做临床护士。早在中学时代，王某就对护士救死扶伤的职业产生了朦胧的向往。中学毕业后，考虑到自身条件、今后就业以及考试成绩等因素，王某报考了一所医学院校，进行了5年的护理专业学习。在校学习的第一学期，王某在学习护理专业基础课程的同时，选修了"护士职业生涯"课程。通过学习，王某逐渐了解了护士及护理工作的方方面面，逐渐意识到应该对自己的职业生涯进行科学的规划。通过对护士职业的考察以及对自身各方面的评估，王某设定了职业生涯的第一个目标，即在一所高水平医院任护士。为此，王某制定了有关就业岗位的行动计划。寒暑假期间到她家庭所在地的一所三甲医院进行社会实践，对这所医院的基本情况，特别是护理工作情况有了初步的了解。她还特意向医院人事部门的老师咨询就业情况。通过各种途径王某了解到，该医院十分看重毕业生在校的学习成绩，也十分重视是否获得过奖学金和三好学生等荣誉，在同等条件下，优先考虑有过学生干部经历的毕业生，从而依此来衡量毕业生的综合素质与能力。社会实践使王某受益匪浅。对照过去的一学期，王某由于学习态度端正，成绩很优秀。但是在其他方面，并不十分令人满意，尤其是在人际交往方面上存在问题，这也在一定程度上影响了王某获得更高等级的奖学金。针对这些情况，王某调整自己，在继续保持认真学习的同时，努力提高与他人沟通的能力。为了提高自己的社会交往能力和实践动手能力，王某还结合自己的兴趣，参加了学生会的一个社团。经过半年的努力，王某成功地改变了自己在同学们中的形象，并且在第二学年的民主选举中被选为班长。

到了实习前夕，结合学校的有关政策，王某申请回到家庭所在地的那所曾经社会实践过的医院进行实习。由于表现优秀，深得老师信任，王某被任命为实习大组长。王某十分珍惜这个机会，不论是在专业工作中，还是在实习大组长工作上，都尽职尽责，得到了医院带教老师的一致好评。临近毕业，医院老师主动找到王某，询问她对将来就业的打算，王某非常诚恳地表达了想留在本院工作的愿望，而医院方面也表示非常乐于接收王某。转眼王某在医院已经正式工作了3年。其实，早在与医院签订就业协议后，王某就开始了下一步职业生涯的规划，在医院工作的这段时间里，王某进一步了解医院各方面的情况。同时，经同学介绍，王某结识了男友小李，不久便进入了"谈婚论嫁"阶段。在实际工作中，王某逐渐勾勒出自己将来职业生涯发展的长远目标，并确定了下一阶段的目标，即继续学习一些护理管理的知识，并争取到护理管理岗位上锻炼。也许机遇总是眷顾那些有准备的人，医院决定安排王某出国进修学习1年，主要学习国外先进的护理管理理论、经验和技术。王某学完后回到医院，工作被安排在护理部，并完成了终身大事，王某进入了人生新的阶段，自然，她也不会忘记对自己的职业生涯进行新的规划。

（五）修正职业生涯设计

在职业发展的过程中，由于自身及外部环境的变化，往往需要不断地对职业发展计划进行调整。在进行职业生涯设计时，由于对自身及外界环境不十分了解，最初确定的职业生涯目标往往比较模糊或抽象，有时甚至不切实际。医疗和护理技术的发展日新月异，护理人员的执业期发展会受到各种因素的影响。因此护理人员经过一段时间的工作以后，应有意识地检验自己的职业定位与职业方向是否合适，全面思考各种变化，通过反馈与修正，纠正最终职业目标与分阶段职业目标的偏差，以保证职业生涯设计的有效性，增强自我实现职业目标的信心。

【案例】张某是一所三甲医院骨科的护士。由于家里有几个亲戚也是在医院工作，并且都是外科医生，张某一直对骨科很感兴趣。从学校毕业后，张某通过自己的努力，幸运地进入骨科成为一名护士。经过一段时间的工作后，张某逐渐熟悉了科室工作，发现骨科护理是一项非常依赖体质和力量的工作。由于张某比较瘦弱、个头矮小，在护理工作中经常出现体力不支、筋疲力尽的感觉。张某咨询了高年资护士，并且通过分析自身的优劣势，明白自己不适合干骨科护理工作。但是觉得自己心比较细、性格温和，而且比较有耐心，于是申请了从事儿科护理工作。经过一段时间的适应和努力，张某在儿科工作得如鱼得水，几年时间便当上了护士长。

此案例中，张某毕业后进行科室选择时凭着自己的兴趣选择了骨科。但在骨科工作一段时间后发现自己不适合该科室的工作，便及时对职业目标进行了调整和修正，重新选择了适合自身性格特征的儿科，找准了职业发展的方向，促进了职业的顺利发展。

思考题

1. 谈谈职业生涯规划对护理专业学生的意义。
2. 根据你目前的情况和国内的护理职业现状，为自己制定一份职业生涯规划。

NOTE

第十二章　护理与法律

随着我国经济的发展和医学的进步，人们的健康需求越来越多层次、多元化，法制观念也日益增强，医疗护理工作中遇到的法律问题也越来越多。在护士对患者实施护理工作中，存在许多潜在的法律问题。在这样的背景下，护理活动的每一个参与者都有必要学习护理相关法律法规，强化法律素质，在理性、自觉、有效维护自身权利的前提下，增强护理工作中应对与处理各种复杂关系和矛盾的能力。这对护患双方的合法权益的维护，减少临床医疗纠纷均十分重要。同时，应用法律法规对护理活动进行调整和规范也是护理专业自身发展的需要。

第一节　卫生法概述

卫生法是国家立法机关制定的人们卫生行为规范的准则，对于调节人民的社会生活具有重要的意义。卫生相关执业人员必须了解卫生法的基本概念以及我国医疗法律法规，学法、懂法，以便更好地执法、守法和得到法律的保护。

一、卫生法的定义与特征

（一）卫生法的定义

卫生法是指由国家制定或认可，并由国家强制力保证实施的、在调整和保护人体健康的活动中形成的各种社会关系的卫生行为规范的总称，其宗旨是保护和增进人民健康，促进卫生事业的发展。卫生法是我国社会主义法律体系的重要组成部分。

卫生法有广义和狭义之分。广义的卫生法包括卫生法律、有法律效力的解释及行政机关为执行卫生法律而制定的规范性文件（如规章）。狭义的卫生法则专指拥有立法权的国家权力机关即全国人民代表大会或者全国人民代表大会常务委员会依照立法程序制定的有关医疗卫生方面的规范性文件。从广义上说，卫生法主要包括医疗卫生管理法律、医疗卫生行政法规、诊疗护理规范等从属于卫生法律范畴的所有相关法规、规章。

（二）卫生法的特征

1. 以保护公民健康权为根本宗旨　卫生法的主要作用是维护公民的机体组织和生理功能的安全，保证公民享有国家规定的健康权和治疗权。

2. 调节手段的多样性　卫生法可通过立法机构监督、行政部门指导来调整卫生行政管理活动中的社会关系，可通过民事、经济等司法手段来处理医患关系，还可依照诉讼法、刑法等法律程序，有效地保护公民的健康权利。

3. 科学性和规范性　卫生法是依据宪法由立法机构及国家、地方行政机关根据医学、生物学、药学等自然学科的基本原理和研究成果制定。卫生法与现代科学技术紧密结合，体现了卫生法有较强的科技性。同时，卫生法对保障公民生命健康安全的方法、程序、操作规范等进行了统一，并把遵守这些技术法规确定为专业人员的法律义务，以保障公民的健康权。

4. 社会共同性 卫生和健康问题是人类面临的共同问题，具有广泛的社会性。卫生法调整的内容几乎涉及社会生活的各个领域和方面，关系到社会中的每一个人。卫生法意在改善人类的健康状况以及工作和生活环境，在各国卫生法中都反映出许多具有共性的规律，成为国际共同遵守的准则，体现了卫生法的共同性。

二、卫生法的渊源

卫生法的渊源又称卫生法的发源，是指卫生法律法规的具体表现形式和根本来源。我国的卫生法表现形式主要有《宪法》条款，卫生法律，卫生行政法规、规章，地方性卫生法规和地方性卫生规章，国际卫生公约，卫生技术性规范等。

1. 《宪法》条款 《宪法》是我国的根本大法，具有最高法律效力，是一切立法的基础。在我国法律体系中，《宪法》具有最高的法律效力，是其他法律法规制定的依据。《宪法》中有关卫生方面的条款是我国卫生法的立法依据。

2. 卫生法律 卫生法律包含两种。一种是全国人民代表大会制定的卫生基本法，目前我国基本法律中尚无卫生法律。另一种是由全国人民代表大会常务委员会制定的法律，如《执业医师法》《药品管理法》《传染病防治法》等。

3. 卫生行政法规、规章 卫生行政法规是指国务院依法定权限和程序制定的有关卫生行政管理的规范性文件。卫生行政法规以国务院名义直接发布，如《护士条例》《医疗事故处理条例》《医疗机构管理条例》等。

卫生行政规章是由卫生部在其权限内发布的有关卫生方面的规章。卫生行政规章的法律地位和法律效力低于宪法、卫生法律和卫生行政法规。如《医疗事故分级标准（试行）》《中华人民共和国药品管理法实施办法》等。

4. 地方性卫生法规和地方性卫生规章 地方性卫生法规是指省、自治区、直辖市以及省会所在地的市或经国务院批准的市人大及其常委会依法制定、批准的卫生法律文件，可在本行政区域内发生法律效力，如《北京市医疗机构管理办法》等。

地方性卫生规章是省、自治区、直辖市人民政府以及省、自治区、直辖市人民政府所在地的市、经济特区所在地的市和国务院批准的较大市的人民政府，根据卫生法律、行政法规所制定的法律文件，仅在本地方有效，如《北京市私人医疗院所管理办法》等。

5. 国际卫生公约 国际卫生公约是指我国与外国缔结或我国加入并生效的国际法规范性文件。它不属于我国国内法的范畴，但一旦生效，除我国声明保留的条款外，就对我国产生约束力，如《国际卫生条例》等。

6. 卫生技术性规范 卫生技术性规范是指卫生行政部门或全国性行业协会针对本行业的特点，制定的各种标准、规程、规范、制度的总称。它们具有技术性、规定性和可操作性，如《临床输血技术规范》《医院感染诊断标准》等。

三、卫生法律关系

（一）卫生法律关系的定义

法律关系是指法律规范在调整人们行为的过程中所形成的一种特殊的社会关系，即法律上的权利和义务关系。每一个法律部门都调整特定方面的法律关系。卫生法律关系是卫生社会关系的法律形式，是卫生法所确认和调整的社会生活关系。卫生法律关系是国家机关、企事业单位、社会团体、公民个人在卫生管理和医药卫生预防保健服务过程中，根据卫生法律规范所形成的权利和义务关系。

（二）卫生法律关系的构成要素

卫生法律关系由主体、客体、内容和法律事实四个要素构成。

1. 卫生法律关系主体　卫生法律关系主体指卫生法律关系的参与者，是卫生法律关系中权利的享有者与义务的承担者，分为自然人和法人。自然人指有血肉之躯的人类个体。在我国，自然人包括具有一国国籍的人以及无国籍人。法人泛指除自然人以外，具有民事权利能力和民事行为能力，依法独立享有民事权利和承担民事义务的组织。卫生法人具体指国家机关、企事业单位和社会团体。

（1）国家机关　凡依法设立的各级卫生行政机关和其他国家机关，都可能成为卫生法律关系的主体。卫生行政机关是我国卫生法律关系最主要的主体，因为任何一种具体的卫生法律关系都是在国家的卫生行政管理活动中成立的。

（2）企事业单位　各级各类医疗机构、食品药品的生产经营单位等均可作为卫生法律关系的主体。

（3）社会团体　社会团体（如红十字会、中华医学会等）在为社会提供卫生咨询和卫生医疗服务时，就参与了卫生法律关系，成为这种关系的主体。

2. 卫生法律关系客体　卫生法律关系客体是卫生法律关系主体的权利和义务所指向、影响和作用的对象。卫生法律关系客体多种多样，概括起来，主要有公民的生命健康权利、卫生行为和物等。

（1）公民的生命健康权利　卫生法律规范所确立的权利义务是以人的生命健康为对象，所以人的生命健康是卫生法律关系的主要客体。

（2）卫生行为　卫生法律关系的主体在卫生管理和医药卫生预防保健服务过程中所进行的活动。它包括作为和不作为。

（3）物　主要指各种医疗和卫生管理中所需的生产资料和生活资料，如药品、医疗器械、病历、病理切片等。

3. 卫生法律关系的内容　卫生法律关系的内容是指卫生法律关系主体依据卫生法律法规享有的权利和承担的义务。卫生法律关系主体的权利是指我国卫生法赋予主体的权益，表现为主体有权做出一定的行为或者要求别人做出或抑制一定的行为，可分为公民的卫生权利和国家卫生行政机关及工作人员的职权。卫生法律关系主体的义务是指我国卫生法规定主体应履行的某种责任，表现为负有义务的主体必须做出一定的行为或抑制一定的行为。

4. 卫生法律关系的事实　概括地讲，一切具有法律意义，能够导致卫生法律关系形成、变更和消除的客观现象均属于法律事实。从卫生法律关系主体的角度来看，卫生法律事实可分为主体行为和事件两大类。

主体行为指能引起主体自身与其他主体之间卫生法律关系形成、变更、消除的主体的有意识行为；事件是指主体行为之外，一切引起卫生法律关系形成、变更、消除的客观情况，包含自然事件和社会事件两类：自然事件则指不以法律关系主体的意志为转移的自然现象；社会事件指具有卫生法律意义，不以卫生法律主体的意志为转移的人的行为。

四、卫生违法与卫生法律责任

（一）卫生违法

卫生违法是指具有法定责任能力的组织或个人违反卫生法律法规，破坏社会公共卫生秩序和卫生关系的行为。

（二）卫生法律责任

卫生法律责任是行为主体因违反卫生法律义务或未正当行使权利而应当或必须承担的不利后果，是卫生法律法规的一个有机的构成部分。任何法律法规都明确规定法律主体的义务或权利，且明确规定因违反法律义务或侵犯权利而承担的责任。

根据行为人违反卫生法律规范的性质和对社会危害程度的大小，其所承担的法律责任也不同，可分为刑事责任、民事责任和行政责任。

1. 刑事责任　刑事责任是指违反卫生刑事法律所规定的义务而应当承担的、由代表国家的司法机关依照刑事法所判定的法律责任。刑事责任是一种最严重的卫生法律责任。就是说，违反卫生刑事法律所规定的义务要比违反其他卫生法律承担更为严重的不利后果。

2. 民事责任　民事责任是指行为人违反了民事义务所必须承担的法律责任。根据责任发生的原因，主要分为侵权责任和违约责任。侵权责任是直接违反卫生民事法律所规定的义务或侵害了他人的权利而引起的责任，其具体表现形式包括停止侵权、返还财产、消除影响、恢复名誉、赔礼道歉等。违约责任是违反与他人订立的合同所规定的义务而引起的责任，其具体形式可为支付违约金、损害赔偿、采取补救措施等。

3. 行政责任　行政责任是指违反卫生行政法所规定的义务，但尚未构成犯罪时所应承担的法律责任。可分为两种情况：①因违反卫生行政管理方面的法律规范所规定的义务引起的责任，对一般公民、法人适用，其具体形式为要求卫生行政管理方撤销违法行为、履行职务或行政赔偿。如，警告、记过、降职或者吊销资格证等。②因违反卫生行政职责规定，行政失职或越权而引起的责任，通常由卫生行政机关工作人员承担，其具体形式为对公民、法人或其他社会组织的行政处罚和行政处分，如停业、限期整改或者撤销其营业执照等。

五、卫生执法的法律救济

卫生执法的法律救济是指公民、法人或其他社会组织认为卫生执法行为使得自己合法权益受到损害，请求司法机关和其他国家机关给予补救的法律制度，包括卫生行政复议与卫生行政诉讼。

1. 卫生行政复议　卫生行政复议是指公民、法人或其他社会组织对卫生行政机关实施的卫生执法行为不服，依法向做出该执法行为的上一级卫生行政机关或本级人民政府提出复议申请，复议受理机关根据申请，依法对原卫生行政机关的卫生执法行为予以复查并做出裁决。

2. 卫生行政诉讼　卫生行政诉讼的程序包含起诉和受理、审理和判决，以及案件的执行。

（1）起诉和受理　起诉是指公民、法人或其他组织，认为卫生行政机关的具体行政行为侵犯其合法权益，请求人民法院给予法律保护的诉讼行为。受理是指人民法院对公民、法人或其他组织提起的卫生行政诉讼请求进行初步审查，决定是否立案受理的活动。

（2）审理和判决　我国行政诉讼实行两审终审制。如果当事人不服一审人民法院裁判的，可以上诉，第二审法院的裁判是终审裁判，当事人如不服可以申诉，但二审裁判必须执行。

（3）案件的执行　执行是指当事人拒不履行已经发生法律效力的人民法院的判决、裁定和卫生行政机关的行政处理决定所确定的义务时，人民法院或者卫生行政机关，根据已经生效的法律文书，按照法定程序，迫使当事人履行义务，保证实现法律文书内容的诉讼活动。

第二节　护理法

护理法是卫生法的重要组成部分，是关于护理人员的资格、权利、责任和行为规范的法律和法规，对护理工作有约束、监督和指导作用。护理人员在工作过程中会面对患者、家属以及其他医务人员而产生各种社会关系，涉及服务对象的健康，因此每位护理人员均需要在护理法规定的范围内发挥作用。

一、护理法的概念

护理法是卫生法的重要组成部分，是指国家、地方以及专业团体等颁布的关于护理人员的资格、权力、责任和行为规范的法律法规、行政规章等的总称。护理法的表现形式与卫生法相同，如《宪法》、卫生法律、卫生法规、地方性卫生法规、卫生规章、技术性法规和国际公约中与护理工作相关的法律、法规条文（如《医疗事故处理条例》《中华人民共和国传染病防治法》《中华人民共和国侵权责任法》《药品管理法》《医疗废物管理条例等》）和直接对护理工作进行规范的护理法规（如《护士条例》）。从入学的护生到从事护理实践的护士，从在校培训到任职后的规范化培训、继续教育，从护理院校、医院到护理专业团体均有涉及。

二、护理立法的历史发展

护理立法始于20世纪初。各国的立法主要集中在护理服务（包括考试与注册）和护理教育方面。1919年英国率先颁布世界上第一部《护理法》。1921年荷兰颁布了《护理证书保护法》。芬兰（1921年）、意大利（1934年）、波兰（1935年）也相继颁布了《护理法》。1947年国际护士会发表了一系列有关护理立法的专著。1953年世界卫生组织发表了第一份有关护理立法的研究报告。1968年国际护士会特别成立了一个专家委员会，制定了护理立法史上划时代的文件——系统制定护理法规的参考指导大纲（Apropos guide for formulating nursing legislation），为各国护理法必须涉及的内容提供了权威性的指导。目前，世界上未颁布护理法的国家或地区已经不多。

新中国成立以来，国家先后发布了《医士、药剂士、助产士、护士、牙科技师暂行条例》（1952）、《国家卫生技术人员职务晋升条例》（1956）等涉及护士管理的法规，但没有建立起严格的考试、注册和执业管理制度，至 1993 年 3 月颁布《中华人民共和国护士管理办法》（1994 年 1 月 1 日实施）才明确了护理执业管理制度。但随着医疗卫生事业发展、医疗体制改革、医疗人事制度变化等，护理工作中又逐渐出现诸如护士的合法权益得不到保障、医护比例严重失调、部分护士不能严格履行护理职责导致护患关系紧张等问题。

2008 年 1 月 31 日，国务院总理温家宝签署第 517 号国务院令，公布《护士条例》，并于 2008 年 5 月 12 日开始施行。《护士条例》首次以行政法规的形式规范护理活动，标志着我国护理管理工作正逐步走上规范化、法制性轨道。

2010 年 7 月 1 日，卫生部长陈竺签署卫生部人力资源社会保障部第 74 号令，发布施行《护士执业资格考试办法》。《护士执业资格考试办法》根据《护士条例》第七条规定，为取得护士执业资格，必须参加卫生部组织的护士执业资格考试，成绩合格者才能申请护士执业注册，严格规范了护士的准入。

在我国香港特别行政区和台湾地区分别有《香港护士注册条例》和《护理人员法》《护理人员法实施细则》等。

三、护理法的种类

各国现行的护理法规大致可分为医疗卫生法律、行政法规和部门规章几大类。

1. 医疗卫生法律　由国家权力机关制定颁布，可以是国家卫生法的一个部分，也可以是根据国家卫生基本法制定的护理专业法。目前，我国这一层次的护理专业法尚空缺。

2. 行政法规　由国家最高行政机关即国务院制定颁布，由国务院直接发布，如《护士条例》《医疗事故处理条例》《医疗感染管理办法》《麻醉药品和精神药品管理条例》等。

3. 部门规章　由卫生部或有关部、委、局等制定的有关资格的认可标准和护理实践的规定、章程、条例等。这些文件全国范围内有效，效力低于法律和法规，如《护士执业注册管理办法》。

四、护理法的内容

随着护理立法的发展和护理工作范围的扩展，各国护理法的种类越来越多，涉及的内容越来越细化与具体，如《护士注册条例》《护士权利法案》等。但总体而言，护理法的基本内容主要包括护士资格与注册、护理教育、护理服务和护理管理等四大部分。

（一）护士资格与注册

此部分主要规定护士资格获得的途径和条件，以及护士注册的内容。护士注册部分包括有关注册种类、注册机构、本国或非本国护理人员申请注册的标准和程序等详细规定。

（二）护理教育

护理教育部分包括教育种类、教育宗旨、专业设置、编制标准、审批程序、注册和取消注册的标准和程序等，也包括对要求入学的护生的条件、护理院校学制、课程设置乃至课时安排计划、考试程序及一整套科学评估的规定等。

（三）护理服务

护理服务部分包括护理人员的分类命名，各类护理人员的职责范围、权利义务、管理系统，以及各项专业工作规范、各类护理人员应达标准的专业能力、护理服务的伦理学问题等，

NOTE

还包括对违反这些规定的护理人员进行处理的程序和标准等。

（四）护理管理

此部分主要涉及护理质量管理的原则、方法和途径；护理质量评估指标、体系和程序。

五、护理立法的意义

（一）引导护理教育和护理服务逐步规范化、专业化

护理法为护理人才的培养和护理活动的展开制定了一系列基本标准。这些标准的颁布实施，使繁杂的各种制度、松紧不一的评价标准都统一于护理法这一指导纲领之下。护理法的完善和实施，推进了护理管理进入标准化、科学化的轨道，保证了国家对护理活动的管理和护理活动本身有法可依、有章可循，使护理安全和护理质量得到可靠的保证。

（二）切实保护护士的执业权益

通过护理立法，使护理人员的地位、作用和职责范围有明确的法律依据。护士在行使护理工作的权利、义务、职责时，可最大限度地受到法律的保护，增强其对护理事业的崇高使命感和从事护理工作的安全感。

（三）促进护理人员整体素质提高

护理法规定了护士执业准入制度、执业范围与操作规程等内容，并辅之以法律责任。每个护理人员都要按条例、规范要求自己，并在符合规定的条件下才能获得相应的资格。这有助于以法律的手段促使护理人员不断接受继续教育，持续不断学习和更新知识，对护理质量的保证、护理专业的发展具有深远意义。

（四）维护护理服务对象的合法权益

护理法向所有公众展示了各项法律条款，规定了护士的准入以及专业人员的职责和义务。因此，对于护理工作中不合格和违反护理准则的行为，患者可依据护理法寻求救济并追究护理人员的法律责任，最大限度地保护所有护理服务对象的正当权益。

第三节　护理差错、医疗事故与医疗纠纷

护理工作质量是医疗质量的重要相关因素，直接关系患者疾苦和生命安全，与医疗纠纷的发生有密切的关系。在现代社会中，依法施护，提高护理差错和事故的防范意识，已成为护理工作中日益受到重视的问题。作为护理人员，必须了解护理差错、医疗事故和医疗纠纷的相关知识，切实防范差错事故的发生。

一、护理差错

（一）护理差错的定义

护理差错是指凡在护理工作中因责任心不强、粗心大意、不按规章制度办事或技术水平低而发生差错，对患者造成直接或间接影响，但未造成严重不良后果的情况。任何护理差错都会影响治疗工作的进行或给患者带来不应有的痛苦和不良后果。因此，积极防止护理差错是提高护理质量的重要内容。

（二）护理差错分类及评定标准

护理差错可分为一般护理差错和严重护理差错。一般护理差错和严重护理差错的区分在于护理行为造成的后果。

1. 一般护理差错　一般护理差错指虽有差错但经及时发现后，采取措施补救，最终未对患者造成影响，或对患者有轻度影响，尚未造成不良后果。一般护理差错评定标准如下。

（1）护理工作违反操作规程，质量未达标，尚未造成后果。

（2）护理记录不准确，术语使用不当，项目填写不全，签名不完整，尚无不良影响。

（3）标本留取不及时，尚未影响诊断及治疗。

（4）执行查对制度不认真，给错药物，未发生不良反应，无不良后果。

（5）各种检查前准备未达要求，尚未影响诊断。

（6）监护失误，静脉注射外渗外漏面积在 3cm×3cm 以内。

2. 严重护理差错　严重护理差错是指给患者造成一定的痛苦，或给患者身体健康造成了一定损害，延长了治疗时间，但尚未造成患者死亡、残疾、组织器官损伤导致功能障碍等严重不良后果。严重护理差错评定标准如下。

（1）执行查对制度不认真，给错药物，给患者增加痛苦。

（2）护理不周，患者发生二度压疮。

（3）实施热敷造成二度烫伤，面积不超过体表的 0.2%。

（4）未进行术前准备或术前准备不合格而推迟了手术，无其他严重后果。

（5）抢救时执行医嘱不及时，以致影响治疗，但未造成严重不良后果。

（6）监护失误，引流不畅，未及时发现，影响治疗，或各种护理记录不准确，影响诊断治疗。

二、医疗事故

（一）医疗事故的定义

据 2002 年 4 月 4 日国务院颁布的《医疗事故处理条例》规定，医疗事故是指医疗机构及其医务人员在医疗活动中，违反医疗卫生管理法律、行政法规、部门规章和护理规范、常规，过失造成患者人身损害的事故。如果要对护理事故进行定义，则可推论为因护理原因导致的医疗事故则为护理事故。医疗事故分为责任事故和技术事故。

1. 责任事故

（1）护理人员工作不负责任，交接班不认真，观察病情不细致，病情变化发现不及时，以致失去抢救机会，造成严重不良后果者。

（2）不认真执行查对制度而打错针，发错药，输错血液；护理不周到，发生严重烫伤或Ⅲ度压疮；昏迷躁动患者或无陪伴的小儿坠床，造成严重不良后果者。

（3）对疑难问题不请示汇报，主观臆断，擅自盲目处理造成严重不良后果者。

（4）延误供应抢救物资、药品，供应未灭菌的器械、敷料、药品，或因无菌操作不严格而发生感染，造成严重不良后果者。

（5）不掌握医疗原则，滥用麻醉药品，造成严重不良后果者。

（6）手术室护士点错纱布、器械，因而遗留在体腔或伤口内，造成严重不良后果者。

2. 技术事故　因设备条件所限或技术水平低或经验不足而导致上述不良后果者。

在医疗护理实践过程中，造成医疗事故的原因错综复杂，有时是责任与技术原因交织在一起，因此医疗事故的认定需要有专业的鉴定组来进行。

(二) 医疗事故的必备条件

医疗事故的认定，必须包含五个要素：①必须要有违法行为，即医疗机构或护理人员的行为必须违反了有关的卫生法律法规、部门规章或护理规范、常规。②必须发生在诊疗护理过程中，护理人员的护理行为必须是在经过卫生行政部门审查合格并取得《医疗机构执业许可证》的医疗机构中进行的。这里需要指出的是，若不具备上述资格的机构从事护理活动，属于非法行医，不属于医疗事故。③必须有明显的不良后果发生，客观上要构成医疗事故，必须造成患者明显人身损害，若仅存在护理过失，尚不能构成医疗事故。是否存在严重的不良后果，是护理差错与医疗事故的根本区别。④违法行为与不良后果间必须有因果关系，这是构成医疗事故的重要条件。因护理行为的对象都是患者，疾病的转归受到多种因素的影响，所以这种因果关系的确定需要有科学依据的客观分析与判断。⑤行为人主观上必须有过失，发生医疗事故的过失行为，必须是非故意的或意外的。

【案例】凌晨2点，新生儿重症监护室（NICU）值班护士给病房早产儿喂奶，其中一男婴吃完奶后啼哭不已。护士嫌患儿哭吵，将其以俯卧姿势置于婴儿床。此后，该护士去忙其他工作。直至4时，护士才猛然想到俯卧的男婴，急忙查看时，婴儿已面色青紫，呼吸停止，经抢救无效死亡。

本案例发生在医院中，患儿因俯卧窒息死亡，显然并非因原发病突然发生变化死亡。按相关规定，NICU需要特殊护理的早产儿需要24小时专人护理，严密检测病情和生命体征。如果有改变体位的需求，需每1~2小时改变体位。在本案例中，护士并非由于患儿病情需要改变体位，因嫌患儿哭吵置患儿俯卧位导致窒息死亡。该护士不负责任，因粗暴对待患儿导致患儿死亡，应定为一级医疗事故，该护士为直接责任人。

(三) 医疗事故的分级

《医疗事故处理条例》根据对患者人身造成的损害程度，将医疗事故划分为4个等级。

一级事故：直接造成患者死亡、重度残疾。

二级事故：造成患者重度残疾、器官组织损伤导致严重功能障碍。

三级事故：造成轻度残废或组织、器官损伤导致一般功能障碍。

四级事故：造成患者其他明显的人身损害或痛苦。

(四) 不属于医疗事故的几种情形

在护理工作中，有下列情形之一的，不属于医疗事故。

1. 虽有护理错误或差错，但未造成患者死亡、残疾、功能障碍等重大伤害　如护士未按医嘱剂量给予患者口服药，错误执行了医嘱，患者侥幸未发生任何反应，此情况就不属于医疗事故。

2. 由于病情或患者特殊体质而发生医疗意外　是指在诊疗护理过程中，由于患者病情或特殊体质而发生难以预料和防范的不良后果。需要指出的是，在临床工作中，患者及其家属对突然发生的医疗意外往往不能理解，对突发的不良后果无法接受，并认为是由于医务人员的差错导致的，由此产生医疗纠纷。例如，某护士遵医嘱给患者进行了青霉素皮试，结果为阴性，但是在静脉滴注青霉素过程中，患者突发过敏性休克，经抢救无效死亡。此情形下，因护士没有违反任何操作规程，无护理差错，因此不属于医疗事故。

3. 在现有医疗条件下，发生无法预料或不能防范的并发症　医疗护理技术不能认识、解决所有问题，同时，医学技术的实践、摸索过程存在不可预测的风险性。由以上两种情况而造成的患者伤害是不能避免和预测的，并非医护人员的责任，因此不构成医疗事故。

4. 因患者及其家属不配合延误诊疗护理　在临床工作中，由于患者及其家属不配合、不依从行为而造成护理人员不能了解患者真实情况或采取及时措施，从而影响抢救或者合理诊疗，出现不良后果时，不能认定为医疗事故。

5. 其他　主要是指护理人员无证执业或在非医疗机构从事护理活动时发生的问题。如护士在家休息时，邻居请求其给自己输注青霉素，护士提出做皮试时，邻居说特别怕疼，且出示了一周前青霉素皮试结果，要求不皮试。于是没有作青霉素皮试，结果静脉输液过程中邻居发生过敏性休克身亡。此情形不构成医疗事故，因为护士未在医疗机构执行护理任务。但是需要指出的是，这可能会造成民事纠纷，此护士可能会因这样的后果承担一定的民事责任甚至刑事责任。

在临床工作中，一个事件是否属于医疗事故，往往不是那么容易判断。很多时候，需要进行医疗事故鉴定。

【案例】患者，女，80岁，因咳嗽、憋气2个月入院。初步诊断为慢性支气管炎并发感染，肺心病及肺气肿。入院后，护士甲为其静脉输液，此过程中，甲忘记解下止血带。随后，由护士乙静脉推注药液，随后接上输液管输液。输液过程中，患者多次提出"手臂疼，滴速慢"，乙未予重视，并认为患者年纪大，输液速度不宜过快。5小时后，护士拔针时发现少量液体外渗，未处理。随后，家属在给患者热敷时发现，止血带还扎着，并报告了护士乙。止血带松后2小时，护士发现，患者输液手臂有两个2cm×2cm的水泡，以为烫伤所致，未向医生报告。随后的1小时内，患者手臂青紫，经会诊为严重缺血坏死，行右上臂截肢术。术后伤口愈合良好，但因患者年老体弱及感染引起心、肾衰竭，于术后1周死亡。经医疗事故鉴定委员会鉴定，结论为一级医疗责任事故。

（五）医疗事故鉴定

医疗事故鉴定是指医疗事故鉴定组织（医学会组织的专家组）受司法机关、行政机关或者当事人委托独立地对专门性问题进行检验、鉴别和判断并提供鉴定结论的活动。鉴定过程如下。

1. 鉴定的提起　据《医疗事故技术鉴定暂行办法（试行）》及其他相关规定，委托鉴定的途径共有以下3种：医患双方共同委托、行政委托和司法委托。医学会不接受医患任何单方的申请。

2. 鉴定所需材料　鉴定组织在受理鉴定之日起5日内通知医疗事故争议的双方当事人提交进行鉴定所需的材料。当事人应在收到通知之日10日内提交相关材料，主要包括住院患者的病程记录、死亡病例讨论记录、疑难病历讨论记录、会诊意见、上级医师查房记录等病历资料原件；住院患者的住院志、体温单、医嘱单、化验单、医学影像检查资料、特殊检查同意书、手术同意书、手术及麻醉记录单、病理资料、护理记录等病历资料原件；抢救危急患者，在规定时间内补记的抢救记录；封存保留的输液、注射用品和血液、药物等实物，或者具有检验资格的检验机构对这些物品的检验报告。

3. 鉴定结论   负责组织医疗事故技术鉴定工作的医学会，在当事人提供相关材料及书面陈述之后的 45 日内组织鉴定，并出具医疗事故技术鉴定书。鉴定意见主要是分析医疗行为是否违反医疗卫生管理法律、行政法规、部门规章和诊疗护理规范、常规，医疗过失行为与人身损害后果之间是否存在因果关系。鉴定结论主要是分析医疗事故等级，医疗过失行为在医疗事故损害后果中的责任程度，对医疗事故患者的医疗护理提出建议。当事人对首次医疗事故技术鉴定结论不服的，可以自收到首次结论之日起 5 日内向医疗机构所在地卫生行政部门提出再次鉴定的申请。

三、医疗纠纷

（一）医疗纠纷的定义

医疗纠纷指医患双方对医疗后果及其原因认识不一致而发生医患纠葛，为维护各自合法权益，向卫生行政部门或司法机关提出追究责任或赔偿损失的纠纷案件。

医疗纠纷是患者在医院接受诊疗和护理后，发生不良后果，并因此与医院就这些不良后果的产生原因、性质及因果关系等方面的分歧或争议。广义而言，凡是患者或家属认为护理人员在护理过程中有失误，对患者造成了不良影响，加重了患者的痛苦，甚至造成伤残或死亡等状况，要求卫生行政部门或司法机关追究责任或赔偿的事件，在未查明事实真相之前，统称为医疗纠纷。医疗纠纷发生在护患间，涉及的当事人以护理人员和医院为一方，另一方为患者及其家属，又被称为护患纠纷。单纯的医疗纠纷约占整个医疗纠纷案件的 10% ~ 15%。

通常所指的医疗纠纷是一个较为广泛的概念。由于医疗纠纷中包括诸多复杂的内容，很多问题常相互交织，互相作用，所以这就增加了医疗纠纷审理的难度和复杂度。整体而言，医疗纠纷可分为医源性纠纷（包含护理差错、医疗事故、医疗意外和并发症等因医务人员和管理工作存在缺陷而引起的纠纷）和非医源性纠纷（如语言不严谨、服务态度差等患者及家属对医疗护理工作不满意或其他社会性因素引起的纠纷）。

（二）医疗纠纷的处理

处理医疗纠纷应该秉承：①保护患者和医疗机构及护士的合法权益。②维护医疗秩序，保障医疗安全。③正确、公正、公平、公开的原则。

医疗纠纷可通过不同的途径解决，主要的途径有以下几种。

1. 医疗机构与患者协商解决即和解   双方就赔偿问题进行协商，达成一致意见，签订协议书，可以办理公证或律师见证，并报卫生行政主管部门备案。协商是成本最低的一种解决方式。

2. 行政裁决   是指申请卫生行政部门处理。当事人提出书面申请，并在知道或应当知道身体健康受到损害之日起 1 年内提出。

3. 仲裁   由法律专家和医疗专家共同组成仲裁庭处理纠纷。目前我国鲜见护理或者医疗纠纷仲裁的案例。

4. 按照法律诉讼程序解决   护理或医疗纠纷可以不向卫生行政部门申请处理，直接向人民法院提出诉讼。一般护患纠纷适用普通诉讼时效 2 年，自患者或其近亲属知道或者应当知道损害发生之日起计算。诉讼在医疗纠纷的解决中始终占据有核心的地位。值得指出的是，最高人民法院出台的《关于民事诉讼的若干规定》的司法解释规定，涉及医疗行为引起的侵权诉讼"举证责任倒置"，即由医疗机构就医疗行为与损害结果之间不存在因果关系及不存在医疗过错承担举证责任。

（三）医疗纠纷的鉴定

医疗纠纷的鉴定是指鉴定人受人民法院、行政主管部门、当事人或代理人的委托，运用专门知识或技能，依法对医患双方争议的某些专门性的问题做出鉴别与判定的活动。医疗事故鉴定是医疗纠纷鉴定中的一种。

1. 鉴定的类型

（1）根据鉴定所采用的知识门类分类　可分为医学鉴定和非医学鉴定。

①医学鉴定：包括有关医学问题的法医鉴定、医疗事故鉴定。②非医学鉴定：是鉴定人运用医学知识以外的专业知识和技术，对医患双方争议的非医学的专门性问题所做的鉴定。在医疗纠纷处理中非医学鉴定主要是对各种证据的真伪所做的鉴定。

（2）根据鉴定人的身份分类　可分为法医鉴定和非法医鉴定。①法医鉴定：是法医受当事人或人民法院的委托，运用法医学专业知识和技能对医疗纠纷中某些专业性问题做出的鉴别和判定。②非法医鉴定：是指除法医以外的专业人员作为鉴定人，运用其专业知识和技能对医患纠纷中某些专门性问题做出鉴别和判定。例如，医疗事故技术鉴定，药品、医疗器械的质量鉴定，文字材料真伪的鉴定等。

2. 鉴定机构　司法鉴定机构分为两类。第一类是由医学会组织的医疗事故专家鉴定组。第二类是司法机关内设并面向社会开放的有偿服务鉴定机构，还有相关行政机关、社会团体、法学教研单位设立的面向社会开放的有偿服务鉴定机构。

第四节　护理工作中的潜在法律问题

护理工作的法律范围主要包括执业资格、执业许可和护理质量标准。我国目前实行护士执业资格统一管理，护士要通过护士执业考试，并经过护士执业注册之后，才能成为法律意义上的护士，才可履行相关职责和享有相关权利。护理质量标准明确限定了护士执业的法律范围，卫生法律法规、护理法规、专业团体的规范、医疗机构的相关制度均可以是护理质量标准的来源。虽然专业团体的规范及医疗机构的有关政策和制度不具有正式的法律权威，但这些条款是保证护士及患者合法权益的依据之一，具有一定的法律效应。例如，护士被起诉有渎职罪，但其严格依照护理质量标准实施护理，可以凭借该标准为依据替自己辩护，否则，如果没有严格执行质量标准，要根据情节的轻重而受到法律的制裁。患者接受护理及护士从事护理活动都受法律的保护，无论侵犯了患者还是护士的合法权益都要受到法律的制裁。所以在临床实践中护士应该明确护理工作的法律范围，护理人员不仅应熟知国家法律条文，而且要清楚在临床护理工作中的潜在法律问题，才能自觉地遵纪守法，更好地保护自己的合法权益，维护法律的尊严。

一、侵权行为与犯罪

（一）侵权行为

侵权行为是指行为人因侵害了国家、集体或者他人的财产及人身权利，包括生命权、隐私权、知识产权、名誉权等，而给他人造成损失的行为。从广义上来解释，侵权行为不仅包括过错行为责任，还包括无过错行为责任。因此，护士应在工作中约束自己的行为，尽职尽责地为患者服务，避免潜在的侵权行为发生。

1. 侵犯患者享受医疗的权利　《中华人民共和国宪法》第四十五条规定："中华人民共和国公民在年老、残疾或者丧失劳动能力的情况下，有从国家和社会获得物质帮助的权利。"《护士条例》第十七条规定："护士在执业过程中，发现患者病情危急，应当立即通知医师；在紧急情况下为抢救垂危患者生命，应当先实施必要的紧急救护。"依据以上规定，医疗机构不能因为患者无力支付医疗费用等原因而拒绝对患者进行紧急救治，否则即为侵犯了患者享受医疗的权利。

2. 侵犯患者的知情同意权　知情同意权由知情、理解、同意三个要素组成，从完整意义上来说，包括了解权、被告知权、选择权、拒绝权和同意权等，所以要求护士在对患者进行各项护理工作时均应做好解释工作，征求患者本人或者家属的同意。如若不然，在患者或家属未完全理解的情况下进行操作，则侵犯了患者的知情同意权。在大多数情况下，取得患者或家属的口头同意即可。但有些侵入性的操作，如经外周静脉行中心静脉导管置入术（PICC），需要患者或家属的书面同意。在护士反复向患者或家属说明、解释的前提下，患者或家属仍然不能接受或不同意时，护士应尊重其意见，并以文字形式记录保存。

【案例】2007 年 1 月 10 日，张某，男，32 岁，因突发急性胰腺炎入院。患者病情危急，需要开通多条静脉通路。由于患者肥胖，静脉穿刺困难，护士拟行经外周静脉行中心静脉导管置入术（PICC），置管前护士口头告知家属穿刺可能出现的问题及并发症，但未签署知情同意书。之后，在患者左侧肘正中静脉置管。术后第 2 天患者左侧肢体肿胀，疼痛。经 B 超证实为左上肢深静脉血栓形成。此后相关的治疗花费近 2 万元，患者家属将医院告上法庭，并要求索赔。法庭认为，医院应在行 PICC 前与患者签署知情同意书，并交代可能的并发症。由于未签署知情同意书，法院判决医院侵犯了患者的知情同意权，需要赔偿患者相应的损失。

3. 侵犯患者的隐私权　《侵权责任法》第七章第六十二条患者的隐私权规定："医疗机构及其医务人员应当对患者的隐私保密，泄露患者隐私或者未经患者同意公开其病历资料，造成患者损害的，应当承担侵权责任。"如护士在工作中违反保守秘密的原则，公开谈论患者入院的原因、病历资料、生理缺陷、经济收入等方面的情况，窥探患者的隐私，或利用职权非法搜身，擅自公开患者的健康资料，泄露或传播患者的隐私等，虽然这些行为未达刑法惩处的程度，但已构成侵权。所以在护理工作中，接触患者的私人物品、信件、联系方式、家庭住址等应格外注意保护其隐私。另外，在护理工作中有一些情况被误认为侵权，如为了检查治疗需要，对患者实施隔离或限制患者的饮食及活动范围，不属侵权，但护士必须向患者耐心细致地解释清楚。

（二）犯罪

犯罪是指危害社会、触犯国家刑法，应当受到法律惩处的行为。犯罪可根据行为人主观心理状态的不同而分为故意犯罪和过失犯罪。故意犯罪指明知自己的行为会发生危害社会的结果，并且希望或者放任这种结果发生。过失犯罪指应当预见而轻信能够避免，以致发生危害社会的结果而构成犯罪。例如注射青霉素的过敏反应可导致死亡，护士必须在注射前给服务对象做皮试。如果护士没有给患者做皮试而使用青霉素，导致患者死亡，则属于过失犯罪。从护理角度看，在同一护理活动中，有时侵权行为和犯罪可能同时存在，侵权行为可能不构成犯罪，但犯罪必然有对被害人合法权益的严重侵害。因此，对护理行为的目的及结果的准确鉴定是区分侵权和犯罪的关键。从法律后果的角度看，侵权行为的法律责任多为民事责任，而犯罪行为既有民事责任也有刑事责任。

二、疏忽大意与渎职罪

无意侵权行为包括疏忽大意和渎职。疏忽大意的过失指行为人应当预见自己的行为可能发生危害社会的结果，因为疏忽大意而没有预见，以致发生危害社会的后果，这种过失给患者带来一定程度的损害和痛苦，但并不严重，尚未构成法律上的损害，不构成犯罪。专业实践中的疏忽大意即为渎职，当实施的护理达不到护理标准时就发生渎职。它是临床护理工作中最常见的过失。例如忘记发药、洗漱水温过高烫伤患者等，但未造成严重的后果。临床工作中，护士不得以经济困难等为由拒绝接受患者入院治疗或者实施抢救。若因护士拒绝、不积极参与或工作拖沓而使患者致残或死亡，可能被起诉，构成渎职罪。如果患者拒绝继续治疗而要求出院，护士应耐心说服，患者或其法定监护人执意要求出院时，应该由患者或其法定监护人在自动出院一栏签字，同时做好护理记录。在护理实践中，疏忽大意与渎职的责任认定主要取决于四方面内容，即护士有义务为服务对象提供恰当的护理；护士未履行此义务；服务对象受到伤害；伤害与未履行义务之间存在因果关系。

三、收礼与受贿

受贿罪指国家工作人员利用职务上的便利，索取他人财物，或者非法收受他人财物，为他人谋取利益的行为。构成受贿罪必须具备两个特征，其一是行为人必须是国家工作人员，其二是行为人利用职务上的便利为行贿人谋取利益，从中非法索取、接受其财物或不正当利益的行为。护理人员应提倡奉献精神，不能借工作之便谋取额外报酬。但患者在痊愈后，出于对优质护理服务的感激而向护士赠送一些纪念品，不属于贿赂范围。护士不能主动向患者索要红包和物品，如患者或者家属给予较大数额的钱物，应当拒收，或及时向单位领导反映。否则可能构成索贿、受贿罪。

四、护理工作中法律问题的防范

随着医疗科技的迅猛发展，护理专业技术水平也得到了快速发展，由此带来的护理工作范畴的扩大和技术含量的逐渐增加，使护士面临的潜在法律问题逐渐增多。因此，必须强化法制观念，提高护理工作中法律问题的防范意识。在对患者实施护理的过程中，护理人员应明确认识到法律对患者及自身权益的保护作用，注意在临床护理工作中保持高度负责的态度，以法律为依据，制度为准绳，知识为保障，规范护理行为，维护患者及自身的正当权益，依法行护，防止法律纠纷的发生。

NOTE

（一）强化法制观念

护士应强化法制观念，不断学习相关的法律知识，明确法律和护理工作的关系，做到知法、懂法、守法，依法从事各项护理工作，准确地履行护士职责。

（二）加强护理管理

医院主管部门应加强护士执业资格审核，加强对护理人员法律意识的培养。管理者应该按照卫生主管部门规定的护理人员配置标准合理配备人力，在杜绝无证上岗的同时减少护理人员超负荷工作状态，提供安全的工作环境，使护理人员全身心地投入到实际工作中去，最大限度地消除安全隐患。同时，应采取多种形式，对护理人员进行法律知识培训，并提供接受继续教育的机会，使他们能够掌握新知识，新技能并能及时了解最新的护理质量标准及要求。

（三）规范护理行为

护士在工作中应严格执行专业团体及工作单位的护理操作规程及质量标准，并不断进行学习，以掌握最新的护理操作规程及质量标准，保证患者安全，防止法律纠纷的发生。

（四）尊重服务对象的合法权益

在护理工作中应尊重服务对象的各种权利，包括隐私权、知情同意权、选择权等。护士在实施护理措施时必须履行告知义务，在服务对象同意的情况下进行，如服务对象不接受则应尊重其意见，并在病历中以文字的形式记录下来。同时护士应尊重患者的人格、尊严、信仰及价值观等，坦诚地与患者沟通，并注意换位思考，以自己的专业知识及技能，为患者提供高质量的身心护理服务，赢得患者的理解与支持，建立良好的护患关系，减少法律纠纷的发生。

（五）促进信息的沟通

护士应与服务对象、医生、其他护理人员及有关医务人员沟通，及时准确地交流与治疗护理有关的情况及资料，也应核实一些模糊不清的情况，以确保患者的安全。

（六）做好护理记录

护士要明确护理记录是重要的法律依据，并按照医疗护理记录的要求及时准确地做好记录。如果护士确实按照规定实施了护理措施，但没有详细的护理文字记录，一旦产生法律问题，便没有确凿的证据为自己辩解，同时医疗事故的举证责任倒置也需要护士做好客观的护理记录。

第五节　护理工作中的法律责任

护士在执业过程中必须遵守职业道德和医疗护理工作的规章制度及操作规程，正确执行医嘱，观察服务对象的身心状态，对患者进行科学护理。同时在护理实践工作中，护士有承担预防保健工作、宣传防病治病知识、进行康复指导、健康教育及提供卫生咨询的义务。如果护士在执业过程中违反医疗护理规章制度及技术操作规范，则卫生行政部门要视情节轻重予以警告、责令改正、终止直至取消注册。如果护士的行为造成患者严重人身损害，构成医疗事故时，根据具体情况必须承担相应的法律责任。

一、处理与执行医嘱

医嘱通常是护理人员对患者施行护理措施的依据。在执行医嘱时，护士应熟悉各项医疗护理常规，各种药物的作用、副作用及使用方法。一般情况下，护士在执行医嘱之前，应以认真负责的态度和专业知识对医嘱仔细查对，确认无误后，方可执行。随意篡改或无故不执行医嘱，或由于工作疏忽将医嘱中的药物剂量、名称、用药途径看错而错误执行，要承担相应的责任。如将肌肉注射看成静脉注射等都属于违规行为。如发现医嘱有明显错误，护士有权拒绝执行，并应向医生提出质疑和申辩。若明知该医嘱可能给患者造成损害，酿成严重后果仍然继续执行，护士将与医生共同承担所引起的法律责任。如某医生的医嘱为 10% 氯化钾 100mL 静脉注射，护士需及时纠正。若未及时纠正，对患者造成损害，护士与医师共同承担法律责任。此外，护士执行医嘱时如认识到自己在某些方面的能力欠佳，如计算药物剂量不确定等，应请求他人协助，避免发生失误。如果患者病情发生变化，应及时通知医生，并根据自己的专业知识及临床经验判断是否应暂停医嘱，并立即与医生协商决定。此外，要谨慎对待口头医嘱，一般不执行口头或电话医嘱。在抢救或手术等特殊情况下，必须执行口头医嘱时，护士应向医师复述一遍，确认无误后方可执行。之后应尽快以文字形式记录医嘱时间、内容、患者当时的情况等，并督促医师及时补录医嘱。

【案例】患者，女，因卵巢肿瘤入院。在硬膜外麻醉下行肿瘤切除术。术后血压偏低，麻醉医生口头医嘱，给予 10% 葡萄糖 80mL 静脉注射。但护士误将 80mL 的利多卡因注入。当推入 10mL 时，患者自觉头晕，四肢抽动，并出现角弓反张。此时，麻醉医生意识到患者的不良反应，迅速采取相应的抢救措施，最终未造成严重后果。此案例是典型的因护士错误地执行口头医嘱造成的护理差错。

二、书写与管理护理文书

临床护理记录包括体温单、执行医嘱的记录、患者的监护记录、护理病历等。它们不仅是考核护理质量的重要内容，也是医生观察诊疗效果、调整治疗方案的重要依据。我国《医疗事故处理条例》第十条规定：患者有权复印或复制其门诊病历、住院志、体温单、医嘱单、化验单、医学影像检查资料、病理资料、护理记录以及国务院卫生行政部门规定的其他病历资料。各种护理记录应及时、客观、准确和完整，在书写过程中出现错字，应在错字上画双线，不能采用刮、粘、涂等方法掩盖或去除原来的字迹。目前电子病历正在逐步推广，电子病历保存提交后如需更改，要经部门负责人同意，并取得院方计算机后台操作的许可后方能进行。若抢救急危重症患者，未能及时书写相关记录的，在抢救结束后 6 小时内及时补记，并就此情况加以说明。完整、真实的护理记录可提供当时诊治的实际过程，是医疗纠纷或刑事犯罪发生时的重要证据，也是判断医疗纠纷性质的重要依据或侦破刑事案件的重要线索。任何丢失、隐匿、篡改、添删、伪造或销毁原始记录的行为都是违法的。

三、使用与管理麻醉药品和物品

麻醉药品是指对中枢神经有麻醉作用，具有一定依赖性的药品。临床常接触的麻醉药品有盐酸哌替啶、吗啡等，常用于晚期肿瘤或术后镇痛等情况。这些药品需定数量、定专柜上锁放置，定专人管理并定期清点。护士只能凭医嘱领取和应用这些药品，如果利用自己的职务之便将这些药品提供给不法分子倒卖或吸毒者自用则构成参与贩毒、吸毒罪。另外，护士还负责保管、使用各种贵重药品、医疗用品、办公用品等，不允许利用职务之便将这些物品占为己有。

NOTE

如果情节严重者，将受到法律制裁。

四、护士与患者之间的法律关系

（一）知情同意

患者的知情同意包括知情和同意两层含义。

1. 知情　知情指患者及其家属有权了解与患者疾病相关的医疗信息和资料，医务人员有义务向患者及其家属提供与患者疾病相关的诊疗信息和资料，并针对患者的具体情况做出必要的解释，以帮助患者对信息和资料的理解。

2. 同意　同意是指对患者进行的医疗护理措施必须得到患者的同意。当患者年龄不满18周岁时，除本人同意外，还必须征得其父母或监护人的同意；当患者神志不清或无意识时必须经其近亲属同意，除非在特殊情况下无法获得同意。同意并不是仅指患者对诊疗护理措施的许可，还包括患者对诊疗护理措施的选择和否定。它既是一种肯定同意治疗的权利，也是一种选择治疗或拒绝治疗的权利。从法律的角度讲，患者在医院所接受的主要治疗必须在患者及其家属全面了解的情况下，经过自身的判断，自愿表示同意的条件下才能进行。

知情同意必须符合三个条件：①患者必须对所接受的诊断、治疗或护理完全知情，即了解其原因、方法、优点及缺点，可能出现的反应或副作用等。②同意必须建立在完全自愿的基础上，任何强迫患者同意或患者由于害怕报复而同意的均不属于知情同意。③患者及家属是在完全意识清醒、有能力做出判断及决定的情况下同意的。

《侵权责任法》第七章第五十五条规定：医务人员在诊疗活动中应当向患者说明病情和医疗措施。需要实施手术、特殊检查、特殊治疗时，医务人员应当及时向患者说明医疗风险、替代医疗方案等情况，并取得其书面同意；不宜向患者说明的，应当向患者的近亲属说明，并取得其书面同意。此为我国立法上首次对患者知情同意权的比较完整的表述。通常对患者所进行的特殊检查、治疗和手术等，是由医生负责获取患者的书面知情同意的，个别医院可能规定由护士协助医生去完成这项工作，以保证患者完全了解所接受的检查和治疗。护士在对患者实施护理时，应注意按照有关的规定获取患者的知情同意。如果违反了知情同意的有关原则，可能产生侵权或犯罪。

（二）护士与患者交往及保密问题

患者获得医疗保密是患者的基本权利，而为患者保密是护士的义务和责任。一般来讲，护理人员应该保守的医疗秘密包括患者个人的秘密、对某些患者的某些病情保密、对某些特殊人物的保密等。

1. 患者个人的秘密　护理人员在工作过程中因为护理的需要常会接触患者的疾病史、婚姻家庭生活情况、经济状况、独特的体征、生理的残疾等个人信息，这些均属于医疗秘密，护士应严格保守秘密。

2. 对某些患者的某些病情保密　因为社会的偏见或他人的不了解或不理解，有一些特殊的疾病成为患者不愿意为他人知晓的秘密。护士应予以保密。

3. 对某些特殊人物的保密　一些社会知名人士的健康状况、治疗情况，涉及刑事侦查的特殊患者的病情，以及对这些患者的治疗中无意间获得的涉及国家、社会的保密信息都应严格保守秘密。

我国有关保守医疗秘密的规定散见于卫生法律、法规和规章制度中。《执业医师法》规定，医师在执业活动中要关心、爱护、尊重患者，保护患者的隐私。《艾滋病防治条例》规定，未经本人或者其监护人同意，任何单位或个人不得公开艾滋病病毒感染者、艾滋病患者及其家属的姓名、住址、工作单位、肖像、病史资料以及其他可能推断出其具体身份的信息。《侵权责任法》规定，医疗机构及其医务人员应当对患者的隐私保密。泄露患者隐私或者未经患者同意公开其病历资料，造成患者损害的，应当承担侵权责任。

护士与患者接触的时间最多，患者在就诊过程中，为了治疗常常需要把自己的一些重要的不便他人知晓的隐私告诉医务人员。护士应严格保守与患者交谈的任何含有个人隐私的资料或信息，除非因治疗或护理的需要，否则不能向他人泄露。如果护士将患者的个人隐私进行传播，发表不利于患者的虚假信息等行为均是侵犯患者隐私权，根据具体情节受到法律制裁。

（三）患者死亡及有关问题

1. 患者遗嘱的处理　遗嘱是患者死亡前的最后嘱托，如果护士作为患者遗嘱的见证人时必须明确以下规定。

（1）应有 2~3 个见证人参与。

（2）见证人必须听到或看到，并记录患者遗嘱内容。

（3）见证人应当场签名，证实遗嘱是该患者的。

（4）遗嘱应该有公证机关的公证。

护士在作为见证人时应注意到患者的遗嘱是否是在其完全清醒、有良好的判断能力及决策能力的情况下所立的，并对患者当时的身心情况加以及时、详细准确的记录，以防事后发生争端。如果护士本人是遗嘱的受益者，要在患者立遗嘱时回避，并且不能作为见证人，否则会产生法律及道德上的争端。

2. 安乐死　目前，世界上少数国家的法律允许实施安乐死，我国的法律并没有对安乐死做出明确规定。根据法理学的逻辑分析，实施安乐死的行为符合故意杀人罪。我国现行《刑法》第一百三十二条以概括性的条款规定了故意杀人罪，认为只要不是依法剥夺他人生命权利的行为，均会构成故意杀人罪，安乐死也不例外。因此，无论有无医嘱，护士均不能对患者实施安乐死。

3. 患者遗体处理及有关文件记录的书写　当医生经检查确认患者已经死亡，在有关的记录上进行签字之后，护士应填写有关卡片，做好详细准确的记录，特别是患者的死亡时间，以防产生法律纠纷。并按照护理常规做好尸体护理。如果患者生前同意捐献自己的遗体或组织器官，应有患者或家属签字的书面文件。如患者在紧急情况下入院，死亡时身旁无亲友时，其遗物要至少两个人在场的情况下加以清点、记录，并交由病房负责人妥善保管。

（四）患者权利及有关法律问题

患者权利涵盖法律上的权利和道德上的权利两部分内容。法律上的权利指法律明确规定的患者所享有的权利；道德上的权利指作为患者角色后医护道德或伦理所赋予的内容。伦理道德方面的权利虽然不具有法律强制性，但却是一定时期内社会成员普遍认可并遵循的行为规范。

西方许多国家都制定了患者权利法，如美国早在 1972 年就已经有 16 个州以法律的形式制定并实行了《患者权益章程》，美国国会于 1991 年 12 月通过了《患者自决法案》，规定了患者多方面的权利和利益。我国在《宪法》《民法通则》等法律法规中规定了公民的生命、人格尊

NOTE

严、劳动休息及健康等一些权利，如我国的《民法通则》第九十五条规定公民享有健康权，说明护士有义务为患者提供护理服务。同时《消费者权益保护法》指出患者是医疗护理服务、药品、医用材料、医疗仪器的消费者，消费者的权利就是患者的权利。

患者拥有的权利包括生命健康权、人格尊严权、享受医疗服务权、知情同意权、保密权、医疗监督权和获得医疗损害赔偿的权利。护士应明确并尊重患者的权利，并有义务为患者提供生理、社会心理及精神文化等方面的护理服务，促进其康复，避免医疗纠纷的发生。

五、护理专业学生的法律问题

护生在进入临床实习前，需明确自己的法律责任。从法律角度来讲，护生只能在专业教师或护士的指导和监督下，才能对患者实施护理。如在执业护士的指导下，护生因操作不当给患者造成损害，可以不负法律责任。但如果护生脱离了专业教师或护士的监督指导，擅自行事，并损害了患者的利益，应独立承担法律责任。护生的法律责任包括为进入临床实习做好充分的准备；熟悉所在医院的医疗护理规章制度和护理操作规程；对操作不熟悉或尚未做好准备的时候应告诉带教护士；及时向带教护士或其他相关护士汇报患者的病情变化，即使不确定这些变化的临床意义；在患者病情发生变化，或在急诊抢救中均应该及时反馈患者的病情。

带教护士对护生负有指导和监督的责任。若由于给护生指派的工作超出其能力范围，而发生护理差错或事故，应由带教护士承担主要的法律责任，护生本人承担相关的法律责任，其所在医院也需要承担相关的法律责任。

关于护生教学观摩问题，尽管医疗行政机关确定某些医院承担教学任务，需履行教学实习的义务，但有的专家认为，该义务仅及于教学医院一方，对患者来说，不具有法律约束力，即患者并不需要放弃自己隐私权来满足教学医院进行教学的义务。教学医院和见习学生之间、教学医院与患者之间是两个不同的法律关系，受不同法律规范的约束。医疗机构即使是出于教学目的而侵犯患者隐私的，仍然需要承担相应的法律责任。

思考题

1. 试述护理立法的意义是什么？
2. 什么是医疗事故？医疗事故有哪些构成要素？如何分级？
3. 临床护理工作中常见的侵权行为有哪些？
4. 护士在工作中应如何正确处理和执行医嘱？

附　录

NANDA－I 2012～2014 护理诊断项目

领域1：健康促进（Health Promotion）

类别1：健康意识（Health Awareness）

    娱乐活动缺乏（Deficient Diversional Activity）

    静态的生活方式（Sedentary Lifestyle）

类别2：健康管理（Health Management）

    缺乏公共卫生（Deficient Community Health）

    有危险倾向的健康行为（Risk－Prone Health Behavior）

    健康维持无效（Ineffective Health Maintenance）

    有增强免疫状态的愿望（Readiness for Enhanced Immunization Status）

    防护无效（Ineffective Protection）

    自我健康维持无效（Ineffective Self－Health Management）

    有增强自我健康管理的愿望（Readiness for Enhanced Self－Health Management）

    家庭执行治疗方案无效（Ineffective Family Therapeutic Regimen Management）

领域2：营养（Nutrition）

类别1：摄入（Ingestion）

    母乳不足（Insufficient Breast Milk）

    婴儿喂养无效（Ineffective Infant Feeding Pattern）

    营养失调：低于机体需要量（Imbalanced Nutrition：Less Than Body Requirements）

    营养失调：高于机体需要量（Imbalanced Nutrition：More Than Body Requirements）

    有增强营养的愿望（Readiness for Enhanced Nutrition）

    有营养失调的危险：高于机体需要量（Risk for Imbalanced Nutrition：More Than Body Requirements）

    吞咽能力受损（Impaired Swallowing）

类别2：消化（Digestion）

类别3：吸收（Absorption）

类别4：代谢（Metabolism）

    有血糖不稳定的危险（Risk for Unstable Blood Glucose Level）

    新生儿黄疸（Neonatal Jaundice）

NOTE

有新生儿黄疸的危险（Risk for Neonatal Jaundice）

有肝功能受损的危险（Risk for Impaired Liver Function）

类别5：水化（Hydration）

有电解质失衡的危险（Risk for Electrolyte Imbalance）

有维持体液平衡的愿望（Readiness for Enhanced Fluid Balance）

体液不足（Deficient Fluid Volume）

体液过多（Excess Fluid Volume）

有体液不足的危险（Risk for Deficient Fluid Volume）

有体液失衡的危险（Risk for Imbalanced Fluid Volume）

领域3：排泄（Elimination and Exchange）

类别1：排尿功能（Urinary Function）

功能性尿失禁（Functional Urinary Incontinence）

充溢性尿失禁（Overflow Urinary Incontinence）

反射性尿失禁（Reflex Urinary Incontinence）

压力性尿失禁（Stress Urinary Incontinence）

急迫性尿失禁（Urge Urinary Incontinence）

有急迫性尿失禁的危险（Risk for Urge Urinary Incontinence）

排尿形态改变（Impaired Urinary Elimination）

有排尿形态恢复正常的愿望（Readiness for Enhanced Urinary Elimination）

尿潴留（Urinary Retention）

类别2：胃肠功能（Gastrointestinal Function）

便秘（Constipation）

感知性便秘（Perceived Constipation）

有便秘的危险（Risk for Constipation）

腹泻（Diarrhea）

胃肠动力紊乱（Dysfunctional Gastrointestinal Motility）

有胃肠动力紊乱的危险（Risk for Dysfunctional Gastrointestinal Motility）

排便失禁（Bowel Incontinence）

类别3：皮肤功能（Integumentary Function）

类别4：呼吸功能（Respiratory Function）

气体交换受损（Impaired Gas Exchange）

领域4：活动／休息（Activity／Rest）

类别1：睡眠/休息（Sleep/Rest）

失眠（Insomnia）

睡眠剥夺（Sleep Deprivation）

有睡眠形态增进的愿望（Readiness for Enhanced Sleep）

睡眠形态紊乱（Disturbed Sleep Pattern）

类别2：活动/运动（Activity/Exercise）

有废用综合征的危险（Risk for Disuse Syndrome）

床上活动障碍（Impaired Bed Mobility）

躯体移动障碍（Impaired Physical Mobility）

借助轮椅活动障碍（Impaired Wheelchair Mobility）

移位能力障碍（Impaired Transfer Ability）

行走障碍（Impaired Walking）

类别3：能量平衡（Energy Balance）

能量场紊乱（Disturbed Energy Field）

疲乏（Fatigue）

漫游（Wandering）

类别4：心血管/肺部反应（Cardiovascular/Pulmonary Responses）

活动无耐力（Activity Intolerance）

有活动无耐力的危险（Risk for Activity Intolerance）

低效性呼吸形态（Ineffective Breathing Pattern）

心输出量减少（Decreased Cardiac Output）

有胃肠灌注不足的危险（Risk for Ineffective Gastrointestinal Perfusion）

有肾脏灌注不足的危险（Risk for Ineffective Renal Perfusion）

不能维持自主呼吸（Impaired Spontaneous Ventilation）

周围组织灌注不足（Ineffective Peripheral Tissue Perfusion）

有心脏组织灌注不足的危险（Risk for Decreased Cardiac Tissue Perfusion）

有脑组织灌注不足的危险（Risk for Ineffective Cerebral Tissue Perfusion）

有周围组织灌注不足的危险（Risk for Ineffective Peripheral Tissue Perfusion）

呼吸机依赖（Dysfunctional Ventilatory Weaning Response）

类别5：自我照顾（Self – Care）

持家能力障碍（Impaired Home Maintenance）

有增强自理的愿望（Readiness for Enhanced Self – Care）

沐浴自理缺陷（Bathing Self – Care Deficit）

穿衣自理缺陷（Dressing Self – Care Deficit）

进食自理缺陷（Feeding Self – Care Deficit）

如厕自理缺陷（Toileting Self – Care Deficit）

忽视自我健康管理（Self – Neglect）

领域5：知觉 / 认知（Perception / Cognition）

类别1：注意力（Attention）

忽视单侧身体（Unilateral Neglect）

类别2：定向力（Orientation）

环境解析障碍综合征（Impaired Environmental Interpretation Syndrome）

类别 3：感觉/知觉（Sensation/Perception）

类别 4：认知（Cognition）

急性意识障碍（Acute Confusion）

慢性意识障碍（Chronic Confusion）

有急性意识障碍的危险（Risk for Acute Confusion）

自我控制无效（Ineffective Impulse Control）

知识缺乏（Deficient Knowledge）

有增加知识的愿望（Readiness for Enhanced Knowledge）

记忆受损（Impaired Memory）

类别 5：沟通（Communication）

有加强沟通的愿望（Readiness for Enhanced Communication）

语言沟通障碍（Impaired Verbal Communication）

领域 6：自我知觉（Self – Perception）

类别 1：自我概念（Self – Concept）

绝望（Hopelessness）

有危及个人尊严的危险（Risk for Compromised Human Dignity）

有孤独的危险（Risk for Loneliness）

自我认同紊乱（Disturbed Personal Identity ）

有自我认同紊乱的危险（Risk for Disturbed Personal Identity）

有增强自我概念的愿望（Readiness for Enhanced Self – Concept）

类别 2：自尊（Self – Esteem）

慢性低自尊（Chronic Low Self – Esteem）

情境性低自尊（Situational Low Self – Esteem）

有慢性低自尊的危险（Risk for Chronic Low Self – Esteem）

有情境性低自尊的危险（Risk for Situational Low Self – Esteem）

类别 3：自我形象（Body Image ）

自我形象紊乱（Disturbed Body Image）

领域 7：角色关系（Role Relationships）

类别 1：照顾者角色（Caregiving Roles）

母乳喂养无效（Ineffective Breastfeeding）

母乳喂养中断（Interrupted Breastfeeding）

有增强母乳喂养的愿望（Readiness for Enhanced Breastfeeding）

照顾者角色紧张（Caregiver Role Strain）

有照顾者角色紧张的危险（Risk for Caregiver Role Strain）

抚养障碍（Impaired Parenting）

有增进抚养能力的愿望 （Readiness for Enhanced Parenting）

有抚养障碍的危险 （Risk for Impaired Parenting）

类别 2：家庭关系 （Family Relationships）

有依附关系障碍的危险 （Risk for Impaired Attachment）

家庭运作紊乱 （Dysfunctional Family Processes）

家庭运作中断 （Interrupted Family Processes）

有家庭运作稳定的愿望 （Readiness for Enhanced Family Processes）

类别 3：角色表现 （Role Performance）

无效的关系 （Ineffective Relationship）

有增进关系的愿望 （Readiness for Enhanced Relationship）

有关系无效的危险 （Risk for Ineffective Relationship）

父母角色冲突 （Parental Role Conflict）

角色紊乱 （Ineffective Role Performance）

社交障碍 （Impaired Social Interaction）

领域 8：性学 （Sexuality）

类别 1：性别认同 （Sexual Identity）

类别 2：性功能 （Sexual Function）

性功能障碍 （Sexual Dysfunction）

性生活形态改变 （Ineffective Sexuality Pattern）

类别 3：生殖 （Reproduction）

分娩过程无效 （Ineffective Childbearing Process）

有增进分娩过程的愿望 （Readiness for Enhanced Childbearing Process）

有分娩过程无效的危险 （Risk for Ineffective Childbearing Process）

有母体 - 胎儿受干扰的危险 （Risk for Disturbed Maternal - Fetal Dyad）

领域 9：调适 / 压力耐受 （Coping / Stress Tolerance）

类别 1：创伤后反应 （Post - Trauma Responses）

创伤后综合征 （Post - Trauma Syndrome）

有创伤后综合征的危险 （Risk for Post - Trauma Syndrome）

强暴创伤综合征 （Rape - Trauma Syndrome）

迁移应激综合征 （Relocation Stress Syndrome）

有迁移应激综合征的危险 （Risk for Relocation Stress Syndrome）

类别 2：应对反应 （Coping Responses）

活动计划无效 （Ineffective Activity Planning）

有活动计划无效的危险 （Risk for Ineffective Activity Planning）

焦虑 （Anxiety）

防御性应对 （Defensive Coping）

NOTE

应对无效（Ineffective Coping）

有增强应对的愿望（Readiness for Enhanced Coping）

社区应对无效（Ineffective Community Coping）

社区有增强应对的愿望（Readiness for Enhanced Community Coping）

家庭妥协性应对（Compromised Family Coping）

家庭应对缺陷（Disabled Family Coping）

家庭有增强应对的愿望（Readiness for Enhanced Family Coping）

死亡焦虑（Death Anxiety）

无效性否认（Ineffective Denial）

成人生存功能衰退（Adult Failure to Thrive）

恐惧（Fear）

悲痛（Grieving）

复杂性哀伤（Complicated Grieving）

有复杂性哀伤的危险（Risk for Complicated Grieving）

有增强能力的愿望（Readiness for Enhanced Power）

无能为力（Powerlessness）

有无能为力的危险（Risk for Powerlessness）

个人复原能力受损（Impaired Individual Resilience）

有增强复原能力的愿望（Readiness for Enhanced Resilience）

有危及复原的危险（Risk for Compromised Resilience）

长期悲伤（Chronic Sorrow）

超负荷压力（Stress Overload）

类别3：神经行为压力（Neurobehavioral Stress）

自主性反射障碍（Autonomic Dysreflexia）

有自主反射障碍的危险（Risk for Autonomic Dysreflexia）

婴儿行为紊乱（Disorganized Infant Behavior）

婴儿有行为能力增强的潜力（Readiness for Enhanced Organized Infant Behavior）

有婴儿行为紊乱的危险（Risk for Disorganized Infant Behavior）

颅内调试能力下降（Decreased Intracranial Adaptive Capacity）

领域10：生命原则（Life Principles）

类别1：价值观（Values）

有增进希望的愿望（Readiness for Enhanced Hope）

类别2：信念（Beliefs）

有促进精神健康增强的愿望（Readiness for Enhanced Spiritual Well - Being）

类别3：价值/信念/行动一致（Value/Belief/Action Congruence）

有增强决策的愿望（Readiness for Enhanced Decision - Making）

决策冲突（Decisional Conflict）

道德困扰（Moral Distress）

不合作（Noncompliance）

虔信受损（Impaired Religiosity）

有增进虔信的愿望（Readiness for Enhanced Religiosity）

有虔信受损的危险（Risk for Impaired Religiosity）

精神困扰（Spiritual Distress）

有精神困扰的危险（Risk for Spiritual Distress）

领域11：安全／保护（Safety／Protection）

类别1：感染（Infection）

有感染的危险（Risk for Infection）

类别2：身体伤害（Physical Injury）

清理呼吸道无效（Ineffective Airway Clearance）

有误吸的危险（Risk for Aspiration）

有出血的危险（Risk for Bleeding）

牙齿受损（Impaired Dentition）

有干眼症的危险（Risk for Dry Eye）

有跌倒的危险（Risk for Falls）

有受伤的危险（Risk for Injury）

口腔黏膜受损（Impaired Oral Mucous Membrane）

有围手术期体位性损伤的危险（Risk for Perioperative Positioning Injury）

有周围神经血管功能障碍的危险（Risk for Peripheral Neurovascular Dysfunction）

有休克的危险（Risk for Shock）

皮肤完整性受损（Impaired Skin Integrity）

有皮肤完整性受损的危险（Risk for Impaired Skin Integrity）

有婴儿猝死综合征的危险（Risk for Sudden Infant Death Syndrome）

有窒息的危险（Risk for Suffocation）

术后恢复延迟（Delayed Surgical Recovery）

有烫伤的危险（Risk for Thermal Injury）

组织完整性受损（Impaired Tissue Integrity）

有外伤的危险（Risk for Trauma）

有血管受损的危险（Risk for Vascular Trauma）

类别3：暴力（Violence）

有虐待他人的危险（Risk for Other – Directed Violence）

有自虐的危险（Risk for Self – Directed Violence）

自残（Self – Mutilation）

有自残的危险（Risk for Self – Mutilation）

有自杀的危险（Risk for Suicide）

NOTE

类别 4：环境危害（Environmental Hazards）

　　污染（Contamination）

　　有污染的危险（Risk for Contamination）

　　有中毒的危险（Risk for Poisoning）

类别 5：防御过程（Defensive Processes）

　　有碘造影剂不良反应的危险（Risk for Adverse Reaction to Iodinated Contrast Media）

　　乳胶过敏反应（Latex Allergy Response）

　　有过敏反应的危险（Risk for Allergy Response）

　　有乳胶过敏反应的危险（Risk for Latex Allergy Response）

类别 6：体温调节（Thermoregulation）

　　有体温平衡失调的危险（Risk for Imbalanced Body Temperature）

　　体温过高（Hyperthermia）

　　体温过低（Hypothermia）

　　体温调节无效（Ineffective Thermoregulation）

领域 12：舒适（Comfort）

类别 1：身体舒适（Physical Comfort）

　　舒适的改变（Impaired Comfort）

　　有增加舒适的愿望（Readiness for Enhanced Comfort）

　　恶心（Nausea）

　　急性疼痛（Acute Pain）

　　慢性疼痛（Chronic Pain）

类别 2：环境舒适（Environmental Comfort）

　　舒适的改变（Impaired Comfort）

类别 3：社交舒适（Social Comfort）

　　社交隔离（Social Isolation）

领域 13：生长 / 发育（Growth / Development）

类别 1：生长（Growth）

　　有生长不成比例的危险（Risk for Disproportionate Growth）

类别 2：发育（Development）

　　生长发育迟缓（Delayed Growth and Development）

　　有发育迟缓的危险（Risk for Delayed Development）

主要参考文献

［1］李小妹．护理学导论．第3版．北京：人民卫生出版社，2012.

［2］吴瑛，韩丽沙．护理学导论．北京：人民卫生出版社，2005.

［3］冯先琼．护理学导论．第2版．北京：人民卫生出版社，2005.

［4］李小妹．护理学导论．第2版．北京：人民卫生出版社，2007.

［5］周郁秋．护理心理学．北京：人民卫生出版社，2007.

［6］文历阳．医学导论．第3版．北京：人民卫生出版社，2008.

［7］陈晓霞，于惠影．护理学导论．武汉：华中科技大学出版社，2010.

［8］陈明瑶，袁丽容．护理导论．北京：科学出版社，2010.

［9］姜安丽．新编护理学基础．第2版．北京：人民卫生出版社，2012.

［10］杨巧菊．护理学导论．北京：人民卫生出版社，2012.

［11］韩丽莎．护理学导论．第2版．北京：中国中医药出版社，2012.

［12］姜安丽．护理学导论．上海：复旦大学出版社，2015.

［13］王红红，陈嘉．护理学导论．长沙：中南大学出版社，2014.

［14］蒋春雷，王云霞．应激与疾病．上海：第二军医大学出版社，2015.

［15］姜安丽．护理理论．北京：人民卫生出版社，2009.

［16］周同甫．临床思维与临床决策．成都：四川大学出版社出版，2011.

［17］Stuart B. Mushlin，Harry L. Greene 著．临床决策．第3版．陆伟，李萍译．北京：北京大学医学出版社，2014.

［18］Richard Paul，Linda Elder 著．批判性思维工具．侯玉波译．北京：工业机械出版社，2013.

［19］Kathryn Montgomery 著．医生该如何思考：临床决策与医学实践．郑明华译．北京：人民卫生出版社，2010.

［20］王维利，郭永洪．护理学导论．第2版．北京：人民卫生出版社，2014.

［21］刘建平．循证护理学方法与实践．北京：科学出版社，2007.

［22］胡雁，李晓玲．循证护理的理论与实践．上海：复旦大学出版社，2007.

［23］杨春玲，张瑞敏．临床护理路径．北京：军事医学科学出版社，2009.

［24］尹安春，史铁英．外科疾病临床护理路径．北京：人民卫生出版社，2014.

［25］尼雅玛茜，王骏．多元文化与护理．上海：复旦大学出版社，2014.

［26］涂自良，袁静，李文娟．护理学导论．武汉：华中科技大学出版社，2015.

［27］曹玉凤．护理学导论．长春：吉林大学出版社，2013.

［28］刘喜文．护理学导论．北京：人民军医出版社，2007.

[29] 戴肖松, 高占玲. 护理学导论. 北京: 中国医药科技出版社, 2009.

[30] 蒋小剑. 护理学导论. 北京: 中国医药科技出版社, 2008.

[31] 冯显威. 护理学导论. 郑州: 河南医科大学出版社, 2000.

[32] Maville, J. A., Huerta, C. G. 著. 护理健康促进. 王培玉译. 北京: 北京大学医学出版社, 2005.

[33] 姜丽萍. 护理管理学. 杭州: 浙江科学技术出版社, 2007.

[34] 绳宇, 沈宁. 临床护理学导论: 人与社会. 北京: 中国协和医科大学出版社, 2003.

[35] 彭幼清. 护理学导论. 北京: 人民卫生出版社, 2004.

[36] 杨新月. 护理学导论. 北京: 人民卫生出版社, 2007.

[37] Ivring Rootman, Michael Googstadt, Brian Hyndman, 等. 健康促进评价——原则与展望. 北京: 中国协和医科大学出版社, 2013.

[38] 米光明, 安家璈. 健康教育参与式研究方法. 北京: 化学工业出版社, 2007.

[39] 石静. 护理职业生涯规划. 北京: 高等教育出版社, 2012.

[40] 王玉莲. 卫生法与医疗纠纷案例. 太原: 山西科学技术出版社, 2007.

[41] 刘鑫, 张宝珠. 护理执业风险防范指南. 北京: 人民军医出版社, 2008.

[42] 达庆东, 田侃. 卫生法学纲要. 第4版. 上海: 复旦大学出版社, 2011.

[43] 徐嘉琦, 毛靖, 李节. 临床决策支持系统在护理学中的应用进展. 护理学杂志, 2015, 30 (1): 103-106.

[44] 王庆梅, 黎宁. 国内外护理临床决策能力测评研究现状. 护理管理杂志, 2011, 11 (1): 34-35.

[45] 李贤华, 曹伟新. 护理批判性思维研究的系统性回顾和展望. 解放军护理杂志, 2007, 24 (12A): 49-51.

[46] 王娟, 朱念慈. 护士职业生涯规划. 护理研究, 2007, 21 (1B): 162-163.

[47] 晋溶辰, 黄金. 护士职业生涯规划管理的研究进展. 护理学杂志, 2007, 24 (10): 91-93.

[48] 孔庆芳, 刘文斌, 周兰姝. 病人健康行为互动模式在护理中的应用研究. 护理研究, 2012, 26 (19): 1731-1732.